U0102652

"十四五"时期国家重点出版物出版专项规划项目

臌胀

中医常见及重大疑难病证专辑文献研究丛书

丛书总主编　王春艳　贾　杨

丛书总主审　张如青

主　编　肖定洪　张雪丹

主　审　徐列明　祝峻峰

上海科学技术出版社

图书在版编目（ＣＩＰ）数据

臌胀 / 肖定洪，张雪丹主编. -- 上海 ：上海科学
技术出版社，2023.1
　（中医常见及重大疑难病证专辑文献研究丛书 / 王
春艳，贾杨总主编）
　ISBN 978-7-5478-5959-9

　Ⅰ. ①臌… Ⅱ. ①肖… ②张… Ⅲ. ①臌胀－研究
Ⅳ. ①R256.42

　中国版本图书馆CIP数据核字(2022)第212606号

本套丛书由上海市进一步加快中医药事业发展三年行动计划(2018—
2020)项目"中医常见病证专辑文献研究"[项目编号：ZY(2018—2020)-
CCCX-3001]资助出版。

臌胀

主编　肖定洪　张雪丹

上海世纪出版(集团)有限公司　出版、发行
上 海 科 学 技 术 出 版 社
（上海市闵行区号景路 159 弄 A 座 9F-10F）
邮政编码 201101　www. sstp. cn
山东韵杰文化科技有限公司印刷
开本 787×1092　1/16　印张 14.5
字数 210 千字
2023 年 1 月第 1 版　2023 年 1 月第 1 次印刷
ISBN 978-7-5478-5959-9/R·2644
定价：89.00 元

　　本书为"中医常见及重大疑难病证专辑文献研究丛书"中的一种,围绕臌胀历代经典古籍文献展开论述。臌胀是以腹胀大如鼓为特征的病证,临床上以腹部胀满,膨隆,皮色苍黄,或可伴有头面及四肢水肿,甚则腹壁青筋显露为主要表现。本书包括上、下两篇,上篇为臌胀历代文献精粹,包括疾病概述、病因病机、辨证论治、特色方药、其他特色疗法,下篇为臌胀历代名家经验,包括近现代医家临证经验、历代医案。全书旨在从古籍文献中挖掘整理、系统分析历代医家诊治臌胀的学术和实践精华,从古籍文献中寻找理论根基和临床实践的源泉。

　　本书可供中医临床工作者、中医文献研究者、中医院校师生及中医爱好者参考阅读。

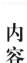

内
容
提
要

中医药发展已上升为国家战略,《中华人民共和国中医药法》规定:"国家采取措施支持对中医药古籍、著名中医药专家的学术思想和诊疗经验以及民间中医药技术方法的整理、研究和利用。"《中医药事业中长期发展规划(2016—2030)》明确:"实施中医药传承工程,全面系统继承历代各家学术理论、流派及学说,全面系统继承当代名老中医药专家学术思想和临床诊疗经验,总结中医优势病种临床基本诊疗规律。"《中共中央 国务院关于促进中医药传承创新发展的意见》指出:"挖掘和传承中医药宝库中的精华精髓。加强典籍研究利用,编撰中华医藏,制定中医药典籍、技术和方药名录,建立国家中医药古籍和传统知识数字图书馆。"习近平总书记多次提到要"深入发掘中医药宝库中的精华",而中医药古籍文献正是这一宝库的真实载体和精华所在。

尤其《中医药"十四五"发展规划》还明确:"开展国家中医优势专科建设,以满足重人疑难疾病防治临床需求为导向,做优做强骨伤、肛肠、儿科、皮肤科、妇科、针灸、推拿及脾胃病、心脑血管病、肾病、肿瘤、周围血管病等中医优势专科专病,巩固扩大优势,带动特色发展。制定完善并推广实施一批中医优势病种诊疗方案和临床路径,逐步提高重大疑难疾病诊疗能力和疗效水平。"可见系统开展历代医家诊治各类疑难杂病、常见病的学术思想、临床经验、流派特色的挖掘研究和转化应用已成行业共识,必将迎来一个研究高潮,其中文献研究更是理论策源的根基,不可缺少,至关重要,将中医古今文献的挖掘研究与当代临床实践紧密结合,也必将成为未来中医药事业发展的一条重要路径。

上海市中医文献馆自1956年建馆以来从未间断对历代名医名著的临床经验挖掘研究,本丛书是在既往工作经验基础上,立足于对当代临床常见病及重大疑难病证的古籍文献的系统性、综合性挖掘研究,实乃创新之举。其目标是对历代名家关于当代临床多发病及重大疑难病证的古籍文献进行全方位、系统性归类整理和分析研究。

本丛书从整理挖掘历代中医药文献(包括从中医书籍、期刊、讲义、未刊抄本等)入手,对历代医家的医论医话、经典发微、医史研究、典型医案、临床经验等进行挖掘,对其中的学术观点、有效方剂、用药特色、辨证思维、加减化裁、特色技术、适宜技术等加以挖掘汇聚,分类整理和比较研究。各分册内容大体包括疾病概述、专病病因病机、专病辨证论治、专病特色方药、专病其他特色疗法(针法、灸法、外治法、推拿按摩、民间偏验方、食疗养生方、治未病与康复),以及专病历代名家经验(包括历代名医医论医话、历代名医经典医案)。各分册根据各自特点或增加个性化章节2~3章。

本丛书包括《喘证》《臌胀》《肿瘤》《崩漏》《胎漏胎动不安》《绝经前后诸证》《不寐》《腰痛》《胁肋痛》《青盲》《丹毒》《口疮》《湿疹》《瘾疹》《小儿疳证》《小儿惊风》等内外妇儿伤等各科疾病的16个分册,在当代中医药常见病及重大疑难病证文献研究方面具有代表性,总计300余万字,丛书及各分册主审均为相关领域的文献研究专家与临床专家,有效确保了本丛书的编撰质量。

本丛书承续上海市中医文献馆在建馆之初组织编写的《中医专病专辑》丛书及其在全国产生广泛影响的历史经验,创新编写体例,突出名医—名流—名著—名术—名方—特色方药的经验传承,突出特色诊疗技术和理论创新,与时俱进;利用现代检索等研究手段,聚焦于医家诊疗中具有特色优势的专病诊疗经验,从历代文献中挖掘整理、系统分析提炼临证精华。通过文献研究进行全方位、系统性归类整理和比较研究,从古籍文献中寻找理论根基和临床实践的源泉,力争做到古今文献深度融合、药物和非药物疗法结合、内服外用方药结合、繁简用方用药结合、名医医论医话与典型医案结合、原文和编者按有机结合、文献与临床研究相结合。

作为上海市中医药三年行动计划项目的重要成果,本丛书的研究编写始终坚持研究与传播相结合、项目建设与人才培养结合,馆内外专家结合。以成果为导向,目的是培养一批具有较高学术水平的中医临床文献研究人员和中医临床专家,突破文献馆研究资源的局限,将中医临床文献研究的主编和编委队伍向馆外优秀中医文献研究机构和各大临床机构的骨干专家拓展,通过团结合作有效提升项目的参与度,提高研究成果的质量。

文献是中医药宝库精华的重要传播载体,是挖掘宝库精华的根基所在和理论创新源泉。希望通过本丛书的出版,进一步深化与提升中医药临床文献研究的底蕴和价值,为构筑起一座沟通融合中医文献与临床之间的桥梁做出积极探索。

编　者
2022 年 8 月

一、本系列丛书辑录的文献资料截止到当代。

二、凡是有一定影响和学术价值的,或言之有理而自成一家的,对中医临证治疗有参考价值的文献资料,均依原文录入,其有雷同者则不赘录。

三、本书包括上下两篇,上篇为古今文献内容梳理、分类汇编,下篇为近现代医家临证经验、历代医案。

四、凡是文字古奥难懂,引用时酌加注释。

五、古籍中唯心、迷信之说不予取录。

六、"臌胀""鼓胀"为同一病名,考虑到引用文献、标准规范,以及表述等的不同,本书中对此未做统一。

七、引用文献由于版本不同,难尽一致,因此,本书将主要引用书目附于书末,以备读者稽考。

八、本书所载犀角等中药材,根据国发〔1993〕39 号、卫药发〔1993〕59 号文,属于禁用之列,均以代用品代替,书中所述犀角等相关内容仅作为文献参考。

目录

第七章　历代医案

臌
胀

臌·胀

臌胀历代文献精粹

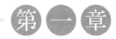

疾 病 概 述

第一节　病名源流与演化

臌胀是以腹胀大如鼓为特征的病证,临床上以腹部胀满,膨隆,皮色苍黄,或可伴有头面及四肢水肿,甚则腹壁青筋显露为主要表现。此外,臌胀又有蛊胀、水蛊、单腹胀、膨脝、蜘蛛病(蛊),以及一些演化的病名,如气臌、水臌、血臌、食臌、虫臌、寒胀、热胀、谷胀、气胀、血胀、水胀等。中医典籍中多记载为臌胀,或以胀病、胀满、胀证、肿满、水肿、腹满、水病等病名将臌胀收列于下,未统一其病名,原因主要与时代差异、临证表现以及医家对本病的认识有关。本篇将对含有臌胀及其他有关病名的古医籍资料进行梳理,进一步认识臌胀病名的源流与演化情况。

一、臌胀

《素问·腹中论》:"黄帝问曰,有病心腹满,旦食则不能暮食,此为何病?岐伯对曰,名为鼓胀。"

《灵枢·水胀》:"鼓胀何如? 岐伯曰,腹胀身皆大,大与肤胀等也,色苍黄,腹筋起。此其候也。"

《黄帝内经太素·胀论》:"次解肤胀,凡有五别,一者……二者,为肿不坚;三者,腹大身肿;四者,皮厚,按之不起(窅,焉了反,深也)……次解鼓胀,凡有六别,所由及候,四种同于肤胀,五者腹色青黄,六者腹上络脉见出,鼓胀之候,有此六别也之。"

《圣济总录·鼓胀》:"《内经》曰,有病心腹满,旦食则不能暮食,名为鼓胀。"

《医宗必读·水肿胀满》:"在病名有鼓胀与虫(蛊)胀之殊。鼓胀者,中空无物,腹皮绷急,多属于气也;虫(蛊)胀者,中实有物,腹形充大,非虫即血也。"

《医宗金鉴·鼓胀》:"肤胀鼓鼓初不硬,缠绵气鼓胀膨膨。"

二、蛊胀、水蛊、蛊、单腹胀

《肘后备急方·治卒大腹水病方》:"若唯腹大,动摇水声,皮肤黑,名曰水蛊(虫)。"

《诸病源候论·水蛊候》:"令腹渐大,动摇有声,常欲饮水,皮肤粗黑,如似肿状,名水蛊也。"

《备急千金要方·蛊毒》:"患蛊胀者,遍身肿满,四肢如故,小便不甚涩。"

《备急千金要方·水肿》:"又有蛊胀,但腹满不肿,水胀,胀而四肢面目俱肿大。"

《太平圣惠方·治水蛊诸方》:"令腹渐大,动摇有声,常欲饮水,皮肤粗黑,如似肿状,名曰水蛊也。"

《太平圣惠方·治心腹鼓胀方》:"夫心腹鼓胀者……心腹坚满,饮食不消,气逆壅滞,故令心腹鼓胀也。"

《仁斋直指方论·虚肿方论》:"至若蛊胀而肚上有筋,腹满而大便滑泄,久虚而转作虚浮,与夫唇黑伤肝,缺盆平伤心,脐突伤脾,足平伤肾,背平伤肺。"

《普济本事方·肿满水气蛊胀》:"尝见一医书中论水蛊二病,脐腹四肢悉肿者为水,但腹胀四肢不甚肿者为蛊。"

《扁鹊心书·臌胀》:"(鼓胀)肿大如鼓也……此病若带四肢肿者,温之于早尚可奏功,若单腹胀而更青筋浮露者难治。"

《格致余论·鼓胀论》:"《经》曰鼓胀是也。以其外虽坚满,中空无物,有似于鼓,其病胶固,难以治疗,又名曰蛊,若虫侵蚀,有蛊之义。"

《丹溪心法·鼓胀》载:"鼓胀,又名单鼓。"

《景岳全书·气分诸胀论治》:"单腹胀者,名为鼓胀,以外虽坚满,而中空无物,其象如鼓,故名鼓胀。又或以血气结聚,不可解散,其毒如蛊,亦名蛊胀。且肢体无恙,胀唯在腹,故又名单腹胀。"

《医学入门·鼓胀》:"鼓胀,中空外坚,有似于鼓。又曰:蛊者,若虫侵蚀之义。"

《丹台玉案·鼓胀门》:"鼓胀,又名单腹胀,以其中虚外坚,有似于鼓也。"

《医门法律·胀病论》:"凡有癥瘕、积块、痞块,即是胀病之根,日积月累,腹大如箕,腹大如瓮,是名单腹胀。"

《医学心悟·鼓胀》:"或问,方书有鼓胀、蛊胀之别,何也?答曰,鼓者,中空无物,有似于鼓;蛊者,中实有物,非虫即血也。"

《医碥·肿胀》:"气胀,又名鼓胀,以其外虽坚满,中空无物,止气作胀耳,有似乎鼓也。若兼中实有物,食痰虫血之类盘踞脏腑,如木之藏蠹,如皿之聚虫,则又名蛊胀。又有中毒而腹胀者,曰蛊毒。""手足不肿,独腹胀,谓之单腹胀,俗名蜘蛛蛊。"

《医学传心录·中满臌胀者脾虚不运》:"中满臌胀者,四肢不肿,单腹胀也,有似乎鼓,故名臌胀。"

三、膨脝(亨)、蜘蛛病(蛊)

《重订严氏济生方·胀满门》:"胀满者,俗谚所谓膨亨是也。《内经》问,人有病,旦食不能暮食,此为何病?岐伯对曰,名曰鼓胀。"

《秘传证治要诀·蛊胀》:"蛊与鼓同,以言其急实如鼓,非蛊毒之蛊也。俗谓之膨脝,又谓之蜘蛛病。所感不同,止是腹大而急,余处皮肉如常。"

《医学入门·鼓胀》:"若单腹肿大,而四肢极瘦者,名蜘蛛蛊。"

四、演化病名

《仁斋直指方论·胀满方论》:"此胀满之所由生也。曰谷胀,曰水胀,曰气胀,曰血胀,或冷或热,又不可以无别……故不能食,是为谷胀……水渍于肠胃而溢于体肤,漉漉有声,怔忪喘息,是为水胀……身肿大而四肢瘦削,是为气胀;烦躁漱水,迷忘惊狂,痛闷呕恶,虚汗厥逆,小便多,大便黑,妇人尤多见之,是为血胀。"

《兰室秘藏·肿满腹胀门》:"腹满膜胀,支膈胠胁,下厥上冒,过在太阴阳明,胃中寒湿郁遏也。太阴膜胀,复不利,不欲食,食则呕,不得卧,按所说寒胀之多如此。"

《兰室秘藏·肿满腹胀门》:"或大实大满,大小便不利……或伤酒、湿面及味厚之物,膏粱之人,或食已便卧,使湿热之气不得施化,致令腹胀满,此胀亦是热胀。"

《医宗必读·水肿胀满》:"《内经》之论肿胀,五脏六腑,靡不有之。详考全经,如《脉要论》曰:胃脉实则胀。《病形》篇曰:胃病者,腹䐜胀。《本神》篇曰:脾气实则腹胀,泾溲不利。《应象论》曰:独气在上,则生䐜胀。此四条皆实胀也。"

《医宗必读·水肿胀满》:"《太阴阳明论》曰,饮食起居失节,人五脏则填满闭塞。《师传》篇口,足太阴之别公孙,虚则鼓胀。此二条皆虚胀也。"

《医宗必读·水肿胀满》:"《经脉》篇曰,胃中寒则胀满。《方宜论》曰,脏寒生满病。《风论》曰,胃风膈寒不通,失衣则䐜胀。此三条,皆寒胀也。"

《医学入门·鼓胀》:"虚胀,阴寒为邪,吐利不食,时胀时减,按之则陷而软。"

《医学入门·鼓胀》:"实胀,阳热为邪,身热咽干,常胀内痛,按之不陷而硬。"

《医学入门·鼓胀》:"心胀烦心,肝胀胁痛,脾胀善呕哕,肺胀咳喘,肾胀腰痛,胃胀胃脘痛,大肠胀肠鸣飧泄,小肠胀小腹引腰痛,膀胱胀小便癃闭,三焦胀气满皮肤,胆胀口苦。"

《医学入门·鼓胀》:"七情郁塞气道,升降失常,腹胀大而四肢多瘦。"

《医学入门·鼓胀》:"因食肉果菜不化,曰食胀。初起多寒湿,自利不食者……久则湿热乘脾,大便干燥。"

《医学入门·鼓胀》:"因谷食不化,曰谷胀。朝阳盛能食,暮阳衰不能食者。"

《医学入门·鼓胀》:"虫积胀,腹痛,善吃茶盐之物……积块癥瘕,心腹坚硬,咳嗽不眠者。"

《医学入门·鼓胀》:"因停水饮,茶酒不散,日水胀。肠中漉漉有声,怔忡喘息。"

《石室秘录·远治法》:"臌胀经年而不死者,必非水臌……今二三年不死,非水臌,乃气臌、血臌、食臌、虫臌也。"

《傅青主男科·臌证门》:"(水臌)此证满身皆水,按之如泥者是……(气臌)但按之不如泥耳。必先从脚面上肿起,后渐肿至身上,于是头面皆肿者有之……(虫臌)此证小腹痛,四肢浮肿而未甚,面色红而有白点,如虫食之状,是之谓虫臌……(血臌)辨血臌惟腹胀如臌,而四肢手足并无臌意也。"

《华佗神方》:"水臌者,谓满身皆水,按之如泥者是……气臌者,乃气虚作肿,症一如水臌之状,第按之皮肉,则不如泥耳。先起于足面,渐及于上身与头面……(虫臌)患者小腹微痛,四肢浮胀,面红而带黑,壮如虫蚀,眼下无卧蚕微肿之形,是为本症之候……(血臌)本症之原因,或由倾跌后血瘀不散,或因郁忧而血结不行,遂致腹中结成血臌。”

《医学传心录·中满臌胀者脾虚不运》:“《仁斋直指》谓其症有四,曰气臌、血臌、食臌、水臌。”

《张氏医通·腹满》:“嗜酒之人,病腹大如斗……故成痞胀。”

第二节　臌胀的历代发展演变

一、隋唐时期及以前

《内经》时代是中国医学基础的奠基时期,这一时期涉及臌胀相关的症状体征与病名的概括。1973年在长沙马王堆出土的大批简帛文献中,《阴阳十一脉灸经》载:“是动则病……病肿。”“所产病……腹外肿。”马继兴将其分别释作肿胀和大腹水肿①,其中“腹外肿”的记载,可以说是有关臌胀的早期记载②。1983年湖北江陵张家山汉墓出土的竹简中,有与臌胀有关的记载,如《脉书》指出:“腹盈,身、面、足、胻尽肖,为水。”肖为细瘦之意,其症状表现为腹部胀大,躯体四肢消瘦,虽称之为水病,但其症状与后世之大腹水肿、单腹胀相同③。

《素问·腹中论》:“黄帝问曰,有病心腹满,旦食则不能暮食,此为何病? 岐伯对曰:名为鼓胀。帝曰:治之奈何? 岐伯曰:治之以鸡矢醴,一剂知,二剂已。”《内经》不仅首次记载了臌胀的病名,亦首次提出臌胀的治疗方药。《素问·至真要大论》:“诸胀腹大,皆属于热。”“诸病有声,鼓之如鼓,皆属于热。”《灵枢·水胀》:“黄帝曰,肤胀何以候之? 岐伯曰,肤胀者,寒气客于皮肤

---

① 中华医学会肝病学分会.肝硬化腹水及相关并发症的诊疗指南[J].临床肝胆病杂志,2017,33(10):1847-1863.

② WARDEH R, LEE JG, GU M. Endoscopic ultrasound-guided paracentesis of ascitic fluid: a morphologic study with ultrasonographic correlation[J]. Cancer Cytopathol, 2011,119(1):27-36.

③ 施健,谢渭芬.肝硬化腹水的处理[J].胃肠病学,2018,23(4):197-203.

之间,鼕鼕然不坚,腹大,身尽肿,皮厚,按其腹,窅而不起,腹色不变,此其候也。鼓胀何如?岐伯曰:腹胀,身皆大,大与肤胀等也,色苍黄,腹筋起,此其候也。"这里指出了臌胀的病因病机以及临床表现。在治疗方面,除了有药用鸡矢醴外,也可采用针刺腹部血络或足三里进行治疗,《灵枢·水胀》:"黄帝曰,肤胀、鼓胀可刺邪?岐伯曰:先泻其胀之血络,后调其经,刺去其血络也。""帝曰:其时有复发者何也?岐伯曰,此饮食不节,故时有病也。"又如《灵枢·胀论》:"三里而泻,近者一下,远者三下,无问虚实,工在疾泻。"可见对本病的认识已初具雏形。在分类方面,有五脏胀和六腑胀的记载。《灵枢·胀论》:"黄帝曰,愿闻胀形。岐伯曰:夫心胀者,烦心短气,卧不安。肺胀者,虚满而喘咳。肝胀者,胁下满而痛引小腹。脾胀者,善哕,四肢烦悗,体重不能胜衣,卧不安。肾胀者,腹满引背央央然,腰髀痛。六府胀:胃胀者,腹满,胃脘痛,鼻闻焦臭,妨于食,大便难。大肠胀者,肠鸣而痛濯濯,冬日重感于寒,则飧泄不化。小肠胀者,少腹䐜胀,引腰而痛。膀胱胀者,少腹满而气癃。三焦胀者,气满于皮肤中,轻轻然而不坚。胆胀者,胁下痛胀,口中苦,善太息。"

张仲景在《金匮要略》中并未明确记载臌胀的病名,但《金匮要略·水气病脉证并治》载:"肝水者,其腹大,不能自转侧,胁下腹痛,时时津液微生,小便续通……脾水者,其腹大,四肢苦重,津液不生,但苦少气,小便难。肾水者,其腹大,脐肿腰痛,不得溺,阴下湿如牛鼻上汗,其足逆冷,面反瘦。"张仲景论述水气病时,肝水、脾水、肾水这三种水病都以腹部胀大为主症,和《内经》所描述的臌胀证候相似,当属于臌胀的分类范围。在病机上已认识到臌胀的发病与肝、脾、肾三脏的功能失调密切相关,该部分内容对后世论治本病产生了很大的影响。张仲景在论述黄疸病时,认识到黄疸后期可发展为臌胀,《金匮要略·黄疸病脉证并治》:"……名曰女劳疸;腹如水状不治。""因作黑疸,其腹胀如水状,大便必黑,时溏,此女劳之病,非水也。腹满难治者,硝石矾石散主之。"除了丰富了臌胀的病因认识外,其设立除湿散瘀的硝石矾石散,立方之意对后世医家提出臌胀病机为"气血水"理论具有启迪意义。此外,在治法方面,《金匮要略·水气病脉证并治》:"问曰,病下利后,渴饮水,小便不利,腹满因肿者,何也?答曰:此法当病水,若小便自利及汗出者,自当愈。"又《金匮要略·水气病脉证并治》:"病水腹大,小便不利,其脉沉绝者,有水,可下之。"张仲景提出的利水逐水、软坚散结医方,如十枣汤、己椒苈黄丸、五苓散、苓桂术甘汤、鳖甲煎丸、硝石矾石散等方剂为后世治疗臌胀时奠定了基础。

《华佗中藏经》中有很多有关臌胀的论述,主要涉及臌胀的病变脏腑、病机以及危候等方面。其病变脏腑在脾,亦与五脏及膀胱密切相关,指出黄水和石水两种水肿病与臌胀十分相似,黄疸和臌胀二者相合或成脾风,指出石水根在膀胱,膀胱气化不利也是致病关键。此外,关于臌胀病危征象,其指出,若脐外凸,脉虚小涩或"病心腹胀满,痛不止,脉坚大洪者死",都表明其病情严重,预后较差。《中藏经·风中有无生死论》:"脾风之证,一身通黄,腹大而满,不嗜食,四肢不收,或可治者,手足不青而面黄;不然则死。脾风宜于脾俞灸之。"《中藏经·论水肿脉证生死疾》:"水名有十……三曰黄水……八曰石水。""黄水者,其根起于脾,其状先从腹肿。""石水者,其根在膀胱,其状小腹肿大是也。"《中藏经·论膀胱虚实寒热逆顺生死之法》:"石水发,则根在膀胱,腹胀大者是也。"《中藏经·论三焦虚实寒热生死逆顺脉证之法》:"中焦……虚则肠鸣膨胀也。"《中藏经·火法有五论》:"病起于五脏者,皆阴之属也,其发也……或心腹胀满。"《中藏经·论诊杂病必死候》:"病心腹胀满,痛不止,脉坚大洪者死……病水胀如鼓,脉虚小涩者死。"《中藏经·论脾脏虚实寒热生死逆顺脉证之法》:"脾绝则十日死。又,脐出(一作凸)者亦死。"

皇甫谧《针灸甲乙经》主要记载了在针灸腧穴方面治疗臌胀的内容,为后世针刺治疗臌胀选穴用穴提供了基础。如《针灸甲乙经·水肤胀鼓胀肠覃石瘕》:"水肿大脐平,灸脐中,腹无理不治。""水肿腹大,水胀,水气行皮中,石门主之。""振寒大腹石水,四满主之。""腹中气盛,腹胀逆不得卧,阴陵泉主之。"

葛洪《肘后备急方》中与臌胀相关的论述主要有"治卒大腹水病方",对大腹水病的病因病机、治疗方药,以及饮食宜忌等作了论述。在病因病机上,认为因虚损、下痢、妇人产后等,正气虚损,水液难以正常吸收布运,又三焦水道不利、膀胱气化失司,故水液不能正常排出体外而停聚于内。在治疗方面,内科治疗方药的剂型多采用丸剂,因臌胀为病久难愈之病,其治疗当缓缓图之。外科方面,首次提出采用针刺放腹水的治疗方法。此书亦论及本病的饮食宜忌,该内容为臌胀在预后方面最早的记载,葛洪指出应当以常食小豆饭、饮小豆汁、鲤鱼、糜粥等为佳，但又必须要注意忌盐、节饮、忌酒等，对后世进行调护本病提供重要参考。此外，首次提出"水蛊"病名。

《肘后备急方·治卒大腹水病方》："水病之初，先目上肿起如老蚕，色侠头脉动。股里冷，胜中满，按之没指。腹内转侧有节声，此其候也。不即治，须臾身体稍肿，肚尽胀，按之随手起。""此皆从虚损大病，或下痢后，妇人产后，饮水不即消，三焦受病，小便不利，乃相结渐渐生聚，遂流诸经络故也。""若唯腹大动摇水声，皮肤黑，名曰水蛊。""然慎护风寒为急，若唯腹大，下之不去，便针脐下二寸，入数分令水出孔合，须腹减乃止。"

巢元方《诸病源候论》主要丰富了对臌胀病因病机的认识，指出癥瘕积块、水毒是臌胀发病的病因之一，"水毒致臌"的认识对后世影响较大，其病因与征象与现代血吸虫性肝硬化腹水相关。《诸病源候论·水蛊候》："此由水毒气结聚于内，令腹渐大，动摇有声，常欲饮水，皮肤粗黑，如似肿状，名水蛊也。"《诸病源候论·水癥候》："水癥者，由经络否涩，水气停聚，在于腹内，大小肠不利所为也。其病腹内有结块坚强，在两胁间，膨膨胀满，遍身肿，所以谓之水癥。"《诸病源候论·癥瘕病诸候》："癥者，由寒温失节，致脏腑之气虚弱，而饮食不消，聚集在内，渐染生长，块瘕盘牢不移动者，是癥也，言其形状，可征验也。若积引岁月，人即柴瘦，腹转大，遂致死。"

杨上善《黄帝内经太素》鉴别了臌胀与肤胀的症状与病因病机，并进一步阐释治疗臌胀方药鸡矢醴的制法。王焘《外台秘要》中关于臌胀的内容集中在"心腹胀满及鼓胀方一十四首""水气肿鼓胀方四首"，收录了一些已佚方书方药。

孙思邈丰富了臌胀治疗的方药和针灸取穴，治疗方药有蛊胀方、大豆散、牛尿法、莨菪丸、麦门冬饮以及"治久水，腹肚如大鼓者方""治水气肿，鼓胀，小便不利方"等，针灸取穴有三里、章门、京门、厉兑、内庭、阴谷、络却、昆仑、商丘、曲泉、阴陵泉、解溪、肓俞、期门、陷谷、冲阳、太白、公孙、太阴郄、太溪、四满、然谷、大敦、中封、下满、水分、气冲、章门、阴市等。孙氏认为本病的治法中，放腹水法虽然可使腹胀一时减轻，但又迅速积聚如旧，故将放腹水的方法列为禁忌。《备急千金要方·消渴淋闭尿血水肿》："凡水病，忌腹上出水，出水者月死，大忌之。"此法与葛洪所倡导的放腹水法大相径庭。此外，亦当避免"治蛊以水药，治水以蛊药"。《备急千金要方·水肿》："又有蛊胀，但腹满不肿;水胀,胀而四肢面目俱肿大。有医者不善诊候,治蛊以水药,治水以蛊药,或但见胀满,皆以水药,如此者,仲景所云愚医杀之。今录慎忌如下:丧孝、产乳、音乐、房室、喧戏、一切鱼、一切肉、生冷、醋滑、蒜、黏食米、豆油腻。"

二、宋金元时期

《太平圣惠方》《圣济总录》为宋代官修古医籍,对宋以前治疗臌胀的方剂进行了系统总结。《太平圣惠方》中与臌胀有关的内容在"治心腹鼓胀诸方""治水气心腹鼓胀诸方"以及"治大腹水肿诸方"等篇中,《圣济总录》首次在"心腹门"下单设"鼓胀"专篇,论述臌胀的成因与用药,另有"水肿门""大腹水肿"和"石水"等涉及臌胀相关的内容。《圣济总录·鼓胀》:"论曰《内经》谓有病心腹满,且食则不能暮食,名为鼓胀。夫水谷入口则胃实肠虚,食下则肠实胃虚。若乃饮食不节,寒温失宜,胃满气逆,聚而不散,大肠无以传道,故心腹逆满,气鼓而胀也。且食不能暮食,则以至阴居中,五阳不布,水谷化迟而然也。"

许叔微《普济本事方》从病变部位的不同对水肿病和蛊胀病进行了鉴别。窦材《扁鹊心书》单设臌胀专篇,指出此病病因病机与脾气虚衰、他病攻损胃气致运化不利有关,又指出可采用灸命关、关元穴,配合金液丹、草神丹、全真丹、来复丹等治疗臌胀,同时配合饮食预防调护等。《普济本事方·肿满水气蛊胀》:"论水蛊二病,脐腹四肢悉肿者为水,但腹胀四肢不甚肿者为蛊。"窦材《扁鹊心书·臌胀》:"此病之源与水肿同,皆因脾气虚衰而致,或因他病攻损胃气致难运化,而肿大如鼓也。病本易治,皆由方书多用利药,病人又喜于速效,以致轻者变重,重者变危,甚致害人。黄帝正法:先灸命关百壮,固住脾气,灸至五十壮,便觉小便长,气下降。再灸关元三百壮,以保肾气,五日内便安。服金液丹、草神丹,减后,只许吃白粥,或羊肉汁泡蒸饼食之。瘥后常服全真丹、来复丹。"

陈无择指出《内经》之臌胀、《太素》之谷胀治法虽详,但是对病因的论述却有所缺。陈氏将臌胀的病因归纳为内因、外因、不内外因,内因包括情志内伤脏腑、外因归于外感风寒暑湿、不内外因系食伤劳逸所致。《三因极一病证方论·水肿叙论》:"原其所因,则冒风寒暑湿属外;喜怒忧思属内;饮食劳逸,背于常经,属不内外。皆致此疾。"

严用和《严氏济生方》将本病归属在胀满的范畴内,并对本病的病因病机进一步论述。杨士瀛《仁斋直指方论》首次按病因将胀证分类为谷胀、水胀、气胀等证型,此对后世分类臌胀有重要影响。《严氏济生方·胀满论治》:"大抵人之脾胃……苟或将理失宜,风寒暑湿得以外袭,喜怒忧思得以内伤,食啖生冷,过饮寒浆,扰动冲和,如是阴气当升而不升,阳气当降而不降,中焦痞结,必成胀满。胀满不已,变证多端,或肠鸣气走辘辘有声,或两胁腰背痛连上下,或头痛呕逆,或胸闷不食,或大小便为之不利,未有不因胀满而使焉。更有五疸、水气、脚气、妇人血膨,皆令人胀满。"

杨士瀛把本病称为"胀证",据病因加以分类,伤于饮食者为谷胀,伤于七情郁结者为气胀,水邪渍于肠胃而溢于皮肤为水胀,瘀血内积者为血胀。又关注到诸胀至晚期出现"脐心突起"等危重征象。《仁斋直指方论·胀满方论》:"失饥伤饱,痞闷停酸,旦则阴消阳长,谷气易行,故能饮食,暮则阴长阳消,谷气难化,故不能食,是为谷胀;脾土受湿,不能制水,水渍于肠胃而溢于体肤,漉漉有声,怔忪喘息,是为水胀;七情郁结,气道壅隔,上不得降,下不得升,身肿大而四肢瘦削,是为气胀;烦躁漱水,迷忘惊狂,痛闷呕恶,虚汗厥逆,小便多,大便黑,妇人尤多见之,是为血胀……其若久病羸乏,卒然胀满,喘息不得,与夫脐心突起,或下利频频,百药遍尝,未见一愈者耳。"《仁斋直指方论·虚肿方论》:"虽然,水之为肿特一耳,曰风,曰气,曰血,合而有四焉……气肿者,皮厚四肢瘦削,腹胁胀膨,其或烦躁漱水,迷忘惊呕逆烦闷,皮间有红缕赤痕者,此血肿也。腹者不治……至若蛊胀而肚上有筋,腹满而大便滑泄,久虚而转作虚浮,与夫唇黑伤肝,缺盆平伤心,脐突伤脾,足平伤肾,背平伤肺,皆为不治之证,当明辨之。"

金元时期对臌胀无论在病因病机还是治法方药上都有很大发挥。在病因病机方面,刘完素《素问玄机原病式》《素问病机气宜保命集》发挥《内经》要旨,将本病的病机归结于"阳热气甚"。在治法上遵《内经》"开鬼门,洁净府"的原则,采用白茯苓汤、楮实子丸治疗。此外,刘完素在治法上提出当于腹上取穴敷药,用利水之法去肿。《素问玄机原病式·热类》:"腹胀大鼓之如鼓,气为阳,阳为热,气甚则如是也。"《素问玄机气宜保命集·五脉论五水灸法》:"论诸蛊胀者有二,肿若从胃,则旦食而不能夜食,旦则不胀、夜则胀是也,若水肿证，濡泄者是也。《内经》曰'蛊胀之病，治之以鸡屎醴'，酒调服。水胀之病，当'开鬼门，洁净府'也。白茯苓汤治变水……末治之药，服黄芪、芍药、建中之类，以调养之。平复后，忌房室、猪、鱼、盐、面等物。治水气蛊胀，洁净府，楮实子丸。"《素问病机气宜保命集·取穴法》："如水肿不能全去，于腹上涂甘遂末，再绕脐满腹，少饮甘草水，其肿便去也。"

张子和对本病的治疗以攻为主，主张采用舟车丸、禹功丸等峻下逐水之剂，张子和对臌胀的论述较少，从其医案当中可以窥见一斑。《儒门事亲·腹胀水气》载一验案："蹙踘张承应，年几五十，腹如孕妇，面黄食减，欲作水气。或令服黄芪建中汤及温补之剂，小溲涸闭，从戴人疗焉。戴人曰：建中汤，攻表之药也。古方用之攻里，已误也，今更以此取积，两重误也。先以涌剂吐之，置火于其旁，大汗之；次与猪肾散四钱，以舟车丸引之，下六缶，殊不困；续下两次，约三十余行，腹平软，健唊如昔。常仲明曰：向闻人言，泻五六缶，人岂能任？及闻张承应，渠云诚然。乃知养生与攻疴本自不同。今人以补剂疗病，宜乎不效。"朱丹溪反对用攻法，在治疗上强调养正补虚之法，《格致余论·鼓胀论》："病者苦于胀急，喜行利药，以求一时之快。不知宽得一日半日，其肿愈甚，病邪甚矣，真气伤矣，去死不远。"

李东垣和朱丹溪强调此疾因脾胃之气不得施化，湿热浊邪交并于中。李东垣《兰室秘藏》将本病归结为饮食不节、劳倦失宜致使脾胃损伤，脾胃之气不足，不能运化精微，进而导致水谷停聚不散，成胀满之病。又将胀满分为寒胀和热胀，并认为寒胀多而热胀少，创中满分消丸治疗热胀，中满分消汤治疗寒胀。

朱丹溪《格致余论》专论臌胀，指出病机关键为脾胃转运输布的功能障碍，进而致湿热内生。故在治法方面主张"理应补脾""宜大补中气行湿"，强调从四个方面辅助治疗：① 养肺金以制肝木，使脾无贼邪之患。② 滋肾水以制火，使肺得清化。③ 断妄想以保母气，示人当安心静养。④ 却盐味以防助邪，采取少盐或无盐饮食，以防凝涩助水。其治病思想含治疗与防护为一体，对后世影响较为深远。

三、明清时期

明清时期医家在总结前人对臌胀病因病机的基础上，进一步阐发理法方药,充实了本病的证治内容。

戴思恭《秘传证治要诀·鼓胀》中对臌胀的病名做了详尽阐释,他将本病称作膨脖、蜘蛛病,在发病原因上则认为更易因病后脏气未复、邪气承虚或积渐而成,治疗具体方药须根据病状是气急、虚、食伤、腹内热急或中毒等不同情况进行辨证施治。

虞抟认为,李东垣、朱丹溪虽然在臌胀病机上有相同的部分,即皆以湿热为论,但亦有不同之处,即朱丹溪主土败木贼,而李东垣主寒多热少。《医学正传·医学或问》:"或问,丹溪治肿胀之证,专主乎土败木贼、湿热相乘为病。东垣又多主乎寒,言病机诸腹胀大皆属于热之语,乃言伤寒阳明经大实大满之证也。又云热胀少而寒胀多。二说不同,其孰非而孰是欤?曰:东垣,北方人也,其地土高燥,湿热少而寒气多,故有是论。我丹溪先生生长于东南之地,故病此者尽因脾虚受湿,肝木大旺,故言然也。"虞氏对二者所论臌胀病机时结合了地理气候的观点,于今仍有现实意义。

李中梓指出臌胀分虚实,病因不同发病速度亦有别,实证速而虚证渐,但论治疗的难易程度则刚好相反,治实易而理虚难。李中梓亦提到病名臌胀和蛊胀的区别,《医宗必读·水肿胀满》:"鼓胀者,中空无物,腹皮绷急,多属于气也;虫胀者,中实有物,腹形充大,非虫即血也。"

徐春甫认为胀满与臌胀实为同一个疾病,区别在之于病程与轻重之不同,胀满病轻且为新发,臌胀病重且病久。臌胀是因胀满积聚日久损伤脾气,气凝血聚而成。同时也指出臌胀、单腹胀、蛊三个病名其实都是同一个疾病,于单腹胀和蛊而言,均指难治性臌胀。《古今医统大全·胀满门》:"胀满,鼓胀乃病之新久轻重之名……由胀满而成鼓胀。以其外虽坚满,中空无物,有似于鼓,坚固难治,俗名单腹胀。以其四肢皆不肿,而惟腹中胀肿如鼓,乃气血结成蛊毒之形,而不可解释消散,故又名曰蛊。血化为虫,因字之义而命名也。"

张景岳《景岳全书·气分诸胀论治》:"单腹胀者,名为鼓胀,以外虽坚满,而中空无物,其象如鼓,故名鼓胀。又或以血气结聚,不可解散,其毒如蛊,亦名蛊胀。且肢体无恙,胀惟在腹,故又名单腹胀。"认为鼓胀、单腹胀、蛊胀皆同一病证,即臌胀。《景岳全书·肿胀论证》:"少年纵酒无节,多成水鼓。盖酒为水谷之液,酒入中焦,必求同类,故直走血分……故饮酒者身面皆赤,此入血之征,亦散血之征也。扰乱一番,而血气能无耗损者,未之有也。第年当少壮,则旋耗旋生,固无所觉,及乎血气渐衰,则所生不偿所耗,而且积伤并至,病斯见矣……其有积渐日久而成水鼓者,则尤多也。"详细阐述了嗜酒致臌的内在机制,并指出酒臌治法当益血气为主而养阴利湿。

李梴《医学入门·鼓胀证治》概括前人之说,独创臌胀分类新法,总分为虚胀和实胀,此分法为现代诸多载录臌胀病证的医书所采用,又具体分为各脏腑胀证,并列有方治。此外,李氏还根据病因病机的不同,进一步梳理前人分类方法,将臌胀分为谷胀、虫积胀、积块癥瘕胀、水胀、酒胀、瘀血胀、中满胀、久病疟痢胀等。

赵献可、孙一奎认为本病多由下焦阳虚、火衰不能蒸化脾土之故,赵氏《医贯·气虚中满篇》:"中满者……属气之虚……气虚者,肾中之火气虚也。"孙一奎进一步阐析病机,《赤水玄珠·鼓胀说》:"由下焦原气虚寒,以致湿气壅遏于肤里膜外之间,不能发越,势必肿满。是肿满之疾,起于下元虚寒也。"在治疗上,两家均强调补火的重要性,但赵献可从中下焦分别论治,虚在中焦用补中益气汤,虚在下焦用肾气丸。孙一奎则中下焦合治,自制壮原汤,即用补骨脂、桂心、大附子补命门火,用干姜、白术、砂仁补益脾阳,人参、陈皮、砂仁理中助脾。

喻嘉言将本病名为单腹胀,指出胀病之根主要为癥瘕、积块、痞块,由其日积月累而成,倡导"水裹气结血凝"为臌胀致病之机。且认为本病的治法当以散结除下,不应图快利,反致病情加重。《医门法律·胀病论》:"凡治胀病,而用耗气散气,泻肺泻膀胱诸药者,杀人之事也。治病之药,贵得其宜,病有气结而不散者,当散其结;甚有除下荡涤,而其气之结仍未遽散者,渐积使然也。今胀病乃气散而不收,更散其气,岂欲直裂其腹乎?收之不能遽收,亦渐积使然,缓缓图成可也。"

傅青主《傅青主男科》按病因的不同将本病分类为水臌、气臌、虫臌、血臌四种。张璐:"嗜酒之人,病腹胀如斗,此乃湿热伤脾而成此病。"对饮酒致臌的内在机制进一步阐释,认为嗜酒可资生湿热,损伤脾胃,脾胃功能失调,水湿内停致臌胀。

陈士铎《石室秘录·臌胀》:"臌胀经年而不死者,必非水臌。水臌之症,不能越于两年,未有皮毛不流水而死者。今二三年不死,非水臌,乃气臌、血臌、食臌、虫臌也。但得小便利而胃口开者,俱可治。"将本病分为气臌、食臌、虫臌、血臌、水臌等五种,并拟消臌至神汤治疗气、血、食、虫四种证型的臌胀。

何梦瑶对本病的论述细致而全面,其指出臌胀分气虚气实、分寒胀热胀、七情胀之怒思两种、老人虚、饮食伤、积聚、虫聚以及气血水三者互结所成之胀,并根据鼓胀证型的不同,分立方药,提出"须求其本而治之"的原则。又将单腹胀(蜘蛛蛊)独立看待,指出其受病部位全在于脏腑,不分散于四肢。除治疗分虚实论治,加之男女性别不同的特点,其疾病上下走势又决定了治疗的难易程度,亦可以根据这一特点及时治疗。《医碥·肿胀》:"手足不肿,独腹胀,谓之单腹胀,俗名蜘蛛蛊,难治。以病全聚于脏腑,不分散于四肢也。实者厚朴散,虚者调中健脾丸。服药后手足肿,病自内达外也,不久愈。若从手足肿至腹,为从外入内,难治。男自下而上,男阳盛,邪不易犯。今乃以渐上犯,则邪盛阳虚可知。女自上而下,女阴盛,邪不易侵。今亦以渐下侵,则邪盛阴虚可知。皆难治。男止下肿,女止上肿,皆不足虑,不在难治之例。譬如草寇窃发,原易扑灭,若直逼京师重地,乃可危耳。"

吴谦《医宗金鉴·杂病心法要诀》:"欲投诸攻下之药,而又难堪,然不攻之终无法也。须行九补一攻之法。是用补养九日,俟其可攻之机,而一日用泻下之药攻之……其后或补七日、攻一日,补五日、攻一日,补三日、攻一日,缓浚求之,以愈为度。"吴氏对臌胀的治疗融前人攻补之说为一体,提出了攻补兼施法。又如怀远《医彻》提出治疗臌胀的具体方法有十攻而一补、半攻半补、十补而一攻等。可见,明清时期对臌胀的治法汇综前说,且又赋予了新义。

四、民国时期

民国时期,西医的传入对中医产生了巨大影响,这一时期所展现出来的医药特色在于中西医在各自认识本病的基础上开始尝试中西融汇,许多医家逐渐开始从医论和联合用药上丰富对本病的认识。张锡纯承袭古人对本病的认识,指出臌胀分气臌、水臌、血臌,在临证治疗上,张锡纯认为水臌当以利小便为要,采取表里分消、顾护脾胃的方法,采取中医和西医联合应用的方式,自拟表里分消汤,用中药麻黄、生石膏、滑石及西药阿司匹林配合治疗。恽铁樵指出臌胀发病原因与寄生虫感染、药毒等因素也有关系,《风劳鼓病论》:"蛊胀者,虫胀也……铁樵注:沈氏此说盖本《千金方》,然长蛔、寸白,实非人人皆有者。盖此等皆属肠中寄生,由不洁之食物而来,非赖以消宿食之天然应有品。西籍谓盲肠中有一种微菌,能助消化,是则天然应有品,然其菌非显微镜不能见……其来源则酒色为最多,其次则为特殊之食品,如中毒之类。大约本原不败者,可用毒药攻治,如鄙人所患之药蛊是也。"

综上所述,古代及近代中医在臌胀概念演化过程中,根据其征象、病因、病理的不同,逐渐衍生出了许多病名,具有病名多样而不统一的特性,但同时也不断完善与发展了臌胀的内容。臌胀因腹大如鼓、皮色苍黄、腹部脉络显露而得名,其发病因素与外感风寒湿热、内伤七情、酒食不节、药毒、虫毒、黄疸、癥瘕、积聚等病因相关,病变脏腑在肝、脾、胃、肾,主责于脾,又与肺相关,其病理因素与气、血、水相互搏结,脾不健运、脏腑气机逆乱、升降失调、脉络不和、水液代谢失常等有关。在治疗内容上,各时期、各医家的认识不同,特色不一,统而言之,从源到流,臌胀的理论与实践,是随着时代的前进而不断发展的,以上所举数家之言,足以证明。本病的内容极为丰富,古人的经验甚为宝贵,至今仍十分有效地指导着临床实践。

第三节　现代研究进展

近几十年以来,随着对臌胀为主要内容的各项研究不断深化,中医对臌胀的认识,一方面继承和发扬了前人对其病因病机及证候的理论,另一方面随着中医现代化进程与西医临床的深度融合,对臌胀的现代研究亦做了大量工作,取得了很大进展。现代医学中,由病毒性肝炎、血吸虫性、胆汁性、酒精性所致的肝硬化腹水,腹腔内晚期肿瘤(包括肝、胆、胰、肾、胃肠、子宫、卵巢),结核性腹膜炎腹水等,符合臌胀临床特点的病症,亦可以参考臌胀的辨证论治。现代临床研究认为,西医学中失代偿期肝硬化腹水与臌胀的临床表现关系最为密切,因此,为便于论述精专,本书所论者,以失代偿期肝硬化腹水的研究进展为主。

当腹腔内存有过多的游离液体,即称为腹水,腹水是许多疾病的合并症,肝硬化是引起腹水最常见的原因,其次为其他肝外疾病,如恶性肿瘤、结核性腹膜炎、慢性心力衰竭或肾病综合征等。肝硬化患者出现腹胀、尿少、移动性浊音,腹水诊断相对明确。但是,由于腹腔容积大、隐窝多,以及盆腔内液体的潴留,导致临床多不易诊断。中华医学会肝病学分会在 2017 年发布了《肝硬化腹水及相关并发症的诊疗指南》,该指南为目前诊疗肝硬化腹水的最新标准。其指出腹水是肝硬化失代偿期患者最常见且最严重的并发症之一,也是肝硬化自然病程进展的重要标志。肝硬化腹水的形成常是几个因素联合作用的结果,门静脉高压是腹水形成的主要原因及始动因素,肾素-血管紧张素-醛固酮系统(RAAS)失衡以及低蛋白血症也在腹水的形成中发挥作用。肝硬化引起的腹水常通过腹水实验室检查判断漏出液或渗出液,以及血清腹水白蛋白梯度(SAAG)判断是门静脉高压性或非静脉高压性腹水。诊断方面,症状和体征诊断显示,肝硬化患者常于近期出现乏力、食欲减退等或原有症状加重,或新近出现腹胀、双下肢水肿、少尿等表现。查体见腹壁静脉曲张及腹部膨隆等,移动性浊音阳性提示患者腹腔内液体>1 000 mL。影像学检查最常用的是腹部超声,超声可以确定有无腹水及腹水量,初步判断来源、位置(肠间隙、下腹部等)以及作为穿刺定位参考,其次有腹部 CT 和 MRI 检查。临床上根据腹水的量可分为 1 级(少量)、2 级(中量)、3 级(大量)。1 级或少量腹水:只有通过超声检查才能发现的腹水,患者一般无腹胀的表现,查体移动性浊音阴性,超声下腹水位于各个间隙,深度<3 cm。2 级或中量腹水:患者常有中度腹胀和对称性腹部隆起,查体移动性浊音阴性或阳性,超声下腹水淹没肠管,但尚未跨过中腹,深度 3~10 cm。3 级或大量腹水:患者腹胀明显,查体移动性浊音阳性,可有腹部膨隆甚至脐疝形成,超声下腹水占据全腹腔,中腹部被腹水填满,深度>10 cm。

　　《肝硬化腹水及相关并发症的诊疗指南》指出临床上根据腹水的量及伴随疾病确定患者是否需要住院治疗。1 级腹水多数患者无症状,伴肝硬化等其他并发症少,对利尿药物治疗敏感,可门诊治疗,并应督促患者定期门诊随访。2 级腹水:大多数患者有症状,常伴肝硬化等其他并发症,需要住院治疗。3 级腹水:必须住院治疗。治疗目标为腹水消失或基本控制,改善临床症状,提高生活质量,延长生存时间。腹水的治疗选择可分为一线、二线和三线治疗 3 个层次,一线治疗包括:病因治疗;合理限盐(4~6 g/d)及应用利尿药物;避免应用肾毒性药物。二线治疗包括:合理应用缩血管活性药物和其他利尿药物;大量放腹水及补充人血白蛋白;经颈静脉肝内门体静脉分流术(TIPS);停用非甾体抗炎药(NSAIDs)及扩血管活性药物。三线治疗包括:

肝移植;腹水浓缩回输或肾脏替代治疗;腹腔 α-引流泵或腹腔静脉 Denver 分流;利尿剂和其他相关药物。

施健等结合国内外指南和最新研究指出,肝硬化腹水的处理包括一般治疗(卧床、限钠,血清钠低于 $120\sim125$ mmol/L 应适当限水等)、利尿治疗、穿刺腹腔放液、收缩血管活性药物、经颈静脉肝内门体分流术(TIPS)、腹腔 α-引流泵以及其他疗法、肝移植和干细胞移植等。李明程等指出,现在比较共识的失代偿期肝硬化治疗思路包括:预防进一步的肝脏损害,治疗肝硬化的并发症,预防肝癌,或及早检测及肝移植。新的治疗理念表明对于肝硬化的治疗医患合作式的治疗方案更适合。

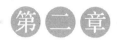

病 因 病 机

中医学认为,人体各脏腑组织之间,以及人体与外界环境之间,维持着相对的动态平衡,从而保持着人体正常的生理活动。疾病是人体内各脏腑组织之间,或者人与环境之间的协调平衡被破坏,引起结构或功能异常,而又不能迅速自行恢复的状态。在中医学中,病因是指破坏人体阴阳相对平衡而引起疾病的原因,包括六淫、疠气、情志伤、劳逸伤、饮食伤、病理产物以及药毒、外伤、虫邪等致病因素在内。

根据中医古籍记载,历代医家对本病的病因病机也有一定认识。臌胀的病因病机比较复杂,往往虚实互见。历代医家都是在《内经》的基础上对其做了相应的发挥,且历代医家观点具有多样性。臌胀的病因,主要有酒食不节、情志所伤、感染血吸虫、黄疸积聚日久失治、寒热内郁等,使肝脾肾功能失调,以致气滞、血瘀、水停,气、血、水三者交阻腹中,又或肝、脾、肾三脏功能衰退,气血阴阳亏损,故临床表现为虚实两方面特点。臌胀的病机以肝脾病变为多,久病亦可导致肾虚,以及气滞、血瘀、水停等错综复杂的病理变化。鉴于古代医家对其病因病机的阐述各有侧重,现根据古籍记载归纳如下。

第一节　古代文献研究

一、隋唐时期及以前

（1）臌胀的病因病机最早在《内经》中已有论及。《内经》对臌胀病因病机的认识主要有饮食不节、气机逆乱、湿邪困脾、热邪内郁、寒邪内生等。指出臌胀的发生与脾、胃、肾等脏腑失调,以及寒、湿、热邪内扰有关。《内经》关于臌胀病变涉及脏腑主要在脾,其病机是由于脾胃运化功能失健,水谷不归正化而成水湿,且不能升清降浊,以致清气不升、浊气不降,清浊相混,聚于腹中而成胀满。

《素问·腹中论》:"其时有复发者何也? 此饮食不节,故时有病也。"

《灵枢·胀论》:"或厥气在下,荣气留止,寒气逆上,真邪相攻,两气相搏,乃合为胀也。"

《素问·异法方宜论》:"胃中寒则胀满,脏寒生满病。"

《灵枢·经脉》:"足太阴……虚则鼓胀。"

《素问·至真要大论》:"诸湿肿满,皆属于脾。"

《灵枢·本神》:"脾气……实则腹胀,泾溲不利。"又《灵枢·本神》:"肾气……实则胀。"

《素问·至真要大论》曰:"诸胀腹大,皆属于热……诸病有声,鼓之如鼓,皆属于热。"

《素问·阴阳应象大论》:"清气在下,则生飧泄,浊气在上,则生膜胀。"

(2)张仲景根据腹部胀大及兼有症状的不同,将臌胀分别称之肝水、脾水和肾水。很显然,在病机上,张仲景已认识到臌胀病的发病与肝、脾、肾三脏的功能失调有密切关系。

(3)葛洪《肘后备急方·治卒大腹水病方》:"此皆从虚损大病,或下痢后,妇人产后,饮水不即消,三焦受病,小便不利,乃相结渐渐生聚,遂流诸经络故也。"葛洪指出大腹水病的病因病机与虚损大病、下痢后、妇人产后以及水液布运失常相关,以致三焦和经络受病。

(4)巢元方认为发生臌胀的病因病机,与风冷邪气、水毒气结、经络涩滞、水气停聚、脾虚运化失常等有关。此外,首次提出臌胀的形成与"水毒"有关,当是提出臌胀可由血吸虫感染引起的最早记载。

《诸病源候论·久腹胀候》曰:"久腹胀者,此由风冷邪气在腹内不散,与脏腑相搏,脾虚故胀。其胀不已,连滞停积,时瘥时发,则成久胀也。久胀不已,则食不消而变下痢。所以然者,脾胃为表里,脾主消水谷,胃为水谷之海,脾虚,寒气积久,脾气衰弱,故食不消也。"

《诸病源候论·水癥候》:"水癥者,由经络否涩,水气停聚,在于腹内,大小肠不利所为也。其病腹内有结块坚强,在两胁间,膨膨胀满,遍身肿,所以谓之水癥。"

《诸病源候论·水蛊候》:"此由水毒气结聚于内。"

《诸病源候论·大腹水肿候》:"夫水肿病者,皆由荣卫否涩,肾脾虚弱所为。而大腹水肿者，或因大病之后，或积虚劳损，或新热食竟，入于水，自渍及浴，令水气不散，流溢肠外，三焦闭塞，小便不通，水气结聚于内，乃腹大而肿。故四支小，阴下湿，手足逆冷，腰痛，上气，咳嗽，烦疼，故云大腹水肿。"

（5）杨上善指出臌胀的发生是由于寒邪并循卫气，停于皮肤之间所致，《黄帝内经太素·胀论》："寒气循于卫气，客于皮肤之间。"

二、宋金元时期对臌胀病因病机的认识

1. **《太平圣惠方》** 《太平圣惠方》中指出臌胀发病是因脾肾二脏俱虚之故，其中以脾虚水液运化失常导致水气停聚为主，亦与阴阳不和、脏腑虚弱、风邪冷气与脏气相搏所致。

《太平圣惠方·治水气心腹鼓胀诸方》："夫水气心腹鼓胀者，由脾肾二脏俱虚故也。脾主土，肾主水，土能克水。今脾胃虚弱，不能制于水，使水气停聚在于腹内，故令心腹鼓胀也。"

《太平圣惠方·治心腹鼓胀诸方》："夫心腹鼓胀者，由阴阳不和，脏腑虚弱，风邪冷气在于腹内，与脏气相搏，脏为阴，腑为阳，令阳气外虚，阴气内积，脾虚风冷乘之，伏留在脏，则心腹坚满，饮食不消，气逆壅滞，故令心腹鼓胀也。"

2. **《圣济总录》** 《圣济总录·大腹水肿》："盖三焦闭塞，水道不通，流溢皮肤，荣卫否涩，内连腹膜，则至阴内动，胀急如鼓。得病之本，多因大病之后，或积虚劳损，或新热食毕，入水自渍及浴，故令水气不散，理宜然也。"

《圣济总录·水蛊》："此由脾肾气虚，湿气淫溢，久不差则害人如蛊之毒。"

3. **陈无择** 《三因极一病证方论·胀满》："假如怒伤肝，肝克脾，脾气不正，必胀于胃，名曰胜克；或怒乘肺，肺气不传，必胀于大肠，名曰乘克。忧思结聚，本脏气郁，或虚或实，推其感涉，表里明之，皆内所因；或冒寒暑风湿，随其经络，传至阳明，致胀满者，属外所因；饮食饥饱，生冷甜腻，聚结不散，或作痞块，膨胀满闷，属不内外因。当知胀满，该涉三因。"

《三因极一病证方论·水肿叙论》："原其所因，则冒风寒暑湿属外；喜怒忧思属内；饮食劳逸，背于常经，属不内外。皆致此疾。"

4. **杨士瀛** 《仁斋直指方论·胀满方论》："阴阳愆伏，荣卫凝滞，三焦不

能宣行,脾胃不能传布,此胀满之所由生也。曰谷胀,曰水胀,曰气胀,曰血胀,或冷或热,又不可以无别。失饥伤饱,痞闷停酸,旦则阴消阳长,谷气易行,故能饮食,暮则阴长阳消,谷气难化,故不能食,是为谷胀;脾土受湿,不能制水,水渍于肠胃而溢于体肤,漉漉有声,怔忪喘息,是为水胀;七情郁结,气道拥隔,上不得降,下不得升,身肿大而四肢瘦削,是为气胀;烦躁漱水,迷忘惊狂,痛闷呕恶,虚汗厥逆,小便多,大便黑,妇人尤多见之,是为血胀。"

5. 严用和　宋代严用和认为本病的病因多端,可因休养调理失宜、外感风寒暑湿,或七情内伤、饮食失宜等因素所致,亦包括五疸、水气、脚气、妇人血臌等病继发而来,病机以阴陷阳逆、中焦痞结为主。

《重订严氏济生方·水肿论治》:"岐伯所谓水有肤胀、鼓胀、肠覃、石瘕,种类不一,皆聚水所致。"

6. 窦材《扁鹊心书》　《扁鹊心书·臌胀》:"此病之源,与水肿同,皆因脾气虚衰而致,或因他病攻损胃气致难运化,而肿大如鼓也。病本易治,皆由方书多用利药,病人又喜于速效,以致轻者变重,重者变危,甚致害人。"

7. 刘河间　刘河间宗《内经》"诸病有声,鼓之如鼓,皆属于热"之意,认为臌胀的病机在于"阳热气甚"。

《素问病机气宜保命集·病机论》:"腹胀大而鼓之有声如鼓者,热气甚则然也。《经》所谓热胜则肿,此之类也。是以热气内郁,不散而聚,所以叩之如鼓也。"

《河间六书·肿胀论》:"腹胀大,鼓之如鼓,气为阳,阳为热,气甚则如是也。肿胀热胜于内,则气郁而为肿,阳热气甚,则腹胀也。"

8. 李东垣　李东垣对臌胀属性亦有阐述,其认为"大抵寒胀多而热胀少",其指出本病的发生与酒食、六淫、情志、房劳等所致的湿热内生、脾胃虚弱、运化失常等相关。李东垣在《内经》"足太阴之别……虚则鼓胀"论述的基础上,对臌胀的病机做了进一步阐释,认为脾虚为臌胀之本。

《兰室秘藏·肿满腹胀论》云:"诸胀腹大,皆属于热者。何也? 此乃病机总辞,假令外伤风寒有余之邪,自表传里,寒变为热,而作胃实腹满……亦有膏粱之人,湿热郁于内,而成胀满者,此热胀之谓也。""或伤酒、湿面及味厚之物,膏粱之人,或食已便卧,使湿热之气不得施化,致令腹胀满,此胀亦是热胀。"

《兰室秘藏·中满腹胀门》:"《调经篇》云,因饮食劳倦,损伤脾胃,始受热中,末传寒中,皆由脾胃之气虚弱,不能运化精微而制水谷,聚而不散,而成胀满。"

9. **朱丹溪** 《丹溪心法·鼓胀》:"七情内伤,六淫外侵,饮食不节,房劳致虚,脾土之阴受伤,转运之官失职,胃虽受谷,不能运化,故阳自升,阴自降,而成天地不交之否,清浊相混,隧道壅塞,郁而为热,热留为湿,湿热相生,遂成胀满,《经》曰:鼓胀是也。"

三、明清时期对臌胀病因病机的认识

1. **戴思恭** 戴思恭指出臌胀的病因可由病多积聚、病后邪侵、食伤、中毒等引起。《秘传证治要诀·蛊胀》:"此病多以积渐而致,或是病后脏气未复,邪气乘虚。"

2. **李梴** 在《医学入门·鼓胀》指出臌胀由内伤、外感致脾阴受伤,痰饮结聚,脾失健运在臌胀形成中的意义,所病脏腑总归于脾,亦指出臌胀为脾肺俱病。《医学入门·鼓胀》:"脾居中,能开心肺之阳,降肝肾之阴。今内伤外感,脾阴受伤,痰饮结聚,饮食之精华不能传布,上归于肺,下注膀胱。故浊气在下,化为血瘀,郁久为热,热化成湿,湿热相搏,遂成鼓胀。"《医学入门·水肿》:"七情停涩,郁为湿热,脾肺俱病,四肢瘦削,腹胁膨胀,与水气相似。但以手按之成凹不即起者,湿也;按之皮厚不成凹者,气也。"《医学入门·鼓胀》:"七情郁塞气道,升降失常,腹胀大而四肢多瘦。"或因外感风寒、因谷食不化或食肉果菜不化、因虫积等。

3. **杨继洲** 《针灸大成·治症总要》:"问曰,此症从何而得?答曰,皆因酒色过多,内伤脏腑,血气不通,遂成蛊胀。饮食不化,痰积停滞,浑身浮肿生水,小便不利,血气不行,则四肢浮肿,胃气不足,酒色不节,则单蛊胀也。肾水俱败,水火不相济,故令双蛊。此症本难疗治,医者当详细推之。三里、三阴交、行间、内庭。"

4. **赵献可** 赵献可认为臌胀之形成多因下焦气虚,失蒸腾之功,以致脾肾阳衰,水湿内停之故。《医贯·气虚中满》:"中满者……属之气虚……气虚者,肾中之火气虚也。"

5. **龚廷贤、尤在泾** 在《万病回春》中记有一人患腹肿一块,数年而不愈,后发生腹胀者。尤在泾在其《静香楼医案》中记有:"左胁宿痞,腹渐胀

大。"龚、尤都认识到腹部肿块日久或可导致臌胀。

6. 孙一奎 孙一奎指出臌胀的致病根本原因是下元虚寒,《赤水玄珠·鼓胀说》:"由下焦原气虚寒,以致湿气壅遏于肤里膜外之间,不得发越,势必肿满。是肿满之疾,起于下元虚寒也。"

7. 李中梓 《医宗必读·水肿胀满》:"内伤脾肾,心腹胀满,旦食则不能暮食,中空无物,腹皮绷急,其象如鼓,故名鼓胀。其状与上文肤胀无异,但腹有筋起为别。肤胀属肺,鼓胀属脾。"

8. 张景岳 张景岳提出臌胀的形成与情志、劳欲、饮食、房事、饮酒、积聚、虫毒等有关。张景岳首次对"饮酒致鼓"之论进行阐述,指出嗜酒过度,损伤脾胃阳气,痰湿内生,耗损日久,酒湿化而成毒,清浊相混,蕴于中焦而成水臌。此外,张氏还明确指出"饮酒致鼓"在诸臌中为最难治之证。

《类经·鼓胀》:"鼓胀之病,本因留滞。"《景岳全书·肿胀》:"少年纵酒无节,多成水鼓。盖酒为水谷之液,血亦水谷之液,酒入中焦,必求同类,故直走血分……然血者神气也,血属阴而性和,酒者淫气也,酒属阳而性悍,凡酒入血分,血欲静而酒动之,血欲藏而酒逐之,故饮酒者身面皆赤,此人血之征,亦散血之征也。扰乱一番,而血气能无耗损者,未之有也。第年当少壮,则旋耗旋生,固无所觉,及乎血气渐衰,则所生不偿所耗,而且积伤并至,病斯见矣……其有积渐日久而成水鼓者,则尤多也。"

《景岳全书·气分诸胀论治》:"此惟不善调摄,而凡七情劳倦、饮食房闱,一有过伤,皆能戕贼脏气,以致脾土受亏,转输失职,正气不行,清浊相混,乃成此证。"

9. 徐春甫 徐春甫指出臌胀由胀满积损而成,因而胀满的发病原因亦与臌胀相关。《古今医统大全·胀满门》:"愚谓胀满只是湿热饮食,劳倦内伤,脾气积滞之所始致,是为胀满。若积损既久,脾气日亏,气凝血聚,渐著不行,由胀满而成鼓胀。""胀满病多缘七情内伤、劳倦饮食、湿热所致。"

10. 喻嘉言 喻嘉言认为臌胀可由癥瘕、积聚、痞块等他病继发而来,其病机又为气结、血瘀、水裹等。

《医门法律·胀病论》中提出:"凡有癥瘕、积块、痞块,即是胀病之根,日积月累,腹大如箕,腹大如瓮,是名单腹胀。不似水气散于皮肤、面目、四肢也。"

《医门法律·胀病论》："胀病亦不外水裹、气结、血瘀。"

11. 方隅 方隅指出,臌胀是感受山岚瘴气或虫蛇蛊毒之物,因感入腹,聚而不散所致。《医林绳墨·臌胀》："至若蛊胀之症,所受山岚障气,或虫蛇蛊毒之物,遂使大腹作胀,肚见青红之纹,皆由山岚蛊毒之气,因感入腹,聚而不散,结为腹满之症。"

12. 孙文胤 孙文胤指出臌胀的发病原因与气、食、色三种原因有关,气指各种因素所致的机体气机失调,食指饮食不洁,色指房劳失度,三种原因可由单因素、双因素或多因素互相影响,导致臌胀形成。如《丹台玉案·脾胃门》："鼓胀之作,有得于食者,有得于气者,有得于气食兼并者。有先伤于色,而后伤于食者,有先伤于食,而后伤于色者。伤于食,则食不能消,而胃气以窒;伤于气,则肝经受病,而痞塞不通。伤于气食,则肝家有余,脾家不足,以有余之肝木,克不足之脾土,则气愈结,而食愈不化,由是膨胀紧急,而病日益深矣。"也认为形成机制与脾为湿困、脾胃之气郁滞不通,脏腑内伤而成臌胀有关。《丹台玉案·脾胃门》："湿土之气郁而不发。则鼓胀、黄疸之疾成。"

13. 张璐、姜天叙、王清任 张璐进一步阐释了饮酒可资生湿热,损伤脾胃,以致脾运不健,水湿停聚而成臌胀。姜天叙认为本病的发生与劳倦内伤以致脾胃健运失常有关。王清任认为血臌因血受寒热在腹内结块(即积聚)以致瘀血凝结,积聚在内而成。

《张氏医通·诸气门上·腹满》云："嗜酒之人,病腹胀如斗,此乃湿热伤脾。胃虽受谷,脾不运输,故成痞胀。"

姜天叙《风劳臌膈四大证治·水肿肿胀》："劳倦所伤,脾胃不能运化而胀。"

14. 叶天士 《临证指南医案·肿胀》："肿胀证,大约肿本乎水,胀由乎气……外来者为有余……内发者为不足,即为阴水,若胀病之因更多,所胀之位各异,或因湿、因郁、因寒、因热、因气、因血、因痰、因积、因虫,皆可为胀;或在脏在腑、在脉络、在皮肤、在身之上下、表里皆能作胀;更或始因于寒,久郁为热,或始为热中,末传寒中,且也胀不必兼肿,而肿则必兼胀,亦有肿胀同时并至者。"

15. 沈金鳌 沈金鳌指出臌胀病根在脾,且郁怒伤肝,肝失条达,木旺克土，侵及脾胃，肝脾内伤，气机因而阻滞，血流不畅，经络壅塞，而致臌胀。《杂病源流犀烛·肿胀源流》："鼓胀病根在脾，由脾阴受伤，胃虽纳谷，脾不运化，或由怒气伤肝，渐蚀其脾，脾虚之极，故阴阳不交，清浊相混，隧道不通，郁而为热，热留为湿，湿热相生。"

16. **陈修园**　《医学从众录·胀症》："人病蛊者，脾土败坏。"

17. **王旭高**　《王旭高医案·臌胀水肿》："然余观劳损者病在精，肿胀者病在气，无论气臌、水臌、血臌，最重在肺脏。盖肺主一身治节，管领五脏六腑之气。肺气一伤，周身治节不行，于是脾失健运，肝木横逆而为气臌；肾失枢转，膀胱水道不利而为水臌；肝失疏泄，气滞血凝而为血臌。谓非皆由肺气伤残，不能化水、化血、自化之病乎？"王旭高认为臌胀的主要病变脏腑在肺，因肺气被伤而涉及肝脾肾三脏。

18.**《杂症治要秘录》**　《杂症治要秘录》总结了臌胀的致病原因和发病机制与痞满、郁恼伤肝、火盛伤阴、伤损致瘀、妇人血聚、嗜酒致湿热伤损等因素有关，基本病机为脾胃瘀滞、瘀血致胀、湿热伤脾、气机阻滞等，其脏腑关键在肝、脾胃、肾。

《杂症治要秘录·痞满》："痞满是鼓胀根，因果能详审明晰。"

《杂症治要秘录·鼓胀》："鼓胀，由于积恼伤肝，生气不出，土无风疏，水无风行。初则脾胃郁滞，失其升降，终则胃肾睽绝，闭其关门，而成坚实。若因七情气结而致者……若肝肾实热者。""因火盛阴虚，热乘血分。""有气虚不能裹血。""有血虚不能敛气。""有寒热错杂、营卫凝滞者。""有因伤损停瘀，及妇人血聚成胀。""嗜酒之人……此湿热伤损，脾虚不能统血，胃不转输。"

19.**《医学传心录》**　《医学传心录·中满臌胀者脾虚不运》："（鼓胀）皆因脾虚不能运化水谷，以致停聚而为胀也。"

第二节　近代文献研究

1. **张锡纯**　张锡纯认为气臌、水臌、血臌三者的成因皆与气与水有关，气臌与水臌的病因都为气与水郁积于腹中，而不能外透肌肉所致，导致气化失常,病变脏腑主归于脾。血臌的成因,除兼气与水外,亦可因劳力过度或是情志暴怒,导致气血失调,三焦水饮不行,而成血臌。

《医学衷中参西录·论水臌气臌治法》:"其中水臌、气臌皆有,因其所郁气与水皆积腹中,不能外透肌肉,按之亦不成凹。""至于气臌,多系脾有瘀滞所致,盖脾胃后天之主,居中央以运四旁,其中原多同血管以流通气化。若有瘀滞以阻其气化,腹中即生胀满,久则积为气臌,《内经》所谓诸湿肿满皆属脾也。"

《医学衷中参西录·论血臌治法》:"血臌之由,多因努力过甚,激动气血,或因暴怒动气,血随气升,以致血不归经,而又未即吐出泻出,遂留于脏腑,阻塞经络,周身之气化因之不通,三焦水饮因之不行,所以血臌之证初起,多兼水与气也。"

2. **丁甘仁** 从丁甘仁医案可知,其认为臌胀病因病机多与情志不遂引发脏腑功能失调有关,忧思伤脾、脾肾阳伤,阳气不布,湿浊凝聚,以及湿热凝聚、气血阻痹等有关。所伤脏腑为脾肾两脏。

《孟河丁甘仁医案·肿胀门》:"(陈左)大腹膨胀,鼓之如鼓,脐突青筋显露,形瘦色萎,脉沉细,舌无苔。良由脾肾之阳大伤,虚气散逆,阳气不到之处,即浊阴凝聚之所。""(傅左)宦途失意,忧思伤脾,运行无权,肝木来侮。浊气在上,则生膜胀,大腹胀满,自秋至冬,日益加剧。动则气逆,小溲涓滴难通,青筋显露,足肿不能步履,口燥欲饮。舌红绛,脉细数。""(林左)年近花甲,思虑伤脾,脾阳不运,湿浊凝聚,以致大腹胀满,鼓之如鼓,小溲清白,脉象沉细。""(杨左)形瘦色苍,木火体质。抑郁不遂,气阻血痹,与湿热凝聚募原。始则里热口干,继而大腹胀硬,自夏至秋,日益胀大,今已脐突,红筋显露。纳谷衰少,大便色黑,小溲短赤,舌灰黄,脉弦数。此血臌之重症也。气为血之先导,血为气之依附,气滞则血凝,气通则血行。"

3. **恽铁樵** 恽铁樵认为臌胀的发病源头与长期沉溺酒色、不洁饮食引发的寄生虫感染以及药毒有关,根在脾,系由脾阴受伤所致。对于单腹胀的病因病机,恽铁樵认为,主要原因在于腺体的变化而不在脾脏,这一观点与现代医学逐渐汇通。

《风劳鼓病论》:"蛊胀者,虫胀也。沈云:由脾胃家湿热积滞或内伤瘀血而成。盖人之腹中,虽长蛔、寸白,皆赖以消宿食,然太多即为病。况如白蛲、三尸、食肛、应声赤、九种肠痊、疳、痨、瘕等虫,为类不一,皆能使心腹痛而胀,甚则面青口涎。铁樵注:沈氏此说盖本《千金方》,然长蛔、寸白,实非人人皆有者。盖此等皆属肠中寄生,由不洁之食物而来,非赖以消宿食之天然应有品。西籍谓盲肠中有一种微菌,能助消化,是则天然应有品,然其菌非显微镜不能见。至三尸、食肛等,则与胀同为大病,而症候各异。鄙意蛊之为病,由于血毒,非积年不成,非毒药不救。迨既成胀之后,什九不治。其来源则酒色为最多,其次则为特殊之食品,如中毒之类……凡成蛊者,无论酒色,皆非一朝一夕,心沉溺甚深,然后得之。"

《风劳鼓病论》:"单腹胀……古人但言此种为脾虚真脏伤,鄙意必腺体有变化,其来源恐甚远,决非得之偶然者。"

第三节　现代文献研究

由于疾病的致病原因常非单一因素,而是多因素所致,其发病途径与机制复杂多变,更难以明确划分界限,故古人把致病因素与发病机制或途径结合起来进行分类,对临床辨证有一定指导意义。目前对于臌胀的病因病机各家论述不一,各有侧重,如感受湿热疫毒、药毒损伤、痰瘀凝结、毒瘀互结等,涉及肺、肝、脾、肾等脏腑。但综合现代相关文献研究,深入剖析其对病因病机的分析,概括起来可以认为臌胀为肝、脾、肾三脏受病,其病机为本虚、气滞、血瘀、水停四者相互影响所致,其发病间接因素主要有酒食不节、情志失调、血吸虫感染、劳欲过度等,而黄疸、积聚、痞块等失治误治为直接原因。现归纳整理如下。

一、肝、脾、肾三脏功能障碍,气血水瘀积

成冬生[①]认为本病为本虚标实之证,本虚为脾肾阳虚,标实为气滞、血瘀、水停腹中。由实致虚,因虚致实,虚实夹杂。疾病初期情绪不畅,肝失条

---

① 高风琴,杨跃青,何瑾瑜,等. 成冬生从温补脾肾入手治疗鼓胀病经验[J]. 陕西中医,2014,35(12):1671-1672.

达,情志郁结,肝气郁滞,木郁克土,脾失健运,水湿内生,血气凝聚;疾病进展,由脾及肾,气虚及阳,阳虚不能温化水湿而水停腹中。故成冬生认为肝硬化腹水前期病机重点在肝郁脾虚,水湿内停。肝病既久,不仅乘伐脾土、损及化源,而且子盗母气、下劫肾精,以致脾肾皆伤,先后天之本不固,故腹水后期病机重点在脾肾阳虚,水湿内停。脾肾阳虚,气滞、血瘀、水湿停聚腹中,三焦阻塞,气化不利,决渎无权,水湿停聚,终成臌胀。

李振华[①]认为臌胀的病因是有情志失调、饮食不节、嗜酒过度、血吸虫感染及其他病如慢性肝炎等转化而来。形成臌胀的病理,主要是肝脾肾三脏相互受病,导致气、血、水瘀积腹中而成。肝、脾、肾三脏尤以脾脏为形成臌胀腹水之枢纽。谌宁生[②]认为,臌胀由多种病因所致肝、脾、肾三脏功能受损,全身气机功能失调,导致脉络瘀阻、三焦不通、瘀血及水湿停蓄而成的全身性疾病,具有水瘀交结、正虚邪实、上虚下实、虚实夹杂等错综复杂的病因病机。

张国泰[③]认为,臌胀产生的主要原因是由于素体正气虚弱,感受外邪,或饮食不节,情志所伤,劳欲过度,以及水毒、痞块、黄疸、疟疾等疾病迁延日久,均可导致本病的发生。病理变化是肝、脾、肾功能障碍,导致气滞血瘀水湿停留而为单腹胀。在单腹胀病机中,饮食所伤多起于脾及肝,外邪或情志所伤者多起于肝及脾。水毒黄疸嗜酒者多伤肝脾,气血失调,迁延日久累及肾气,肾的气化功能受损,不能蒸化水液,而使水液停滞。

傅志泉[④]认为,肝硬化腹水的形成,其病因不外乎内、外两方面:情志失调、酒食不节、劳欲过度、黄疸积聚日久不愈为内因;感染湿热邪毒等为外因,病机为本虚标实,肝、脾、肾三脏功能损伤,即水寒、土湿、木郁为本,气滞、水停、血瘀为标。冯文忠[⑤]指出肝硬化腹水病虽由肝引起,但却能影响到全身

① 王海军,李郑生,万新兰.李振华教授治疗鼓胀的经验[J].中医学报,2013,28(12):1808-1810.
② 谌宁生.浅谈鼓胀论治之经验[J].中西医结合肝病杂志,2011,21(3):165-466.
③ 李超贤,李生雪.张国泰教授治疗肝硬化经验[J].四川中医,2012,30(7):6-7.
④ 洪彩娟,李珍.傅志泉主任医师治疗肝硬化难治性腹水经验[J].中国中医急症,2012,21(12):963-964.
⑤ 邵志林,费新应,陈炎生,等.冯文忠老中医治疗肝硬化腹水的经验[J].中医药临床杂志,2010,22(3):216-217.

脏腑功能,导致其功能紊乱,尤其是肝、脾、肾三脏气血失和,表现出虚实交杂的病证。王桂芬等[1]认为本病多由感受湿热疫毒、饮食不节、嗜酒无度、疲倦过度和精神因素等,其病机在于肝、脾、肾三脏功能失调,脾失健运,肝失疏泄调达,肾不化水,以致气血郁滞,壅结腹中,遂成腹水。

二、脾虚为根,水饮内停,气血水相因为患

欧志穗等[2]认为脾虚是导致气滞、血瘀、水停的根本因素。因脾虚则气血之生化无源,故气虚。气为血帅,气虚则血行不畅而滞留,形成瘀血。脾居中焦,司升降之职,脾虚中土不运,则清阳不升,浊阴不降,壅滞中州,肿势更增。气血水三者又相因为患,气血不行则水湿难化,反之水饮内停又进一步加重血瘀。

三、酒、劳、虫毒、湿痰致肝脾失调,久累肺肾,气血水互结

凌昌全[3]指出一般认为臌胀多由酗酒所伤,或劳伤过度,或湿痰流注、脾大、药物毒、虫毒(血吸虫)所致,或黄疸迁延未愈,肝脾失调,久而累及肺、肾,导致气、血、水互结,停聚腹中而成。凌昌全认为,从中医学角度来看肝硬化腹水的形成是由于正虚(气虚、脾虚、阴虚)、感邪(嗜肝病毒、黄曲霉素、血吸虫等),进而形成瘀毒所致;其病位在肝,但往往迁延脾胃;其病理机制主要为毒瘀互结,气机不利,血行不畅,水湿不化,聚而成水。从现代医学角度来看,肝硬化由于肝炎病毒感染、饮酒过度、饮食污染等原因导致肝脏反复的炎症和间质细胞不典型增生,肝脏逐渐发生纤维化,进而出现肝脏微循环障碍、门静脉高压、低白蛋白血症,均可形成腹水。谢晶日[4]认为情志、虫毒、酒食为臌胀的常见病因,且临床上三者往往同时为因,最易导致肝脾受累,肝主疏泄,肝气不舒,疏泄失职,气机不得畅达,则形成肝气郁结的症状。

① 王桂芳,刘少杰,李义松,等.肝硬化腹水的中医药治疗概况[J].光明中医,2011,26(2):400.

② 欧志穗,刘友章,杨汉彬.肝脾相关理论在肝硬化腹水治疗中的应用[J].时珍国医国药,2011,22(9):2272-2273.

③ 李曙光,郑国银.凌昌全治疗肝硬化腹水的经验[J].江苏中医药,2013,45(12):12-14.

④ 刘兰兰,王海强.谢晶日教授治疗肝硬化腹水的临床经验[J].云南中医中药杂志,2014,35(6):3-4.

四、药毒所致,病本在肝,毒损肝络

赵文霞[①]认为肝硬化腹水病位在肝,涉及脾肾,其发生多由机体正气虚弱,病毒侵袭,日久肝脾血瘀,脉络滞塞,肝失疏泄,横逆乘脾,脾虚则不能化生气血、输布精微以濡养脏腑,土败失于运化,斡旋无力,水湿停聚胸中,肝瘀血日久,血行不利,化而为水,清浊相混,停聚中焦,乃成臌胀,日久脾病及肾,肾失开阖,水道不利,则臌胀愈甚。

肝毒性药物的滥用亦可导致本病的发生。刘铁军[②]强调"药毒"是一个重要的因素,肝脏是人体药物代谢的主要器官之一,肝脏发生病变后,其解毒和转化功能减弱,用药过多可加重肝脏的负担。尤其是抗生素、非甾体类解热镇痛药以及肝毒性的中药制剂的滥用,可损害肝脏功能,导致肝硬化腹水的发生。特别是到了肝硬化及肝硬化失代偿期,肝脏对药物分解和转化及水液代谢的功能降低,如果此时连续输液,极易诱发腹水或使腹水加重,甚至导致上消化道呕血及肝昏迷,使原有的病情加重,这是临床常见现象,称其为肝病输液腹水综合征或水中毒症。刘铁军认为肝硬化腹水的病机核心是"毒损肝络"的发展,"毒损肝络"的基本理论基础认为毒瘀作祟、阻滞于肝络,出现络虚、毒侵,而化毒为害则是络病迁延和深化的关键所在,此时疾病处于正虚邪实、病势胶着状态。其中,"毒"是启动因子,即"肝络之损"由"邪毒"启动,最终引起"肝络之变"(一是癌变,二是坏证之变)。

五、其他病因病机

汤建光[③]认为臌胀的形成根本在于正气亏虚,主要表现在脾虚、气虚、阴虚等方面。临床上以标实证腹水为主要表现。臌胀的发生多与病毒性肝炎关系密切,湿热疫毒之邪困阻脾胃,脾失健运,气血化源不足,湿浊不运,正气不行,湿浊顽痰凝聚胶结。另一方面,热淫血分,伤阴耗血,气虚血滞,以致瘀血停留,着而不去,瘀血与痰湿凝结,阻滞血络则成痞块,进而凝缩坚硬,推之

---

① 孟胜喜.赵文霞教授治疗肝硬化腹水经验[J].中国中医急症,2009,18(9): 1465-1466.
② 王亚红,吉兴旺.刘铁军教授对肝硬化腹水病因病机的认识[J].中国医药指南,2016,14(14): 200-202.
③ 张运希,汤建光.汤建光治疗鼓胀经验[J].中国民间疗法,2015,23(8): 11-12.

不移,脉道受阻,则络脉怒张,青筋暴露。程丹丹等①指出臌胀的病因主要是湿邪,感受六淫邪气为外湿,饮食不节,脾失运化生内湿。宋成涛等②指出根据臌胀病病机特点和藏象学说"气血相依,五脏相关"的理论,臌胀病不仅与肝、脾、肾三脏相关,与肺脏的生理功能、病理变化也密切相关。臌胀病本虚、气滞、血瘀、水停四者既是病理结果,也是导致三焦壅滞、肺气不宣的病理因素。臌胀病从肝肺论治,主要是根据肺主气行水、肝升肺降的功能特点和臌胀病气血水蕴积的病机特点来确定的。

---

① 程丹丹,解新科.健脾益气法在肝硬化腹水治疗中的应用[J].实用妇科内分泌杂志(电子版),2017,4(27):72,74.

② 宋成涛,王亮,冯晶华,等.鼓胀病肝肺同治的利水增效作用[J].现代中医临床,2017,24(1):56-57,60.

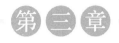

辨 证 论 治

第一节 古代文献研究

辨证论治是中医认识疾病和治疗疾病的基本依据,包括辨证和论治两个过程,通过收集的四诊资料,对患者表现的症状、体征进行综合分析,辨别发病的原因、病位、病性、病势以及归纳证候名称,属于何种证候;根据辨证的结果,确定相应的治疗手段和方法。实际过程中,辨证和论治是不可分割的两个方面。臌胀多属于本虚标实之证,临床首先应辨其虚实标本主次、辨新久缓急,标实者当辨别气、血、水的偏盛,本虚又当辨阴虚和阳虚的不同。在治疗方面,中医对臌胀的治疗方法多种多样,标实者,可根据气、血、水的偏盛,分别采用行气、活血、利水等法调治,本虚者,当根据脏腑阴阳的不同,采取健脾、滋肾、养肺、柔肝等法。古医籍中对臌胀的辨证和论治多有阐述。现将内容整理如下。

一、臌胀辨证部分的古代文献研究

(一)隋唐时期及以前

《金匮要略·水气病脉证并治》:"肝水者,其腹大,不能自转侧,胁下腹痛,小便续通;脾水者,其腹大,四肢苦重,津液不生,但苦少气,小便难;肾水者,其腹大,脐肿腰痛,不得溺,阴下湿如牛鼻上汗,其足逆冷,面反瘦。"

(二)宋金元时期

《丹溪治法心要·臌胀》:"有实、有虚。实者,按之坚而痛;虚者,按之坚不痛……朝宽暮急者,血虚;暮宽朝急者,气虚;日夜急者,气血俱虚。"

(三)明清时期

1.《景岳全书》《景岳全书·肿胀》:"凡此虽皆胀病,而治之之要则全在察其虚实。大都阳证多热,热证多实,阴证多寒,寒证多虚,先滞于内,而后及于外者多实;先肿于表,而渐及于内,或外虽胀而内不胀者多虚。小便红赤、大便秘结者多实;小便清白、大便稀溏者多虚。脉滑有力者多实,弦浮微细者多虚。形色红黄,气息粗长者多实;形容憔悴,声音短促者多虚。年青少壮,气道壅滞者多实;中衰积劳,神疲气怯者多虚。"

2.《医方考》 《医方考·鼓胀》:"鼓胀是虚中之实,宜分气、血、虫、食而治之,以朝宽暮急,能食不能食而辨之。"

3.《丹台玉案》 孙文胤将气、食、色三种不同原因导致的臌胀又按虚实辨证进行细分,同时指出臌胀病重的临床表现。《丹台玉案·鼓胀门》:"三者之中又有虚、实之分,虚者壳壳然坚而不痛,气满按之则陷而软;实者内挟宿食或瘀血邪实于内,按之不陷而硬痛……欲知其死生何以断之?曰鼓胀之病,脐满者重,脐突者死,发热者重,腹如墙壁坚硬者死。"

4.《傅青主男科》 傅青主依据臌胀病因的不同,指明气臌、血臌、水臌、虫臌四型临床表现。《傅青主男科·臌证门》:"(水鼓)此证满身皆水,按之如泥者是。""(气鼓)此证气虚作肿,似水而实非水也,但按之不如泥耳。必先从脚面上肿起,后渐肿至身上,于是头面皆肿者有之。""此证小腹痛,四肢浮肿而未甚,面色红而有白点,如虫食之状,是之谓虫臌。""辨血臌惟腹胀如臌,而四肢手足并无臌意也。"

5.《医学心悟》 《医学心悟·鼓胀》:"或问,方书有鼓胀、蛊胀之别,何也?答曰:鼓者,中空无物,有似于鼓;蛊者,中实有物,非虫即血。中空无物,填实则消,《经》所谓塞因塞用是已。中实有物,消之则平,《经》所谓坚者削之是已。然胀满有寒热、虚实、浅深、部位之不同,若不细辨,何由取效?假如尿赤,便闭,脉数有力,色紫黑,气粗厉,口渴饮冷,唇焦,舌燥,多属于热。假如尿清,便溏,脉细无力,色魄白,气短促,喜饮热汤,舌润,口和,多属于寒。又如腹胀,按之不痛,或时胀时减者,为虚;按之愈痛,腹胀不减者,为实。凡胀满,饮食如常者,其病浅;饮食减少者,其病深。且胀有部分,纵是通腹胀满,亦必有胀甚之部与病先起处,即可知属何脏腑,而用药必以之为主。东垣治胀满,不外枳术、补中二方,出入加减,寒热攻补,随症施治。予因制和中丸普送,效者甚多,有力者,当修合以济贫乏。又气虚中满,宜用白术丸,而以六君子汤佐之。中空无物,不用枳实,恐伤气也。"

6.《时方妙用》 《时方妙用·臌症》:"臌症属实者,其来必暴。有气、血、食饮、寒、热、虫之别,辨症详于心腹九种之中。惟饮气,两胁痛,有水气,或呕清水……臌病属虚者,其来必渐……外有血臌症……色萎黄,有蟹爪纹路,脉虽虚极,而步履如故,多怒善忘,口燥便秘,胸紧,胁胀,腹疼,治胀之既成,腹大如箕,遂不可救。"

7.《王旭高医案》 王旭高在治疗臌胀相关病例中记载,血臌因病久,肝气不时横逆,故症见"胸脘胁肋疼痛,呕吐酸水,大腹日满,青筋绽露。此属血臌"。瘅胀因木旺乘脾,故症见"腹胀如鼓,形瘦脉细"。单胀因饥饱不调、冷热不节及胃寒呕酸继发以致寒饮停聚、脾虚生内热,故症见"腹满如鼓、饮食不纳、时生内热、不呕"。疮臌症见:"疮疥平面浮起,渐至腹满,胸闷气塞,小便不利,肿势日甚。""脾有湿热积气,渐渐腹满足肿,纳食则胀,证成气臌。""先泄泻而后目盲。服单方,目明而渐腹满,是脾虚木横。又服草药,寒性伤中,病成臌胀。其根已久,恐难骤效。""疟止之后,腹胀足肿,湿热内归太阴,防成疟臌。"《王旭高医案·臌胀水肿》:"至单腹胀乃脾肺肾真气败坏,全属虚证。"

8.《银海指南》 《银海指南·鼓胀兼目疾论》:"鼓胀当辨明虚实寒热,然后施治,方不错误。假如溺赤便闭,脉数有力,色紫暗,气粗厉,口渴饮冷,唇焦舌燥,所谓诸腹胀大,皆属于热是也。溺清便溏,脉迟无力,色㿠白,气短促,喜饮热汤,舌润口和,所谓诸病水液,澄澈清冷,皆属于寒是也。按之不痛,时胀时减者,为虚。按之愈痛,腹胀不减者,为实。"

9.《血证论》 《血证论·血臌》:"又凡臌胀浮肿,俱要分阴证阳证。阴证脉沉涩弦紧,必有寒痰诸证……阳证脉数口渴、便短气逆等症。"

10.《医学传心录》 《医学传心录》将臌胀分为气、血、食、水四型,且四型辨治特点详细,根据证候特征判断疾病的预后。《医学传心录·中满臌胀者脾虚不运》:"中满臌胀者,四肢不肿,单腹胀也。有似乎鼓,故名臌胀。《仁斋直指》谓其症有四:曰气臌、血臌、食臌、水臌……若脐突肚大青筋或足背手掌俱平者,多为难治。女人臌胀,虽有因于气食而成者,然成于血分者居多。成于气食者,腹虽胀而经水不闭;成于血分者,经必闭也。胀满脉弦,脾制于肝。洪数为热,迟弱虚寒,浮为虚满,紧则中实。浮大可治,虚小危急。朝宽暮急者血虚;暮宽朝急者气虚;朝暮俱急者,气血俱虚也……胁痛、面黑是气臌……胁满、小腹胀痛、身上有血丝缕是血臌……嗳气作酸、饱闷腹胀是食臌……恶寒手足厥冷、泻去清水是水臌。"

二、臌胀论治部分的古代文献研究

(一) 隋唐时期及以前

1. **《黄帝内经》** 臌胀的治疗,《内经》虽只列出鸡矢醴一方,但其"洁净府""去宛陈莝""中满者泻之于内""塞因塞用"等治法,历来被后世医家视作治疗臌胀的攻补两大法则。

2. **张仲景** 张仲景在《金匮要略》中提出:"腰以下肿,当利小便;腰以上肿,当发汗乃愈。""病水腹大,小便不利,其脉沉绝者,有水,可下之。"这些是对《内经》"开鬼门""洁净府""去宛陈莝"治法的最好诠释。其用治黄疸缠绵日久所致臌胀的硝石矾石散,可谓开散瘀利水之先河。此外,张仲景用治水气病的许多方剂,诸如防己茯苓汤、防己黄芪汤、苓桂术甘汤、五苓散等,攻中有补,攻补兼施,一直为后世所效法。

3. **葛洪** 《肘后备急方·治卒大腹水病方》:"若惟腹大,下之不去,便针脐下二寸,入数分,令水出,孔合,须腹减乃止。"葛洪提出针刺放腹水治疗臌胀的方法。

4. **孙思邈** 孙思邈的观点与葛洪放腹水治疗臌胀的观点相佐,孙思邈在《备急千金要方》卷二十一中提道:"凡水病忌腹上出水,出水者月死,大忌之。"

(二) 宋金元时期

1. **窦材** 窦材认为臌胀病轻时,当采用"黄帝正法",先依次灸命关、关元以固脾气、保肾气,后服金液丹、草神丹、全真丹等方药,并配合饮食调养。《扁鹊心书·臌胀》:"服金液丹、草神丹,减后,只许吃白粥,或羊肉汁泡蒸饼食之。瘥后常服全真丹、来复丹。凡臌胀脉弦紧易治,沉细难痊(此病若带四肢肿者,温之于早尚可奏功,若单腹胀而更青筋浮露者难治。苟能看破一切,视世事如浮云,置此身于度外,方保无虞,次则慎起居,节饮食,远房帏,戒情性,重温急补,十中可救二三。先生之丹艾,用之得宜,其庶几乎)。"

2. **严用和** 严用和指出水病的治疗原则当先实脾,次温肾水。《严氏济生方·水肿门》:"治蛊以水药,治水以蛊药,非其治也。治疗之法,先实脾土,脾实则能舍水,土得其政,面色纯黄,江河通流,肾水行矣,肿满自消。次温肾水,骨髓坚固,气血乃从,极阴不能化水成冰,中焦温和,阴水泮流,然后肿满自消而形自盛,骨肉相保,巨气乃平。"

3. **危亦林** 危亦林根据病症特点选用了不同的方剂,包括嘉禾散、四柱散、厚朴橘皮煎、四炒枳壳丸、气针丸、导气丸、沉香饮、小槟榔丸等方,并设有灸法、敷法、熨法等其他治疗方法。《世医得效方·大方脉杂医科》:"嘉禾散、四柱散治脾胃虚怠,腹胀如绷鼓,气吁喘促,食后愈甚。""丁沉透隔汤治气满不食,腹中膨胀刺痛。""导气圆治诸痞塞关格不通,腹胀如鼓,大便结秘等证。又肾气、小肠气等,功效尤速。""沉香饮治腹胀气喘,坐卧不得。""小槟榔圆治脾虚腹胀,不进饮食,快气宽中。"

4. **李东垣** 李东垣用中满分消丸治热胀、中满分消汤治疗寒胀,两法虽有侧重,但都寒热并用,攻补兼施。

5. **张从正** 张从正主张用舟车丸、禹功散、浚川煎等峻下逐水,采用主攻的方法以促臌胀消退。

6. **朱丹溪** 朱丹溪反对用攻速利水取效的方法,认为臌胀的治疗应该以补脾为主,兼以养肺、疏肝、滋肾。

《格致余论·鼓胀论》:"验之治法,理宜补脾,又须养肺金以制木,使脾无贼邪之虑。滋肾水以制火,使肺得清化之令。却盐味以防助邪,断妄想以保母气,无有不安。医不察病起于虚,急于作效,炫能希赏。病者苦于胀急,喜行利药,以求一时之快。不知宽得一日半日,其肿愈甚,病邪甚矣,真气伤矣,去死不远。古方惟禹余粮丸,又名石中黄丸,又名紫金丸,制肝补脾,殊为切当,亦须随证,亦须顺时,加减用之。"

(三)明清时期

1. **戴思恭** 《秘传证治要诀·蛊胀》:"(鼓胀)未辨何证,宜用木香流气饮,或五苓散。此病多以积渐而致,或是病后脏气未复,邪气乘虚,切不可妄下。气急者,苏子降气汤;虚者,可用谷神嘉禾散,加熟附子半钱,佐以复元丹。若腹内热急,大便或秘者,宜备急丸,或木香槟榔丸,或用大黄、厚朴、陈皮、枳实,通大便上策。若因食伤而腹暴胀,见诸伤门伤食证。中毒腹胀,权宜用解毒丸,或甘豆汤。"

2. 李中梓 李中梓认为实证的治法当"直清阳明,反掌收功",虚证当"温补脾肾,渐次康复",对不大实、不大虚的情况则应以"清利见功,补中调摄",而标实本虚的情况则最为难治,无立治法。

《医宗必读·水肿胀满》:"余于此证,察其实者,直清阳明,反掌收功;苟涉虚者,温补脾肾,渐次康复。其有不大实,亦不大虚者,先以清利见功,继以补中调摄。又有标实而本虚者,泻之不可,补之无功,极为危险……在治法有理肺与理脾之殊。先喘而后胀者,治在肺;先胀而后喘者,治在脾。以上诸法,此其大略也。若夫虚实混淆,阴阳疑似,贵在临证之顷神而明之,其免于实实虚虚之害乎(四肢不肿,但腹胀者,名单腹胀,难愈)。"

3. 张景岳 张景岳明确指出,对臌胀一病,首先应辨别虚实,然后再结合不同的病因施以相应的治疗。《景岳全书·肿胀·气分诸胀论治》:"治胀当辨虚实,若察其果由饮食所停者,当专去食积;因气而致者,当专理其气;因血逆不通而致者,当专清其血;其于热者寒之,结者散之,清浊混者分利之,或升降其气,或消导其邪,是皆治实之法也。第凡病肿胀者,最多虚证,若在中年之后,及素多劳伤,或大便溏滑,或脉息弦虚,或声色憔悴,或因病后,或因攻击太过而反致胀满等证,则皆虚损之易见者也。诸如此类,使非培补元气,速救根本,则轻者必重,重者必危矣……若以虚证而妄行消伐,则百不活一矣。"对于前人攻补之争,张景岳认为:"逐水利水之剂,但察其果系实邪,则此等治法诚不可废,但必须审证之确,用当详慎也。"

4. 孙一奎 《赤水玄珠·臌胀说》:"历考三书,可见小便之不利,由下焦原气虚寒,以致湿气壅遏于肤里膜外之间,不得发越,势必肿满。是肿满之疾,起于下元虚寒也。若非温补下元,则小便何能独利……故治胀满者,先宜温补下元,使火气盛而湿气蒸发,胃中温暖,谷食易化,则满可宽矣。夫清气既升,则浊气自降,浊气降则为小便也,小便利,胀有不消乎?"孙一奎对臌胀治则治法从根本病因病机出发,因湿气内著,且下焦元气虚寒,故当温补下元以蒸发湿气,并分列治气胀、治寒胀、治热胀、治血胀、补下元、治脾虚、治胀而喘嗽等治疗方剂。

此外,《赤水玄珠·虫蛊》:"彼蛊症者,中实有物,积聚已久,湿热生虫,理或有之……顾蛊以多虫为首,于义始见。"故投下虫蛊之剂下虫消胀治疗虫臌。

5. **孙文胤** 《丹台玉案·鼓胀门》:"大法治鼓胀者,以实脾去湿,宽膨利水为主,不可过于克伐。"选用葫芦酒治疗单腹胀初起、舒中益元汤治疗气虚肿满、肚腹膨胀、朝宽暮急、肚大筋青,或实脾饮、五了十皮汤、四炒枳壳丸等治疗方剂。

6. **徐春甫** 徐春甫认为臌胀治疗原则是"理脾土养肺金",《古今医统大全·胀满门》:"夫胀满之病皆因脾失健运之常,须要补脾养肺以制肝木,俾脾无贼邪之患;滋肾以制心火,使肺气得清;兼以节饮食、戒虑念,无有不安者。古方用禹余粮丸,所以实脾制肝。若善用者以之增减,因证使之,殊为切当。"

徐春甫指出腹胀治法当察其所因,《古今医统大全·胀满门》:"若因内伤饮食厚味,大实大满气滞、脉洪大实者,宜下之。若因过服下药泻利后所致,或脾胃素弱不能运化者,皆宜补益助脾行湿。盖此时正气已衰矣,况积而胀乎,故云平治。又如血蓄血瘀而致者,当以血药治之。寒者热之,热者清之,结者散之,清浊混淆者分消之;或升降其气,或消导其邪,皆宜适事为故可也。"采用紫苏子汤、大正气散、平肝饮子、强中汤等重在调理的方剂,以及七物厚朴汤、枳壳锉散、桃溪气实丸、是斋推气丸、沉香交泰丸、消胀丸等治满攻下方剂。

7. **方隅** 方隅治疗肿胀的总原则为"肿当利水而实脾,胀宜清气以开郁",根据肿胀所感病因的不同,指出臌胀的治疗当实脾理气,采用二陈汤加减,又根据臌胀初起和久病的不同而加减用药。《医林绳墨·鼓胀》:"宜当实脾理气为要,治宜二陈汤去甘草,加厚朴、山楂、白术、香附之类。初起者加紫苏、大腹皮,久病者加沉香、当归。"而蛊胀,则当利肠胃、去恶积,采用承气汤加味治疗。《医林绳墨·鼓胀》:"至若蛊胀之症,所受山岚障气,或虫蛇蛊毒之物,遂使大腹作胀,肚见青红之纹……治当利其肠胃,去其恶积,则蛊自除而胀可平,如承气汤加黄连、甘草、雄黄、槟榔之类。"

8. **赵献可、孙一奎** 赵献可、孙一奎都认为臌胀源于下焦阳气衰微。不能蒸化脾土,脾运不健,水湿内停,故都主张治应补火。但赵献可以补中益气汤、肾气丸分治脾、肾阳虚,而孙一奎则自创状元汤,脾肾双补,中下焦同治。

9. **李梴** 由于积块常可导致臌胀,因此李梴提出治疗臌胀同时,还当软

第三章 辨证论治

坚消积。《医学入门》："治肿惟补中行湿足矣，治胀必补中行湿，兼以消积，更断盐酱、音乐、妄想，不责速效，乃可万全。"

10. 吴崑　吴崑依据气、血、虫、食分治臌胀，并指出治疗大法应遵循"实者可攻，虚者渐磨"的原则，选用七首方剂治疗本病。《医方考·鼓胀》："实者可攻，虚者渐磨可也……今考名方七首，示大法耳。或较形气、病气而攻补兼施，此在人之妙用，初不必泥也。"

大安丸：饮食伤脾，成臌胀者，此方主之。

导气丸：诸腹胀大，痞塞不通，大便虚秘，此方主之。

大黄䗪虫丸：腹胀有形块，按之而痛不移，口不恶食，小便自利，大便黑色，面黄肌错者，血证谛也，此丸与之。

鸡矢醴散：此方治血蛊良。

香枣丸：诸臌胀内热者，此方主之。

大戟枣子：此攻水证臌胀之方也。

六君子汤：脾虚臌胀，手足倦息，短气溏泄者，此方主之。

11. 傅青主　傅青主对于臌胀的治疗主张先以攻逐破其坚，继而以利水渗湿法疏导去其势，终用调补胃气补正复元，法度分明，井然有序。于水臌则采用决流汤急攻利水，复改五苓散，再以六君子汤补脾；于气臌则采用健脾行气滞中加引水之品，不可以治水臌之法治气臌，法度分明；于虫臌则采用消虫神奇丹去虫消臌，并以六君子汤去甘草善后；于血臌治法，傅青主指出，因血臌之因非水非气，固不可以水臌或气臌之法治疗，而当以逐瘀法攻逐，复以补血补元气而利水，方可痊愈，采用逐瘀汤及四物汤先后调治。

《傅青主男科·臌证门》："（水鼓）方用决流汤，断勿与三剂，与三剂反杀之矣。二剂之后，须改五苓散，调理二剂；再用六君子汤补脾可矣。忌食盐，犯之则不救矣。""（气鼓）宜于健脾行气之中加引水之品。若以治水臌治之，是速之死也。方用白术、茯苓、薏仁各一两，甘草、肉桂各一分，枳壳五分，人参、神曲、车前子、萝卜子各一钱，山药五钱，水煎服。初服若觉有碍，久之自有大功，三十剂而愈矣。亦忌食盐、秋石。""（虫鼓）方用消虫神奇丹……一剂下虫无数，二剂虫尽臌消，不必三剂。但病好必用六君子汤去甘草调理。""方用逐瘀汤……一剂血尽而愈，切勿与二剂，当改四物汤调理，于补血内加白术、茯苓、人参、补元气而利水，自然全愈，否则恐成干血之证。"

12. 喻嘉言 喻嘉言认为治臌胀绝不能滥施耗气散气之品,以免再伤正气而犯虚虚之戒。《医门法律·律七条》:"凡治胀病,而用耗气散气,泻肺泻膀胱诸药者,杀人之事也。治病之药,贵得其宜,病有气结而不散者,当散其结;甚有除下荡涤,而其气之结仍未遽散者,渐积使然也。今胀病乃气散而不收,更散其气,岂欲直裂其腹乎?收之不能遽收,亦渐积使然,缓缓图成可也。"《寓意草》中亦载:"若只单单腹肿,则为难治。""实因脾气之衰微所致,而泻脾之药尚敢漫用乎。""后人不察,概从攻泻者何耶?""其始非不遽消,其后攻之不消矣,其后再攻之如铁石矣。不知者见之,方谓何物邪气,若此之盛。自明者观之,不过为猛药所攻,即以此身之元气,转与此身为难者,实有如驱良民为寇之比……明乎此,则有培养一法,补益元气是也;则有招纳一法,升举阳气是也;则有解散一法,开鬼门,洁净府是也。"他认为臌胀的形成乃因阳衰阴盛,"阴气不散"以致"水裹、气结、血凝",故治疗应用辛热之品,以消水之裹,以散气之结,以解血之凝。其所列治胀诸方,如人参丸、人参芎归汤、小温中丸、强中汤等,均为辛温之品。

13. 陈士铎 陈士铎认为治疗气臌、血臌、食臌、虫臌应关注小便和胃口情况,主张采用消臌至神汤治疗,若采用此方后出现虚甚,可拟回春健脾丹恢复人体正气。《石室秘录·远治法》:"臌胀经年而不死者,必非水臌……今二三年不死,非水臌,乃气臌、血臌、食臌、虫臌也。但得小便利而胃口开者,俱可治。""臌胀之症,年久不死,原是可救,所以用下药以成功,非土郁之中固有水积,若果水症,早早死矣,安能三年之未死也。然而,虽非水症,而水必有壅阻之病。方中仍用茯苓为君,以雷丸、大黄为佐,不治水而仍治水,所以奏功如神也。"

14. 吴谦 吴谦融前人攻补之说于一体,提出了攻补兼施治法。《医宗金鉴》也提出:"欲投诸攻下之药,而又难堪,然不攻之终无法也,须行九补一攻之法。是用补养之药九日,俟其有可攻之机,而一日用泻下之药攻之……其后或补七日、攻一日,补五日、攻一日,补三日、攻一日,缓缓求之,以愈为度。"

15. 叶天士 《临证指南医案·肿胀》:"案中诸症,有湿在下者,用分利;有湿在上中下者,用分消;有湿而著里者,用五苓散通达膀胱;有湿郁热兼者,用半夏泻心法,苦辛通降;有湿热气郁积者,用鸡金散加减,消利并行;有气血郁积，夹湿热之邪，久留而不散者，用小温中丸，清理相火，健运中州；有湿热与水寒之气交横，气喘尿少，通身肿胀者，用禹余粮丸，崇土制水，暖下泄浊；有寒湿在乎气分，则用姜附；有寒湿入于血分，则用桂附；有湿上甚为热，则用麻杏膏苡等味，清肃上焦之气；有湿下著为痹，则用加味活络等剂，宣通下焦之郁；有藉乎薤白、瓜蒌者，滑润气机之痹结于腹胁也；有藉乎制黄、归尾者，搜逐血沫之凝涩于经隧也；有藉乎玉壶、控涎、神保、神芎者，视其或轻或重之痰饮水积而驱之也，此皆未损夫脏气，而第在腑之上下，膜之表里者也。若有胃阳虚者，参苓必进；脾阳衰者，术附必投；更有伤及乎肾者，则又需加减八味济生等丸矣。其他如养阳明之大半夏汤，疏厥阴之逍遥散，盖由证之牵连而及，是又案中法外之法也已。"

16. 何梦瑶 《医碥·肿胀》："气实作胀，宜厚朴等以破滞。"

《医碥·肿胀》："气虚中满，宜补气加芍药等以收其散涣。""更分寒热：虚而寒者，寒胀中满分消汤；虚而热者，热胀中满分消丸。"

《医碥·肿胀》："七情胀，五膈宽中散、木香流气饮、沉香降气汤。并见气。大怒而胀，分心气饮。忧思过度而胀，紫苏子汤。大病后浮肿，白术三钱，参、芪各一钱半，白茯二钱，陈皮、半夏曲、白芍、木香各一钱，炙草、大腹皮各五分，姜、枣煎。"

《医碥·肿胀》："久泻后胀者，六君子。加白蔻、苏梗、当归，服后胀益甚，勿疑，久自效。"

《医碥·肿胀》："因气而成水肿，分气香苏饮。"

《医碥·肿胀》："老人虚寒胀，厚朴、炮附、木香。"

《医碥·肿胀》："因饮食所伤者气必滞，胸满嗳气，消导宽中汤。失饥伤饱，痞闷停酸，早食暮不能食，早晨阳气长，谷易消；暮则阳气微，谷难化也。大异香散。"

《医碥·肿胀》："蓄血作胀，腹皮上见青紫筋，脉芤涩，妇人多有此，先以桃仁承气汤，势重者抵当汤下之，或代抵当丸。虚人不可下者，且以当归活血散调治。血胀多有烦躁，漱水不咽，迷忘如狂，痛闷喘急，大便黑，小便利，虚汗气为血郁，热蒸成汗。厥逆等证，人参归芎汤。痰能滞气，勿谓不能作胀，故古人治气为痰郁作胀，加味枳术汤。"

《医碥·肿胀》："气、水、血三者病常相因，有先病气滞而后血结者，如妇人先病气郁，后致月经不行者是也。有病血结而后气滞者，如妇人先病月经不通，致气滞胀满是也。有先病水肿而血随败者,水积日久,渗透经络,灌入隧道,血亦化水。有先病血结而水随蓄者,血结则气滞,而热蒸成水,妇人月经不利,化水肿胀,皮肉赤纹,椒仁丸、人参大黄汤。须求其本而治之。"

《医碥·肿胀》:"积聚相攻疼胀,初用七气消聚散,日久弱者参术健脾汤,少佐消导药。"

《医碥·肿胀》:"虫聚作胀,治法详虫门。以上论气胀。食血痰虫积聚,虽非因气滞使然,亦必因此滞气,并以理气为主,故皆属之气也。"

《医碥·肿胀》:"手足不肿,独腹胀,谓之单腹胀,俗名蜘蛛蛊,难治。以病全聚于脏腑,不分散于四肢也。实者厚朴散,虚者调中健脾丸。"

17. **张璐** 《张氏医通·鼓胀》:"小便短涩,其病胶固,难以治疗,用半补半泻之法,健脾顺水宽中为主,不可过用猛烈,反伤脾胃,病再复胀,不可治也,宜分消汤、分消丸,随寒热虚实加减治之。胀满得之未久,或胀或消,腹皮稍软,不泄不喘,随治随愈,若脐心凸起,利后胀复急,久病羸乏,喘急不得安者,名曰脾肾俱败,无有愈期;至咳嗽失音,青筋横绊腹上,及爪甲青,卒肿,头面苍黑,呕吐头重,上喘下泄者,皆不治。蓄血成胀,腹上青紫筋见,或手足有红缕赤痕,小水利,大便黑,《金匮》下瘀血汤。不应,抵当丸去水蛭,加槄鸡作丸,空腹日进梧子大三丸,血下止后服,轻则散血消胀汤。"

18. **《医林改错》** 王清任《医林改错》认为本病当采用活血化瘀法治疗,运用下瘀血汤与膈下逐瘀汤交替服用治疗血臌。

19. **《医醇賸义》** 费伯雄根据臌胀病症表现,指出因肝盛脾虚之故,其治疗当扶土抑木、兼化阴邪,采用自制扶抑归化汤治疗。《医醇賸义》:"盖黄为脾之本色,苍则木气胜而见于脾,腹起青筋,则肝邪炽盛,而脾土败坏,症势甚危。当扶土抑木,兼化阴邪,扶抑归化汤主之。"

20. **《医学传心录》** 《医学传心录》指出,臌胀的治法宜顺气、和血、宽中、利水,以分消汤治,又根据患者体质的不同,拟肥人腹胀用胃苓汤,瘦人腹胀用薷苓汤。《医学传心录·中满臌胀者脾虚不运》:"中满臌胀者,四肢不肿,单腹胀也……治宜顺气、和血、宽中、利水,各有攸当,切不可用猛烈之药,致伤脾胃……予治肥人腹胀用胃苓汤,瘦人腹胀用薷苓汤,二方甚捷。"

21. **《杂症治要秘录》** 《杂症治要秘录》指出臌胀的治疗应根据病因病机的不同,拟采不同方药治疗,其载:"若因七情气结而致者,指迷七气汤(莪术、香附、青皮、藿香、陈皮、桔梗、半夏、官桂、炙草、益智、生姜、大枣）。若肝肾实热者,当归龙荟丸(见汤头)。因火盛阴虚,热乘血分,腹胀坚实,泄赤便秘,夜热,脉数实而细小者,四物汤加宣胡、二连、芦荟(俱用研制)。有气虚不能裹血,则为血胀。大便时溏时结,溏则胀减,结则胀加,甚则小便如泔,脉缓大而滞,气口益甚。勿用辛温耗气,四君子汤去术,加归身、赤芍、木香、泽泻。有血虚不能敛气,则为气胀。烦热便燥,溺黄数,脉浮数而弦,人迎尤甚。勿用苦寒伤胃,四物汤去地,加芪、草、肉桂、煨姜。有寒热错杂、营卫凝滞者,腹硬如盘,不能坐卧,二便涩滞,上气喘促,面色萎黄,通身虚肿,分消汤(川乌、炮姜、吴萸、厚朴、草蔻、木香、半夏、黄连、黄柏、人参、茯苓、泽泻、生姜)。有因伤损停瘀,及妇人血聚成胀,腹上青紫筋,按之则痛,脉来弦涩,代抵挡丸。嗜酒之人,腹如大斗,大小便有血,服利药转加脉数而涩,此湿热伤损,脾虚不能统血,胃不转输,四物汤去芎,加黄连、枳实、阿胶、乌梅、炮姜、半夏、茯苓、砂仁。若妄利,湿热必逆,上喘急而死。"

第二节　近代文献研究

近代医家继承并发扬前人辨证论治臌胀的精粹,结合自身的临床实践,对臌胀的辨证与论治进行探讨和研究,出现了不少有关本病的医学内容和医学专著,如张锡纯《医学衷中参西录》、恽铁樵《风劳鼓病论》、许半龙《内科概要》等。

一、辨证

1.《医学衷中参西录》　《医学衷中参西录·论水臌气臌治法》:"愚临证品验以来,知凡水证,以手按其肿出成凹,皆不能随手而起。至气臌,以手重按成凹,则必随手而起。惟单腹胀病,其中水臌、气臌皆有……按之亦不成凹。"张锡纯指出臌胀应当辨别是气臌还是水臌,除指诊查验皮肤凹陷恢复的速度外,还可根据其他症状进行鉴别:"然水臌必然小便短少,气臌必觉肝胃气滞。"此外,对于血臌的辨证,《医学衷中参西录·论血臌治法》:"诚以此证之肿胀形状,与水臌、气臌几无以辨,所可辨者,其周身之回血管紫纹外现耳……周身之血管皆为瘀血充塞,其回血管肤浅易见,遂呈紫色,且由呈紫色之处,而细纹旁达,初则两三处,浸至遍身皆是紫纹。"

2.《内科概要》 许半龙指出臌胀分气臌与水臌两型。《内科概要》:"(水鼓)腹部胀大,外皮绷急而薄,皮色苍黄而泽,且不能暮食,舌苔白腻……(气鼓)腹大,皮色不变而厚,壅壅然不泽,按之窅然而不起,喘促烦闷,脉弦紧。"

3.《风劳鼓病论》 恽铁樵指出臌胀首当辨胀与肿、肿胀的虚实及水肿与五脏的关系,《风劳鼓病论》:"胀与肿不同,即胀亦种种不同,病既不同,治法自异。"其援引《诊余集》:"胀病当先分脏胀、腑胀,虚胀实胀,有水无水等因。"

二、论治

1.《医学衷中参西录》 《医学衷中参西录·论水臌气臌治法》:"愚治此证,对于脉之有力者,亦恒先发其汗,曾拟有表里分消汤。"张锡纯治疗本病气臌、水臌之证,实则主张分而治之:"若脾胃虚损,不能运化水饮者,宜治以健脾降胃之品,而以利小便之药佐之。"于水臌证,张锡纯指出:"未有小便通利而成者。是以治此证者,当以利小便为要。"于气臌,张锡纯认为此证多为脾有瘀滞所致,瘀滞而阻气化,因而腹生胀满,久则积为气臌,故拟鸡胵汤(生鸡内金、白术、生杭芍各四钱,柴胡、陈皮各钱半,生姜三钱)化瘀健脾、利水通络。治疗水臌、气臌并病,兼治单腹胀,则采用鸡胵茅根汤(生鸡内金、白术、鲜茅根)以化瘀健脾、利水理气。

2.《内科概要》 许半龙指出本病的治疗原则为"利气"与"导水",分别采用沉香降气散及廓清饮。《内科概要》:"(水鼓)腹部胀大,外皮绷急而薄,皮色苍黄而泽,且不能暮食,舌苔白腻,廓清饮主之……(气鼓)腹大,皮色不变而厚,壅壅然不泽,按之窅然而不起,喘促烦闷,脉弦紧,沉香降气散主之。气属无形,水属有形。有形宜导,无形当利,此治法之大概也。"

3.《风劳鼓病论》 单腹胀的治法亦可采用水肿的治法,开鬼门、洁净府,即采用发汗和利小便的方法,水去肿退后,又当健脾理气,使脾气健运。此外,恽铁樵就人体自然排水的方法与人工放腹水方法进行了比较。

《风劳鼓病论》:"水肿治法……为《内经》开鬼门、洁净府。鬼门,即玄府,亦即汗腺。净府谓膀胱。开鬼门即发汗,洁净府即利小便也。然二者之用,亦有标准。盖肿在身半以上者当发汗,肿在身半以下者当利小便,上下分消,使阴阳平治,水气可去,且此法贤于西医之放水。盖放水之后,其肿暂消,旋即复作。开鬼门、洁净府,则肿消而不复作。所以然之故,放水是完全人为的,开鬼门、洁净府,却是体工之自然而加以补助的,此即顺自然与反自然之辨……水去肿退,则当健脾理气,使脾气实而健运,则水自行而体自健。如其不效,则当通大便。大抵水肿多由肝盛脾约,肝盛则多怒,气上升而不降,脾约燥湿不能互化,则大便不通。脉坚实任按者,可以攻下。"

第三节 现代文献研究

一、臌胀的现代辨证分型研究

(一) 臌胀中医辨证分型资料统计

辨证论治是中医诊疗的基础,而证候是辨证论治的核心。由于临床各医家在诊疗过程中的体会和经验不同,对本病的辨证分型亦有着不同的见解。对臌胀近 10 年的中医相关文献调查,排除综述性文献、动物实验性文献、相关证型无具体例数文献等,筛选出符合臌胀辨证论治文献 41 篇,包含个人经验性文献 28 篇、辨证分型文献 2 篇、论治文献 11 篇。28 篇个人经验性文献,从脏腑辨证分析,各证型与肝、脾、肾、肺、三焦相关,与肝、脾相关的证型最多,从气血津液辨证分析,又以气滞、水湿为主。其中 2 篇辨证分型的文献:李金霞等[①]将臌胀分为发病急性期、迁延期及后期,发病急性期水热互结或寒湿内阻,迁延期水结瘀阻,后期脾肾阳虚水停。高凤琴等[②]采用文献信息中心检索,利用中国医院数字图书馆,通过系统的检索,共检出 1995 年 1 月至 2005 年 12 月的中医臌胀病(病毒性肝炎肝硬化肝功能失代偿期)相关文献 3 018 篇,选择符合中医臌胀文献入选标准的中医辨证论治文章 1 604 篇,

---

① 李金霞,许继文,曹洪欣.鼓胀的分期辨治[J].中医杂志,2017,58(16):1421-1422.
② 高凤琴,杨跃青,何瑾瑜,等.鼓胀病的中医证候文献研究[J].陕西中医,2012,(3):307-310.

证候研究从记载臌胀病的证型、症状及治疗方药的1126篇文献中,分析得出臌胀常出现的症状和体征有19个,症状依次为腹大胀满、尿少、倦怠乏力、纳食减少、便溏或便秘、口干、畏寒肢冷、两胁疼痛、恶心呕吐、齿衄鼻衄等,体征依次为黄疸、肝掌、下肢水肿、蜘蛛痣、腹壁静脉曲张、男性乳房发育等。其中最常出现的症状和体征有7个,即腹大胀满、尿少、倦怠乏力、纳食减少、腹水、脾脏肿大及肝病面容,这7个症或征的组合发生率达到90.39%,证候频次依次为脾虚湿阻型、寒湿困脾型、脾肾阳虚型、湿热蕴结型、肝肾阴虚型、肝脾血瘀型、气阴两虚型、阴虚湿热型及其他证型。

(二)专著、指南方面

1987年沈金鳌等编写的专著《鼓胀》指出,臌胀的辨证当辨初、中、重的证候,辨气臌、血臌、水臌,辨发病的缓急,辨虚实,辨虚实转化,辨腹胀大等,书中将臌胀分为气滞湿阻型、寒湿困脾型、湿热蕴结型、肝脾血瘀型、脾肾阳虚型、脾脏水困型、肝肾阴虚型7个证型。21世纪前,从《中医内科学》臌胀专篇的内容(表3-1)可以见到,臌胀的辨证分型主要为虚实辨证和分期辨证。

表3-1 《中医内科学》臌胀专篇辨证内容

序号	出版时间(年)	主编者	证型分类
1	1973	上海中医学院	实胀:气滞湿阻、热郁血瘀 虚胀:脾肾阳虚、肝肾阴虚
2	1976	山东中医学院中医内科教研室	气滞湿阻、湿热蕴结、寒湿困脾、气滞血瘀(肝脾血瘀)、阴虚湿阻
3	1977	黑龙江中医学院内科教研组、黑龙江中医学院西学中班	实胀:气滞湿停、湿热蕴结、肝脾血瘀 虚胀:脾肾阳虚、肝肾阴虚
4	1978	江西中医学院函授部	实胀:气滞湿阻、热郁血瘀 虚胀:脾肾阳虚、肝肾阴虚
5	1978	成都中医学院《中医内科学》编写组	① 初胀期 ② 腹水期:气滞水停、水热郁遏、血瘀水蓄 ③ 重症处理:出血、昏迷、气阴两竭 ④ 后期处理:肝脾阴虚、脾肾阳虚

续　表

序号	出版时间(年)	主　编　者	证　型　分　类
6	1978	山东中医学院中医内科教研室	实胀：气滞湿阻、热郁血瘀 虚胀：脾肾阳虚、肝肾阴虚
7	1980	全国高等卫生学校试用教材《中医内科学》编写组	实胀：气滞湿阻、寒湿困脾、湿热蕴结、肝脾血瘀 虚胀：脾肾阳虚、肝肾阴虚
8	1985	张伯臾	气滞湿阻、寒湿困脾、湿热蕴结、肝脾血瘀、脾肾阳虚、肝肾阴虚
9	1987	辽宁中医学院、北京中医学院等	气滞湿阻证、寒湿困脾证、湿热蕴结证、肝脾血瘀证、脾肾阳虚证、肝肾阴虚证
10	1988	周仲瑛	气滞湿阻、寒湿困脾、湿热蕴结、肝脾血瘀、脾肾阳虚、肝肾阴虚
11	1989	张发荣	气郁湿阻、寒湿困脾、湿热蕴结、肝脾血瘀、脾肾阳虚、肝肾阴虚
12	1995	张发荣	实胀：气滞湿阻、寒湿困脾、湿热蕴结、肝脾血瘀 虚胀：脾肾阳虚、肝肾阴虚
13	1991	王再谟修；彭履祥等编著	① 初胀期 ② 腹水期：气滞水停、水热郁遏、血瘀水蓄 ③ 重症处理：出血、昏迷(热痰蒙蔽心包、风火扰乱心神)、气阴两竭 ④ 后期处理：肝脾阴虚、脾肾阳虚
14	1993	周次清	气滞湿阻、寒湿困脾、湿热蕴结、肝脾血瘀、脾肾阳虚、肝肾阴虚
15	1996	曾君望	气滞湿阻证、寒湿困脾证、寒湿困脾证、肝脾血瘀证、脾肾阳虚证、肝肾阴虚证
16	1997	王永炎	气滞湿阻、寒湿困脾、温热蕴结、肝脾血瘀、脾肾阳虚、肝肾阴虚、鼓胀出血、鼓胀神昏

2018 年第三版《中医内科学》①根据臌胀病程和正邪关系，将臌胀分为初期、中期、晚期，早期为气滞湿阻证，中期分水湿困脾证、水热蕴结证、瘀结水留证，晚期分阳虚水盛证、阴虚水停证，以及臌胀变证之臌胀出血、臌胀神昏。

---

① 余小萍，方祝元. 中医内科学[M]. 3 版. 上海：上海科学技术出版社，2018.

我国对中医辨证分型的研究经历了几十年的探讨与修订，2008 年中华中医药学会颁布的《中医内科常见病诊疗指南·中医病证部分》[①]、2011 年车念聪《鼓胀诊疗指南》[②]及 2015 年由中华中医药学会、中国标准化协会中医药标准化分会、中国中医科学院中医药标准研究中心组织编写的《中医临床诊疗指南释义·肝胆病分册》[③]均将臌胀分为气滞湿阻证、寒湿困脾证、湿热蕴结证、肝脾血瘀证、脾肾阳虚证、肝肾阴虚证 6 个证型。

二、臌胀的现代治疗研究

（一）臌胀的治疗原则

臌胀为本虚标实之证，大多属慢性病，故在治疗上很难速效，对本病的治疗，当细分虚实缓急，标实者应根据气滞、血瘀、水停的偏盛，分别采用行气、活血、化瘀、利水或逐水之法；本虚者当辨脏腑虚实的不同，分别采用健脾养肝、温肾滋阴等法。在临床上，本病往往虚实互见，错综复杂，当根据具体情况采用攻补先后或攻补兼施等治疗原则。

（二）现代名老中医治疗臌胀的经验文献研究

1. **李克绍**　李克绍认为臌胀的治疗，本虚只能缓图，标实则必须急治。对于臌胀出现腹水的治疗，当消水治标，保肝治本。消水之法，淡渗之剂已不起作用，而攻劫之品，如遂、戟、芫花之类，虽有消水之效，但走泄真气，施于肝功能将竭之际，嫌有虚虚之弊，所以常是初用稍效，继续攻劫则效果不显，最后还是归于不治。至于保肝治本，必须温之养之，疏之导之，所以药物务求和平，目的是希望肝脏已硬部分能有所改善，至少是保好其未硬部分。李克绍曾用腐泔猪胆方治愈数人，有的腹水消后数年未曾复发。其方如下：鲜苦猪胆一个，豆腐浆一大碗。将豆腐浆加热后，搅入猪胆汁饮之。此方有行宿水

①　中华中医药学会发布.中医内科常见病诊疗指南·中医病证部分[M].北京：中国中医药出版社,2008.
②　车念聪.鼓胀诊疗指南[J].中国中医药现代远程教育,2011,9(16)：120－121.
③　刘平主编：中华中医药学会,中国标准化协会中医药标准化分会,中国中医科学院中医药标准研究中心组织编写.中医临床诊疗指南释义·肝胆病分册[M].北京：中国中医药出版社,2015.

之功,而无攻劫之弊。

但腹水消后,并不等于痊愈,还必须考虑治本善后。治本必须养肝,兼以活血化瘀。李克绍认为:养肝不用峻补,而用酸温之品,如乌梅、木瓜等;疏肝不用柴胡而用生麦芽,这是因为生麦芽具有甲木生发之气,且有消积化坚的作用;化瘀不用桃红而用生山楂,因为山楂味酸养肝,化瘀而不峻。上述养肝、疏肝、化瘀之中,还必须佐以和胃,盖因肝病必及土故也。以白扁豆、玉竹和胃,不用苍术、白术理脾,以肝喜柔而畏劫故也。此方药量不宜过重,但要多服,因药性和平,故可久服而无弊。

2. **关幼波**　关幼波认为,本病有痰血瘀阻、腹水等邪实的一面,又有肝脾肾虚损、气血大亏的一面。虚中夹实,实中夹虚,虚实夹杂。其正虚为本,邪实为标。因此,在治疗上以扶正为本,逐水为标,以扶正为常法,逐水为权变。水的代谢,因"其源在脾",故要在中焦上下功夫。气为血帅,气旺血生,气帅血行,恶血久蓄,正气大伤,血失其帅,焉能自行?如不补气扶正,健脾化痰,而单纯寄于活血利水药物,则会往返徒劳,难以收效。活血首先要照顾到气,治气要考虑到血,气血不能分割,故当先以补气养血,健脾化痰,而以平和之品行血利水,再加以软坚柔肝之味就比较全面。治疗中切忌以"舟车丸"等逐水之法,扬汤止沸,徒伤其正,勿以三棱、莪术、水蛭、虻虫等破瘀攻伐之品,落井下石,雪上加霜。

关幼波治疗肝硬化腹水的基本方药:生黄芪 50 g,当归 10 g,白术 10 g,茵陈 30 g,杏仁 10 g,橘红 10 g,茯苓 30 g,赤芍 15 g,白芍 15 g,泽兰 20 g,香附 10 g,藕节 10 g,车前子 15 g,木瓜 10 g,厚朴 15 g,生姜 3 g,大腹皮 10 g,丹参 15 g。

若湿热仍炽,伴有黄疸者,应先治其标,方中去生芪,易茵陈为君,再伍以草河车、蒲公英、小蓟、板蓝根等清热解毒之品。若脾肾阳虚明显者,酌加肉桂、桂枝、干姜、附片等通阳利水之品。齿鼻衄血者,加白茅根、血余炭、槐花炭;吐血便血气短汗出者,可加西洋参、阿胶、三七粉等。肝脾肿大者,可选用生牡蛎、炙鳖甲、鸡内金。慎用三棱、莪术、水蛭、虻虫之品,虑其破血伤正,促使肝脏病变进一步恶化,且有消化道出血之虞。蛋白倒置者,加用鹿角胶、龟板胶、河车大造丸等血肉有情之品。

经治疗腹水顺利消退后,因病久肝肾俱损,应取中下焦之法,滋补肝肾,健脾和胃,调理气血,以巩固疗效。如残毒余热未净者,仍可用清热解毒之品,以除后患。如病情迅猛发展,腹水黄疸加重,伴有早期神志改变,应考虑到肝昏迷的发生,可参见重症肝炎辨证施治。

3. 邓铁涛　邓铁涛认为臌胀为难治之证,但难治中亦有能治愈者。若身体未至大虚,可用攻逐之法。其法用等量之甘草煎浓汁,浸泡已打碎之甘遂,浸三日三夜,去甘草汁,将甘遂晒干为细末。每服 1～2 g,可先从 1 g 开始,用肠溶胶囊装粉,于清晨用米粥送服,1 日之内泻下数次至十数次,可泻水几千毫升。本病多虚实夹杂之证,翌日即用健脾益气之剂补之,但用补气健脾之药往往又再泻下。邓铁涛指出,维护肝阴很重要,即使出现黄疸,不能过用茵陈蒿等利湿之剂,而人参或党参或健脾之剂是比较好的护肝之药,养阴之药不宜过于滋腻,以龟甲、鳖甲、石斛之类为佳。臌胀的治疗需反复攻补,耐心治疗,间有可愈者。

若属脾阳虚之臌胀,以健脾行气,兼养肝肾,小便日多而腹水消退,即不必攻逐。对于消腹水,邓铁涛认为逐水优于利尿,利尿多伤阴,损害肝肾之阴,容易引发肝昏迷或大出血。土塞木郁,攻逐运化,攻补兼施,肝阴不伤,脾得健运,腹水不再起,则以健脾养肝肾,稍加活血之品,可望带病延年,少数或可治愈。臌胀往往兼见夹瘀之证,臌胀之所以有瘀,是由于脾不健运、肝气郁结所致,故使脾得健运、肝得疏泄,瘀证便除,邓铁涛对此证的治疗喜用茜根或三七,三七宜煎服,不宜用生三七末冲服,取其温和之义。活血化瘀药过峻、过多、过重,对肝脾之藏血与统血不利,容易大出血,当谨慎使用。

臌
胀

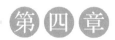

特 色 方 药

第一节 古代文献研究

臌胀的方药治疗在《内经》时期就有用鸡矢醴的记载，《素问·腹中论》："治之以鸡矢醴，一剂知，二剂已。"张仲景用治水气病的许多方剂采用了攻补兼施之法，一直为后世效法。臌胀临床表现复杂，肝脾肾脏腑失调有先后之别，气血水病变有侧重之分，更兼寒热虚实之不同，在不同的历史背景下，具体应用时，历代医家在探讨臌胀病因病机的基础上，逐渐形成了完善的辨证理论和理法方药，现根据臌胀历代发展源流，将部分臌胀常用方药摘录如下。

一、方剂

（一）隋唐时期及以前

1. **鸡矢醴**《素问·腹中论》·······

【组成】羖鸡矢八合(研，炒焦)，无灰酒三碗。

【主治】鼓胀。

【制备方法及用法用量】鸡矢宜雄鸡者，在腊月预收，用时取干鸡矢半斤，袋盛，以酒醅一斗，渍七日，温服三杯，日三。或研为末，酒下二钱。共煎干至半许，用布滤取汁，五更热饮，则腹鸣，辰巳时行二三次，皆黑水也。次日觉足面渐有皱纹，又饮一次，则渐皱至膝上，而病愈矣。

【各家论述】《灵素节注类编·诸胀脉证》：鸡矢白善消宿积，鸡为肝之畜，故又能疏肝，用沸酒渥之，澄清而饮，名鸡矢醴，取其酒气行表助阳，其腑无实积，故不用攻夺之药。

2. **治膀胱石水，四肢瘦，腹肿方**《备急千金要方》卷二十一 ·······

【组成】桑白皮、榖白皮、泽漆叶各三升，大豆五升，防己、射干、白术各四两。

【主治】膀胱石水,四肢瘦,腹肿。

【制备方法及用法用量】上七味,㕮咀,以水一斗五升,煮取六升,去滓,内好酒三升,更煮取五升,每日二服,夜一服,余者明日更服(《集验》无泽漆、防己、射干,只四味)。

3. 治大腹水肿,气息不通,命在旦夕者方《备急千金要方》卷二十一)

【组成】牛黄二分,昆布、海藻各十分,牵牛子、桂心各八分,葶苈子六分,椒目三分。

【主治】大腹水肿,气息不通,命在旦夕者。

【制备方法及用法用量】上七味,末之,别捣葶苈如膏,合和丸之如梧子,饮十丸,日二,稍加,小便利为度,大良。

4. 水肿方(《备急千金要方》卷二十一) ·········

【组成】丹参、鬼箭羽、白术、独活各五两,秦艽、猪苓各三两,知母、海藻、茯苓、桂心各二两。

【主治】患水肿,腹大,四肢细,腹坚如石,小劳苦足胫肿,小饮食便气急,此终身疾,不可强治,徒服利下药,极而不瘥,宜服此药,将以微除风湿,利小便,消水谷,岁久服之乃可得力耳,瘥后可长服之方。

【制备方法及用法用量】上十味,㕮咀,以酒三斗,浸五日,服五合,日三,任性量力渐加之。

5. 治久水,腹肚如大鼓者方(《备急千金要方》卷二十一) ·········

【组成】乌豆一斗。

【主治】久水,腹肚如大鼓者。

【制备方法及用法用量】熬令香,勿令大熟,去皮,为细末,筛下,饧粥皆得服之,初服一合,稍加之。若服初多后即嫌臭,服尽则更造,取瘥止,不得食肥腻,渴则饮羹汁。

【饮食禁忌】慎酒、肉、猪、鸡、鱼、生冷、酢滑、房室,得食浆粥、牛羊兔鹿肉。此据大饥渴得食之,可忍亦勿食也。其所禁之食,常须少啖,莫恣意咸物诸杂食等。

注:此病难治,虽诸大药丸散汤膏,当时虽瘥,过后发,惟此大豆散瘥后不发,终身服之,终身不发矣。

6. 治水气肿，鼓胀，小便不利方（《备急千金要方》卷二十一）

【组成】荩莒子一升，牯羊肺一具，青羊亦佳。

【主治】水气肿，鼓胀，小便不利。

【制备方法及用法用量】上二味，先洗羊肺，汤微渫之，薄切，曝干，作末；以三年大醋，渍荩莒子一晬时，出熬令变色，熟捣如泥；和肺末，蜜和捣三千杵。作丸。食后一食久，以麦门冬饮服如梧子四丸，日三，以喉中干、口黏、浪语为候，数日小便大利佳。

7. 治癥癖乃至鼓胀方（《千金翼方》卷第十九）

【组成】乌牛尿一升，大枣一枚。

【主治】治癥癖乃至鼓胀。

【制备方法及用法用量】取乌牛尿一升，微火煎如稠糖，空腹服大枣许一枚，当鸣转病出，隔日更服。忌口味。

8. 疗鼓胀气急，冲心硬痛，鳖甲丸方（《外台秘要》卷七引《广济方》）

【组成】鳖甲炙，芍药，枳实炙，人参，槟榔各八分，诃黎勒、大黄各六分，桂心四分，橘皮四分。

【主治】鼓胀气急，冲心硬痛。

【制备方法及用法用量】上九味捣筛为末，蜜和为丸，空肚以酒服，如梧子大二十丸，渐加至三十丸，日二服，微利为度，忌生葱、苋菜、炙肉、蒜面等。

9. 五香丸（《外台秘要》卷三十七）

【组成】沉水香、青木香、丁香、朱砂别研各一两，麝香别研，犀角锉取屑，薰陆香、栀子仁、连翘、石膏别研各二两，芒硝熬，蜀升麻、大青、干蓝、栝蒌、干葛、茵陈、黄芩、肉桂、芎䓖、茯苓各三两，巴豆三两，去心皮熬令变色，别研如脂，大黄二两。

【主治】心腹鼓胀冷泻，鬼气疰忤。

【制备方法及用法用量】上二十三味捣筛，蜜和，更捣一千杵，封以油、腊纸无在，有患时温热疰病，鬼疟病，心腹鼓胀，疸黄垂欲死者，可服四五丸，丸如梧子大，或至六七丸，但取三两行快利为度，利止即瘥。

10.《救急》疗水气腹鼓胀硬，频试要效方（《外台秘要》卷二十）

【组成】葶苈子七两熬，茯苓三两，吴茱萸二两，椒目三两，沉水者，甘遂五两。

【主治】水气腹鼓胀硬。

【制备方法及用法用量】上五味捣筛,蜜和为丸如梧子大,以饮服五丸,日三服,不知稍加丸,以利为度。禁食如药法,并酢物。

11. 疗鼓胀气急,通草汤方《《外台秘要》卷七引《广济方》）

【组成】通草、茯苓、玄参、桑白皮、白薇、泽泻各三两,人参二两,郁李仁五两,泽漆叶切,一升。

【主治】鼓胀气急。

【制备方法及用法用量】上九味切,以水一斗,煮取三升,去滓,分温四服,服别相去如人行六七里,进一服,不利,忌热面、油腻、酢、黏食等。

12.《古今录验》疗大水肿腹如鼓,坚如石方出胡洽（《外台秘要》卷二十）

【组成】葶苈一升熬,椒目一升,芒硝六两,水银十二两。

【主治】大水肿腹如鼓。

【制备方法及用法用量】上四味,以水煮炼水银三日三夜,数益水,要当令黄白以合,捣药六万杵,自令相和如梧子,先食服一丸,日三,日增一丸至十丸,不知,更从一丸始,病当从小便利,当饮好牛羊肉羹,昼夜五饮,当令补养。禁猪肉、生鱼、菜,勿忘饮浆水,渴饮羹汁。释僧深所撰方云:炼水银一日一夜亦是也。水银用十两,芒硝用七两,如小豆先食服二丸。文仲、陶氏、《集验》、范汪同。

(二) 宋金元时期

1. 大戟散方（《太平圣惠方》卷五十四）

【组成】大戟锉碎,微炒,甘遂煨令微黄,续随子,牵牛子微炒,葶苈子隔纸炒令紫色,以上各半两。

【主治】水气心腹鼓胀,喘促,大小便不利。

【制备方法及用法用量】上件药,捣细,罗为散,每服煎灯心汤调下半钱,空心服,得通利水下为效。

2. 治水气,心腹鼓胀,大小便涩。宜服此方（《太平圣惠方》卷五十四）

【组成】羊桃根半斤,锉,桑根白皮半两,锉,木通半斤,锉,大戟半斤,锉碎,微炒。

【主治】水气,心腹鼓胀,大小便涩。

【制备方法及用法用量】上件药,捣令碎,以水二斗,煮至五升,去滓,熬如稀饧。每服空心，以茶清调下一茶匙。得大小便一时通利，三两行为效，宜且吃浆水粥补之。

3. 槟榔丸方 (《太平圣惠方》卷五十四)

【组成】槟榔一两，海蛤一两，细研，桂心半两，诃黎勒皮一两，汉防己一两，木香一两，桑根白皮一两，锉，郁李仁一两，旋覆花半两。

【主治】水气，心腹鼓胀，四肢羸瘦，喘息促急，食饮渐减，小便涩少，脐下妨闷。

【制备方法及用法用量】上件药，捣罗为末，炼蜜和捣三二百杵，丸如梧桐子大。每服煎木通汤下三十丸，日三服。

4. 木香丸方 (《太平圣惠方》卷五十四)

【组成】木香半两，槟榔半两，硼砂三分，细研，青橘皮三分，汤浸，去白瓤，焙，吴茱萸半两，汤浸七遍，焙干微炒，巴豆三十枚，去皮心研，纸裹压去油。

【主治】水气，心腹鼓胀。

【制备方法及用法用量】上件药，捣罗为末，以酽醋一大盏，熬硼砂、巴豆为膏，入末相和，丸如绿豆大。每服，食前，煎青橘皮汤下五丸。

5. 续随子丸方 (《太平圣惠方》卷五十四)

【组成】续随子，海蛤细研，甜葶苈隔纸炒令紫色，汉防己，甘遂煅令微黄，郁李仁汤浸去皮，微炒，滑石各半两，腻粉一分。

【主治】十种水气，喘息，腹胁鼓胀，小便不通。

【制备方法及用法用量】上件药，捣罗为末，炼蜜和丸，如梧桐子大，每日空心，以粥饮下七丸。当得快利，如未利，晚食前再服。

6. 治水气，肿入腹，鼓胀，恶饮食方 (《太平圣惠方》卷五十四)

【组成】大戟一两，锉碎，微炒，皂荚一两，炙黄焦，去皮子，乌扇一两。

【主治】水气，肿入腹，鼓胀，恶饮食。

【制备方法及用法用量】上件药，捣罗为末，炼蜜和丸，如梧桐子大。每服空心，以温水下五丸，当下利一两行，次日更服，以差为度。

7. 桃仁散方 (《太平圣惠方》卷四十三)

【组成】桃仁一两，汤浸去皮尖，双仁麸炒微黄，桑根白皮一两，赤茯苓一两，槟榔一两,陈橘皮一两,汤浸去白瓤,焙,紫苏茎叶一两。

【主治】心腹鼓胀,喘促不欲食。

【制备方法及用法用量】上件药,捣筛为散,每服四钱,以水一中盏,入生姜半分,煎至六分,去滓,不计时候,温服。

8. **芫花丸方**(《太平圣惠方》卷四十二)

【组成】芫花半两,醋拌,炒令干,川大黄一两,锉碎,微炒,甜葶苈半两,隔纸炒令紫色,甘遂半两,煨令微黄,黄芩一两,白术一两。

【主治】心腹鼓胀,肠胃秘结,喘促,不欲饮食。

【制备方法及用法用量】上件药,捣罗为末,炼蜜和捣百余杵,丸如梧桐子大。每日空心及晚食前,以温水下五丸。

9. **牡丹汤方**(《圣济总录》卷五十七)

【组成】牡丹皮一两半,桃仁汤浸,去皮、尖、双仁,二十一枚、炒,槟榔锉,桑根白皮锉,各二两,鳖甲去裙襕醋炙,锉,一两二钱,大黄锉炒一两,厚朴去粗皮,生姜汁炙,郁李仁汤浸,去皮尖,枳壳去瓤麸,炒,各一两半。

【主治】鼓胀。

【制备方法及用法用量】上九味,锉如麻豆,每服五钱匕,水一盏半,入生姜半分切,煎至八分,去滓,空腹温服,如人行四五里再服。

10. **紫葛粉丸方**(《圣济总录》卷五十七)

【组成】紫葛粉二两,赤芍药,桔梗锉炒,各一两半,紫菀去土,半两,木香、诃黎勒去皮,各一两半,郁李仁汤浸,去皮尖,半两,研,大黄锉,二两,牵牛子一两,捣取粉半两。

【主治】癥瘕腹胀满,硬如石,腹上青脉浮起。

【制备方法及用法用量】上九味,捣研为末,炼蜜和丸,如梧桐子大,每服二十丸,用木通、大枣浓煎汤下。老少以意加减。

11. **桔梗汤方**(《圣济总录》卷五十七)

【组成】桔梗锉炒,二两,防葵半两,大黄锉炒,一两半,桃仁汤浸,去皮尖,双仁四十九枚,麸炒。

【主治】鼓胀。

【制备方法及用法用量】上四味锉如麻豆,每服三钱匕,水一盏,煎至六分,去滓入芒硝末半钱匕,空腹温服,如人行五六里再服,日三。

12. 茯苓汤方(《圣济总录》卷五十七)

【组成】赤茯苓去黑皮,木通锉,各二两,芍药一两半,吴茱萸汤洗,焙,干炒,郁李仁汤浸去皮尖,各一两,槟榔三枚,锉,紫菀去苗土一两。

【主治】鼓胀不食。

【制备方法及用法用量】上七味锉如麻豆,每服五钱匕,水一盏半,煎至八分,去滓空腹温服,日二。

13. 茯苓汤(《鸡峰普济方》卷十六)

【组成】茯苓八钱,防己六分,黄橘皮、玄参各四分,黄芩、泽泻、白术、猪苓各六分,杏仁、桑白皮、郁李仁各十分,大豆、泽漆叶切,各一升。

【主治】气鼓胀,上下肿,心腹坚强,喘息气急连阴肿,坐不得,仍下赤黑血汁,日夜不停者。

【制备方法及用法用量】上为细末,水一盏,每服二钱,煎至七分,去滓,食后温服。咳嗽,加五味子二两。

14. 养气丸(《鸡峰普济方》卷二十)

【组成】丁香、胡椒、荜茇、木香、干蝎各半两,萝卜子一两。

【主治】鼓胀。

【制备方法及用法用量】上为细末,枣肉和丸梧桐子大,米饮食前下三十丸。

15. 治水肿气蛊方(《仁斋直指方论》)

【组成】木香、槟榔、陈皮、青皮、大戟、甘遂、肉豆蔻各二钱半,牵牛末一两半。

【主治】水肿气蛊。

【制备方法及用法用量】上为末,水丸或商陆汁丸如绿豆大。每服五十丸,空心白汤下。

16. 秘传诸蛊保命丹(《仁斋直指方论》)

【组成】肉苁蓉三两,皂矾一斤,红枣一斤,煮熟去核,大麦芽炒,一斤半,香附一斤,苁蓉、皂矾二味,入罐内,火煅尽烟。

【主治】诸蛊。

【制备方法及用法用量】上为末，面糊为丸如梧桐子大。每服二十丸，好酒下，食后服，日进三服，量人大小用。

17. **血蛊，腹如盆胀方**《仁斋直指方论》

【组成】三棱煨、莪术、干漆炒烟尽、牛膝去芦、酒洗、虻虫糯米炒、琥珀、肉桂、硇砂、水蛭石灰炒赤、大黄各等分。

【主治】血鼓，腹如盆胀。

【制备方法及用法用量】上为末，用生地黄自然汁和米醋调匀为丸，如梧桐子大。每服十丸，空心温酒送下，童便下亦可。

18. **葶苈丸**《重订严氏济生方·水肿论治》

【组成】甜葶苈半两、白术半两、桑白皮、赤茯苓、防己各三分、牵牛半两、半生半熟、羌活、陈皮、泽泻各三分、郁李仁烫去皮、熬紫色，称三分，与葶苈二味别研如膏，令极细。

【主治】肿满，水气蛊。

【制备方法及用法用量】上为细末，与上二味同研，炼蜜和，入白内杵之，丸如桐子大，初服十丸，空心晚食前，一日二服，生姜橘皮汤下，不知加至二三十丸，以知为度。或加萝卜子、甘遂各二分，切片炒。

19. **平肝饮子**《重订严氏济生方·胀满论治》

【组成】防风去芦、桂枝不见火、枳壳去瓤、麸炒、赤芍药、桔梗去芦、锉，炒各一两、木香不见火、人参、槟榔、当归去芦，酒浸、川芎、橘红、甘草炙，各半两。

【主治】喜怒不节，肝气不平，邪乘脾胃，心腹胀满连两胁，妨闷，头晕呕逆，脉来浮弦。

【制备方法及用法用量】上咬咀，每服四钱，水一盏半，姜五片，煎至七分，去滓，温服，不拘时候。

20. **紫苏子汤**《重订严氏济生方·胀满论治》

【组成】紫苏子一两、大腹皮、草果仁、半夏汤泡七次、厚朴去皮，姜制、炒、木香不见火、橘红、木通、白术、枳实去瓤，麸炒、人参、甘草炙，各半两。

【主治】忧思过度，邪伤脾肺，心腹膨胀，喘促胸满，肠鸣气走，辘辘有声，大小便不利，脉虚紧而涩。

【制备方法及用法用量】上咬咀,每服四钱,水一盏半,生姜五片,枣二枚,煎至七分,去滓,温服,不拘时候。

21. 枳实汤（《重订严氏济生方·胀满论治》）

【组成】枳实去瓤,麸炒半两,厚朴姜制,炒一两,大黄酒蒸、甘草炙,各三钱,桂心不见火二钱半。

【主治】腹胀发热,大便秘实,脉多洪数,此名热胀。

【制备方法及用法用量】上咬咀,每服四钱,水一盏半,生姜五片,枣二枚,煎至七分,去滓,温服,不拘时候。呕者加半夏一两。

22. 朴附汤（《重订严氏济生方·胀满论治》）

【组成】附子炮,去皮脐,厚朴姜制,炒。

【主治】老人虚人中寒下虚,心腹膨胀,不喜饮食,脉来浮迟而弱,此名寒胀。

【制备方法及用法用量】上二件等分,咬咀,每服四钱,水二盏,姜七片,枣子二枚,煎至八分,去滓,温服,不拘时候。少加木香尤佳。

23. 中满分消丸（《兰室秘藏》）

【组成】白术、人参、炙甘草、猪苓去黑皮、姜黄各一钱,白茯苓去皮、干生姜、砂仁各二钱,泽泻、橘皮各三钱,知母炒四钱,黄芩去腐炒,夏用一两二钱,黄连净炒、半夏汤洗七次、枳实炒各五钱,厚朴姜制,一两。

【主治】中满热胀、鼓胀、气胀、水胀,此非寒胀类。

【制备方法及用法用量】上除茯苓、泽泻、生姜外,共为极细末,入上三味和匀,汤浸蒸饼为丸,如梧桐子大,每服一百丸,焙热,白汤下,食远服,量病人大小加减。

24. 中满分消汤（《兰室秘藏》）

【组成】川乌、泽泻、黄连、人参、青皮、当归、生姜、麻黄、柴胡、干姜、荜澄茄以上各二分,智仁、半夏、茯苓、木香、升麻以上各三分,黄芪、吴茱萸、厚朴、草豆蔻仁、黄柏,以上各五分。

【主治】中满寒胀,寒疝,大小便不通,阴躁,足不收,四肢厥逆,食入反出,下虚中满,腹中寒,心下痞,下焦躁寒沉厥,奔豚不收。

【制备方法及用法用量】上锉如麻豆大,都作一服,水二大盏,煎至一盏,食前热服。忌房室、酒、湿面、生冷及油腻等物。

25. 广茂溃坚汤《兰室秘藏》

【组成】广茂、红花、升麻、吴茱萸以上各二分，生甘草、柴胡、泽泻、神曲、青皮、陈皮以上各三分，厚朴生用、黄芩、黄连、益智仁、草豆蔻仁、当归梢以上各五分，半夏七分，如渴加葛根四分。

【主治】中满腹胀，内有积聚，坚硬如石，其形如盘，令人不能坐卧，大小便涩滞，上喘气促，面色萎黄，通身虚肿。

【制备方法及用法用量】上锉如麻豆大，水二大盏，煎至一盏，稍热服，食远。忌酒、醋、湿面。服二服之后，中满减半，止有积不消，再服后药。

26. 气针圆《世医得效方》

【组成】全蝎去毒并足、木香、丁香不见火、胡椒、肉豆蔻煨，各一两，片子姜黄、青皮去白，各二两。

【主治】气臌。

【制备方法及用法用量】上为末，用萝卜子炒净退壳，取仁四两烂研，和药令匀，红酒、生姜汁各少许，煮糊圆如梧子大。每服四五十圆，紫苏、陈皮汤下，不以时候。

27. 导气圆《世医得效方》

【组成】青皮水蛭等分同炒赤，去水蛭、莪术虻虫等分同炒，去虻虫、胡椒茴香炒，去茴香、三棱干漆炒，去干漆、槟榔斑蝥炒，去斑蝥、茱萸牵牛炒，去牵牛、赤芍川椒炒，去川椒、石菖蒲桃仁炒，去桃仁、干姜硇砂炒，去硇砂、附子青盐炒，去盐。

【主治】诸痞塞关格不通，腹胀如鼓，大便结秘等证。又肾气、小肠气等，功效尤速。

【制备方法及用法用量】上各锉碎，与所注药炒熟，去水蛭等不用，只以青皮等十味为末，酒糊圆如梧子大。每服五十圆，加至七十圆。空心，紫苏汤吞下。

28. 四炒枳壳圆《世医得效方》

【组成】枳壳去穰，四两，切作片子，分四处，炒、苍术一两、萝卜子一合、干漆一两、茴香一两。

【主治】腹胀鼓疾。

【制备方法及用法用量】上分作四分，每分一两。一分用剉碎苍术一两同炒,一分用萝卜子一合同炒,一分用干漆一两同炒,一分用茴香一两同炒,各以枳壳黄为度。只取枳壳一味为末,却将苍术等四味,用水二碗,煮至一碗半,去滓取汁,煮面糊为圆如梧桐子大。每服五十圆,食后米饮下。

29. 沉香饮《世医得效方》

【组成】沉香、木香、枳壳各半两,萝卜子一两,炒。

【主治】腹胀气喘,坐卧不得。

【制备方法及用法用量】上锉散。每服三钱,水一盏半,生姜三片,煎七分,温服。

30. 小槟榔圆《世医得效方》

【组成】萝卜子炒,槟榔煨,黑牵牛炒,木香各半两。

【主治】脾虚腹胀,不进饮食,快气宽中。

【制备方法及用法用量】上末,煮面糊圆,梧桐子大。每服三十圆,姜汤,食前下。

31. 三花神佑丸《丹溪心法》

【组成】轻粉一钱,大黄一两,为末,牵牛二两,芫花醋拌炒,甘遂、大戟各半两。

【主治】一切水湿肿病,大腹实胀,喘满。

【制备方法及用法用量】上为末,滴水丸小豆大。初服五丸,每服加五丸,温水下,无时,日三。

32. 麝香绵灰散《三因极一病证方论》

【组成】寒蚕绵烧灰,半两,麝香半钱,别研。

【主治】腹虚胀满,朝缓暮急,服诸药不瘥,恶风,不能宣泄,彭彭鼓胀。

【制备方法及用法用量】上研细令匀。每服一大钱匕,浓煎薄荷汤调下;酒服尤佳,不以时。一法有干漆炒大烟出,量虚实用之,虚则不可用。

33. 保元丹《扁鹊心书》

【组成】硫黄十斤。

【主治】二十种阴疽,三十种风疾,一切虚劳,水肿,脾泄,注下,休息痢,消渴,肺胀,大小便闭,吐衄,尿血,霍乱,吐泻,目中内障,尸厥,气厥,骨蒸潮热,阴证,阴毒,心腹疼痛,心下作痞,小腹两胁急痛,胃寒,水谷不化,日久膀胱疝气膨膈,女人子宫虚寒,久无子息,赤白带下,脐腹作痛,小儿急慢惊风,一切疑难大病,治之无不效验。

【制备方法及用法用量】舶上硫黄十斤,用铜锅熬化,麻布滤净,倾入水中,再熬再倾,如此七次,研细,入阳城罐内,盖顶铁丝扎定,外以盐泥封固八分厚阴干。先慢火煅红,次加烈火,煅一炷香,寒炉取出,埋地中三日,去火毒,再研如粉,煮蒸饼为丸,梧子大。每服五十丸或三十丸,小儿十五丸。气虚人宜常服之,益寿延年功力最大。一切牛马六畜吐食者,灌硫末立愈,一切鸡鹅鸭瘦而欲死者,饲以硫末。可以立愈且易肥。

34. 草神丹《扁鹊心书》

【组成】川附子制,五两,吴茱萸泡,二两,肉桂二两,琥珀五钱,用柏子煮过另研,辰砂五钱,另研,麝香二钱,另研。

【主治】大补脾肾,治阴毒伤寒,阴疽痔漏,水肿臌胀,中风半身不遂,脾泄暴注,久痢,黄黑疸,虚劳发热,咳嗽咯血,两胁连心痛,胸膈痞闷,胁中如流水声,童子骨蒸,小儿急慢惊风,痘疹变黑缩陷,气厥卒仆,双目内障,吞酸逆气,痞积血块,大小便不禁,奔豚疝气,附骨疽,两足少力,虚汗不止,男子遗精梦泄,沙石淋,溺血,妇人血崩血淋,暑月伤食,腹痛呕吐痰涎,一切疑难大病。此丹乃药中韩信也,取效最速,好生君子,广试验之,知不诬也。

【制备方法及用法用量】先将前三味为细末,后入琥珀、辰砂、麝香三味,共研极匀。蒸饼丸梧子大。每服五十丸,米饮下,小儿十丸。

35. 来复丹《扁鹊心书》

【组成】陈皮去白、青皮、大川附制、五灵脂各六两,消石、硫黄各三两。

【主治】饮食伤脾,心腹作痛,胸膈饱闷,四肢厥冷;又治伤寒阴证,女人血气刺痛,或攻心腹,或儿枕作痛及诸郁结之气,真良方也。

【制备方法及用法用量】上为末,蒸饼丸梧子大。每服五十丸,白汤下。

36. 全真丹《扁鹊心书》

【组成】高良姜炒,四两,干姜炒,四两,吴茱萸炒,三两,大附子制、陈皮、青皮各一两。

【主治】补脾肾虚损,和胃,健下元,进饮食,行湿气。治心腹刺痛,胸满气逆,胁下痛,心腹胀痛,小便频数,四肢厥冷,时发潮热,吐逆泄泻,暑月食冷物不消,气逆痞闷,男女小儿面目浮肿,小便赤涩淋沥,一切虚寒之证。

【制备方法及用法用量】上为末,醋糊丸梧子大。每服五十丸,小儿三十丸,米饮下。无病及壮实人不宜多服。

(三) 明清时期

1. 妙功丸《奇效良方》卷四十二

【组成】大黄、滑石各四两,黄连、郁金、莪术、槟榔、黄芩以上各一两,黑牵牛末八两,轻粉、硇砂煅,各二钱,川芎二两,白豆蔻三钱,沉香、木香各半两,粉霜半钱,或一钱。

【主治】荣卫失调,将理饮食不节,冷热所伤,或饮醉酒,狂阳流荡,强为伤损,或大饱暴怒伤气,或忧惊而气结不升,或悲痛而气消不聚,或郁结而气不散,或伤重而力不生,或乘喜而气散不敛,七情所感,众事冗繁,起居失常,动劳不一,四时乖戾,触冒天地之司气,留积于荣卫之中,冒值风寒湿气,凝滞经络之间,或五脏中各生蓄积之恙,或六腑中各长留结之聚,或生癥瘕癖块,或留聚而为肿为痛,疮疡疥癣,风痹痿厥,及黄疸水湿,蛊毒鼓胀等疾,功效不可具述。

【制备方法及用法用量】上除轻粉、硇砂粉霜别研外,为细末和匀,滴水为丸,或稀糊和丸,如梧桐子大,量虚实加减丸数,食远白汤送下。

2. 万金丸《奇效良方》卷四十一

【组成】石菖蒲八两,锉,斑蝥四两,去翅足,二味同炒焦黄色,拣去斑蝥不用。

【主治】诸食积、气积、血积、鼓胀之类。

【制备方法及用法用量】上用粗布袋盛起,两人牵掣去尽蝥毒屑了,却将菖蒲为细末,以醋煮糊和丸,如梧桐子大,每服三五十丸,温酒或白汤送下。如治蛊胀,加香附子末一二钱,为末调服,此药治肿胀尤妙。

3. 布海丸《医学入门》

【组成】昆布、海藻各一斤,洗净入罐炊成膏,枳实四两,陈皮二两,青皮一两,荜澄茄、青木香各五钱,如气盛加三棱、莪术各二两。

【主治】水肿、痰肿、气肿、鼓胀喘咳及癥瘕瘿瘤。

【制备方法及用法用量】为末,入前膏为丸,空心沸汤下。

4. 八宝串(消臌至神汤)(《串雅全书》)

【组成】茯苓五两,人参一两,雷丸三钱,甘草二钱,萝卜子一两,白术五钱,大黄一两,附子一钱。

【主治】臌胀经年而不死,必非水臌,乃气臌、血臌、食臌、虫臌也,但得小便利,而胃口开者,俱可治。

【制备方法及用法用量】水十碗煎成二碗,早晨服一碗,必腹内雷鸣,少顷下恶物满桶,急倾去,另换一桶。再以第二碗服之,必又大泻,至黄昏而止。以淡米汤饮之,不再泻矣。然病人惫乏已甚,急服后方以调理之。

5. 郁金丸(《串雅全书》)

【组成】广木香五分,大茴四钱,雄黄四两,沉香六分,郁金一两二钱,乳香、巴霜、五灵脂各一两二钱。

【主治】臌胀。

【制备方法及用法用量】为末,米醋糊丸,桐子大,朱砂为衣。壮人七粒,弱人五粒,陈酒送下。

6. 臌胀仙方(《串雅全书》)

【组成】生大黄一两,甘菊一两,黑丑、白丑头末,各一两。

【主治】臌胀。

【制备方法及用法用量】共末和匀,用红糖十两,将水拌成膏,作八服,白滚汤调服。服完药,必大小七八次,胀即消。忌盐二十一日。

7. 开结串(《串雅全书》)

【组成】木香一两二钱,大黄二两,青皮二两,枯矾二两,葶苈醋炒,二两,白术二两,枳实二两,南星二两,大牙皂二两,半夏二两,黑丑晒,为头末,半斤,白丑同上,半斤。

【主治】噎膈翻胃,胀满癥瘕,黄疸水臌。

【制备方法及用法用量】以上十二味为细末,姜汁面糊为丸。每服二三钱,白汤送下,或姜汤、温酒下。

8. 赤金豆(亦名八仙丹)(《景岳全书》卷五十一)

【组成】巴霜去皮膜,略去油,一钱半,生附子切,略炒燥,二钱,皂角微炒焦,二钱,轻粉一钱,丁香、木香、天竺黄各三钱,朱砂二钱为衣。

【主治】诸积不行。凡血凝气滞,疼痛肿胀,虫积结聚癥坚,宜此主之。此丸去病捷速,较之硝、黄、棱、莪之类过伤脏气者,大为胜之。

【制备方法及用法用量】上为末,醋浸蒸饼为丸,萝卜子大,朱砂为衣。欲渐去者每服五七丸,欲骤行者每服一二十丸。用滚水,或煎药,或姜、醋、茶、蜜、茴香、史君煎汤为引送下。若利多不止,可饮冷水一二口即止。盖此药得热则行,得冷则止也。如治气湿实滞鼓胀,先用红枣煮熟,取肉一钱许,随用七八丸,甚者一二十丸,同枣肉研烂,以热烧酒加白糖少许送下。如治虫痛,亦用枣肉加服,止用清汤送下。

9. 逐瘀汤《傅青主男科·臌证门》

【组成】水蛭此物最难死,火烧经年,入水犹生,必须炒黄为末方妥、雷丸、红花、枳壳、白芍、牛膝各三钱,当归二两,桃仁四十粒。

【主治】血鼓。

【制备方法及用法用量】水煎服。一剂血尽而愈,切勿与二剂,当改四物汤调理,于补血内加白术、茯苓、人参补元气而利水,自然全愈。

10. 消虫神奇丹《傅青主男科·臌证门》

【组成】当归、鳖甲、地栗粉各一两,雷丸、神曲、茯苓、白矾各三钱,车前子五钱。

【主治】虫鼓。

【制备方法及用法用量】水煎服。一剂下虫无数,二剂虫尽臌消,不必三剂。但病好必用六君子汤去甘草调理。

11. 膈下逐瘀汤《医林改错》

【组成】灵脂二钱,炒,当归三钱,川芎二钱,桃仁三钱,研泥,丹皮二钱,赤芍二钱,乌药二钱,元胡一钱,甘草三钱,香附钱半,红花三钱,枳壳钱半。

【主治】血鼓。腹皮上有青筋,是血鼓腹大。

【制备方法及用法用量】水煎服。

12. 古下瘀血汤《医林改错》

【组成】桃仁八钱,大黄五分,䗪虫三个,甘遂五分,为末冲服,或八分。

【主治】血鼓。腹皮上有青筋,是血鼓腹大。

【制备方法及用法用量】水煎服。与前膈下逐瘀汤轮流服之方妥。

13. 圣妙散（《杂病广要》）

【组成】甘遂一分，白牵牛一分，一半生一半熟，白槟榔一个，半个生，半个裹煨。

【主治】气鼓，利大小肠，并治胸膈气滞之疾。

【制备方法及用法用量】上为细末，每服一字至半钱，陈粟米汤调下。如服补气药，不得服犯甘草有盐气药。每日只得吃淡粥，又温热之物。一月后得食盐。

14. 化铁丸（《杂病广要》）

【组成】五灵脂去砂石拣净者，陈橘皮不去白拣真者，青橘皮不去白拣真各一两，陈糯米拣净者一合省，巴豆去壳并心膜。

【主治】诸气蛊食蛊，腹肚肿胀，紧急如鼓，妨闷气促，不能坐卧，饮食顿减，手足干瘦，累治不效者，服之即瘥，兼治翻胃，神验。

【制备方法及用法用量】上各锉碎，用慢火先炒五灵脂香透，次下青皮，候变色，又下陈皮，亦变赤色，却下糯米、巴豆在内同炒，唯要糯米色黄赤，取出以纸摊净地上，出火气，拣去巴豆不用，或只留三五粒在内亦得，为细末，用好酸米醋浸蒸饼为丸，如绿豆大，每服十五丸至二十丸，煎葱汤或茶汤下，妇人醋汤或艾汤下（《卫生家宝》）。

15. 启峻汤（《张氏医通》）

【组成】人参、黄芪、当归、白术炒枯，各一钱五分，陈皮八分，甘草炙，五分，肉桂半钱，茯苓一钱五分，干姜炮，四分，肉果、沉香各八分，附子炮，一钱五分。

【主治】脾肾俱虚，腹胀少食。

【制备方法及用法用量】水煎，温服。气滞硬满者，去黄芪加厚朴。此方出《医林黄冶》，启东之方不多见，仅一奎耳。

16. 琥珀人参丸（《张氏医通》）

【组成】人参、五灵脂各一两，琥珀、肉桂、附子生，各五钱，赤茯苓、川芎、沉香、穿山甲煅，各三钱。

【主治】血蛊。

【制备方法及用法用量】为末，浓煎苏木汁为丸，每服二钱，早暮温酒各一服。此人参与五灵脂并用，最能浚血，血蛊之的方也。

17. 扶抑归化汤《医醇賸义》

【组成】党参三钱，茯苓三钱，白术一钱五分，当归二钱，附子八分，木瓜一钱，酒炒，青皮一钱，蒺藜三钱，广皮一钱，厚朴一钱，木香五分，砂仁一钱，牛膝二钱，车前二钱，姜三大片。

【主治】鼓胀。

【用法】水煎服。

18. 五苓散《临证指南医案》

【组成】猪苓，茯苓，泽泻，寒水石，椒目，炒橘核。

【主治】胀满跗肿，少腹单胀。

【用法】水煎服。

二、药物(药组、药对、单味药等)

(一) 药组

1. **《丹溪治法心要·臌胀》** "有气虚者，大剂参、术，佐以陈皮、茯苓、黄芩、苍术之类，有血虚者，以四物为主，随证加减。""实兼人壮盛者，或可用攻药，便可收拾，以白术为主。""气虚中满，四君子加芎、归、芍药、黄连、陈皮、厚朴、生甘草。""胃虚腹胀，调中汤；人参、白术、陈皮、甘草、半夏、厚朴、生姜。""下虚腹胀气上，四物加人参、陈皮、木通、甘草、连翘；有食积者，吞保和丸。""饮酒人胀，小便浑浊，夜发足肿，桂苓甘露饮加人参、干葛、藿香、木香。腹胀不觉满，食肉多所致者，黄连一两(为末)，阿魏半两(醋浸，研如糊)，为丸，同温中丸白术汤下。""食肉多腹胀，三补丸起料，加香附，半夏曲，炊饼丸服。"

2. **《医学入门·杂病》** "补中六君子汤去甘草，加大腹皮、厚朴为君；佐以泽泻利湿；黄芩、麦门冬制肝。朝宽暮急为血虚，去参合四物汤；朝急暮宽为气虚，倍参、术；朝暮皆急，血气俱虚，合八物汤。肥人多湿，合平胃散；瘦人多火，加香附、黄连。寒加附子、厚朴，热加大黄。食胀，加砂仁、神曲；痰胀，倍半夏，加槟榔、猪苓。瘀血，加桃仁、五灵脂；积聚坚硬，加三棱、莪术；大怒，加芦荟、山栀；气胀及虫积，加木香、槟榔；气下陷，加升麻、柴胡。丹溪治湿热，上焦黄芩，虚者天、麦门冬代之；中焦黄连，虚者白术、茯苓、葛根代之；下焦草龙胆、防己、黄柏，虚者，肥人苍术、南星、滑石，瘦人牛膝、槟榔、桃仁、红花。"

3.《明医指掌·鼓胀》

(1) 实者:"补养脾胃:参、术。内有寒者:木香、厚朴、丁香、砂仁、神曲、香附。有因大怒腹胀者:青皮、陈皮、香附、木香、栀子仁。外寒郁内腹胀者:升麻、干葛、苍术、防风以解表寒。瘦人腹胀是火,黄连、厚朴、香附、芍药。"

(2) 虚者:"腹胀若朝宽暮急者,属血虚,四物汤加厚朴、柴胡、山栀、丹皮。暮宽朝急者,属气虚,四君子去甘草,加陈皮、厚朴、半夏、腹皮。朝暮俱急者,气血两虚也,四君子汤加芎、归、白芍、陈皮、厚朴。"

4.《张氏医通·诸气门》

(1)"先胀于内,后胀于外,小便赤涩,大便秘结,气色红亮,声音高爽者,实也。"

1) 治脾组:"木香、沉香、砂仁、枳实、厚朴、苍术、大腹皮,以治脾也。"

2) 治肺组:"桑皮、葶苈、蔻壳、苏子、桔梗、枳、橘,以治肺也。"

3) 利小便组:"木通、防己、茯苓、车前、泽泻、猪苓,以利小便也。"

4) 发汗组:"麻黄、防风、羌活、葛根,以发汗也。"

(2)"先胀于外,后甚于内,小便淡黄,大便不实,气色枯白,语言低怯者,虚也。"

1) 补脾组:"参、苓、白术、陈皮、甘草,以补脾也。"

2) 补肺组:"人参、黄芪、桔梗、苡仁,以补肺也。"

3) 理气组:"沉香、枳壳、木香,以理气也。"

4) 利小便组:"桂、苓、泽泻、猪苓、白术,以利小便。"

5) 其他:"如虚甚多寒,桂、附、姜、萸,俱宜取用。"

5.《景岳全书·气分诸胀论治》 "(单腹胀)凡治此者,若察其病由中焦,则当以脾胃为主,宜参、芪、白术、干姜、甘草之属主之;若察其病由下焦,则当以命门母气为主,宜人参、熟地、当归、山药、附子、肉桂之属主之;如果气有痞塞,难于纯补,则宜少佐辛香,如陈皮、厚朴、砂仁、香附、丁香、白芥子之属;如或水道不利,湿气不行,则当助脾行湿而佐以淡渗,如猪苓、泽泻、茯苓之属。若诸药未效,仍当灸治,如后法。"

(二) 药对

1. **葶苈、苍耳子** 《备急千金要方》卷二十一:"治久水,腹肚如大鼓者方,葶苈末二十七,苍耳子灰二十七,上二味调和,水服之。"

2. **石菖蒲、斑蝥** 《奇效良方·胀满门》:"治诸食积、气积、血积、鼓胀之类。石菖蒲(八两,锉),斑蝥(四两,去翅足,二味同炒焦黄色,拣去斑蝥不用)。上用粗布袋盛起,两人牵掣去尽蝥毒屑了,却将菖蒲为细末,以醋煮糊和丸,如梧桐子大,每服三五十丸,温酒或白汤送下。如治蛊胀,加香附子末一二钱,为末调服,此药治肿胀尤妙。"

3. **大戟、大枣** 《医方考·臌胀门》:"大戟连根叶一握,大枣一斗。二物同煮一时,去大戟不用,旋旋吃枣无时,服尽决效。此攻水证鼓胀之方也。大戟气大寒而味苦甘,有小毒,能下十二经之水。大枣味甘,取其大补脾胃,而不为攻下所伤耳。服此方大忌甘草,以其与大戟相反故也。"

4. **升麻、柴胡** 《张氏医通·诸气门》:"升麻、柴胡以开鬼门。"

5. **地瓜蒌、白术** 《验方新编·鼓胀部》:"水鼓方,地瓜蒌、生白术各等分,煎服。"

(三) 单味药

1.**《神农本草经》:巴豆** 《神农本草经》:"(巴豆)味辛,温,主伤寒温疟寒热,破癥瘕结聚坚积,留饮痰癖,大腹水胀,荡涤五脏六腑,开通闭塞,利水谷道,去恶肉。"

2.**《备急千金要方》:马兜铃、巴豆** 《备急千金要方》卷二十一:"(马兜铃)治久水,腹肚如大鼓者方;水煮马兜铃服之。"

《备急千金要方》卷二十四:"(巴豆)四肢浮肿,肌肤消索,咳逆,腹大如水状,死后转易家人。"

3.**《医学入门》:牵牛、芫花、商陆、续随子、泽兰**

(1) 牵牛:《医学入门·本草分类》谓"出田野人牵牛易药,因以名之。有毒。利小便及大肠风秘,热壅结涩,善消鼓胀水肿。又治疼痛脚满及风毒脚气,胫肿捏之没指者,行脾肾气故也。下一切湿热气壅,消痰嗽,破痃癖气块,堕胎,泻蛊毒。海藏云:以气药引之则入气,以大黄引之则入血。罗谦甫云:味辛辣,泻人元气,非湿胜不得施泄以致便闭肿满,不可轻用。虚者尤宜慎之。况湿病根在下焦血分,饮食劳倦亦皆血分受病,如用辛辣泻上焦太阴之气,是血病泻气,俾气血俱病也。黑白二种,白属金,黑属水,其实感南方热火之气而生,故性烈而善走也。《局方》多用黑者。水淘去浮者,取沉者晒干,酒拌蒸三时,炒熟舂去皮,每斤取头末四两。生者尤急,治水肿以乌牛尿浸;治风气积滞,以童便浸。得青木香、干姜、山茱黄良"。

（2）芫花。《医学入门·本草分类》谓"芫,元也,始也。元气始动而花开,处处有之,生坡涧傍,二月开紫花作穗。有毒。主利五水在五脏,皮肤肿胀,咳逆上气;喉鸣或肿,喘嗽,消胸中痰水喜唾,治心腹及腰脚膨胀作痛,破积聚气块疝瘕,杀虫鱼肉毒。一切恶疮痈肿,风痹蜷挛,皆能通利血脉而愈。又治金疮疥癣,生肌止血,宜烧灰用。兼治蛊毒鬼疟,内搜肠胃,外达毛孔。《捷径》云:须知此物力如山,体实者久服则虚,虚者禁用。醋炒不可近眼,决明为使,反甘草。根主疗疥疮,可毒鱼。一方,取入土根洗净,捣汁入银器内煎膏,以丝线于膏内度过。如痔瘘有头者,将此线系之,候落时以纸捻入膏药于窍内除根。未落不得使水,系瘤亦效"。

（3）商陆。《医学入门·本草分类》谓"陆,路也。多生路傍,故又名当陆,俗名樟柳根。如人形者有神。有毒。降也,阳中之阴。利大小肠,直疏五脏水气,疗胞中邪水腹胀,痿痹脚软,疝瘕痈肿如石,瘰疬恶疮,杀鬼精物,又泻蛊毒,堕胎。为末,外敷喉痹效。铜刀刮去皮,薄切,东流水浸三日,取出和绿豆同蒸半日,去豆晒干或焙。有赤白二种,白者入药,赤者但可贴肿,服之伤人。忌犬肉,得大蒜良"。

（4）续随子。《医学入门·本草分类》谓"初生一茎,茎端生叶,叶中复出相续随生实也,一名千金子。治肺气、水气,下水最速。又治心腹痛,冷气胀满。除痰饮呕逆不下食,破积聚、痃癖、癥瘕,下一切恶物宿滞,逐瘀血。通妇人月闭血结,杀蛊毒鬼疰,利大小肠及腹内诸疾。但多服损人,泻不止者,以浆水薄醋煮粥止之"。

（5）泽兰。《医学入门·本草分类》谓"生池泽,其香似兰,无毒,入手少阳经。利身面四肢肚腹浮肿及骨节中水,通九窍,利关脉,养新血,破宿血,消癥瘕。产后腹痛,衄血,中风余疾,濒产血气衰冷,成痨羸瘦,头风目痛,血沥腰疼,百病审因皆效,妇人急用药也。兼治丈夫鼻衄,吐红面黄,金疮痈肿,排脓生肌长肉,扑损瘀血。有二种,叶圆根青黄者,能生血调气;叶上斑根须尖者,能破血通久积。四五月采,细锉,绢袋盛,风干"。

4.《本草纲目》：楮实子、牛溺

（1）楮实子：《本草纲目·主治·诸肿》谓"水气蛊胀，用洁净釜熬膏，和茯苓白、丁香丸服，效"。

（2）牛溺：《本草纲目·兽部·牛》谓"苦辛微温，无毒。之才曰：寒。水肿，腹胀脚满，利小便（《别录》）"。

5.《景岳全书》：巴豆等药　《景岳全书·气分诸胀论治》："实邪用逐水药，再如巴豆、朴硝、针砂、滑石、三棱、蓬术、麝香、琥珀、土狗、地龙、田螺、水蛭、鲤鱼、鲫鱼、萝卜子、苏子、商陆、葶苈、杏仁、防己、秦艽、木瓜、瞿麦、通草、厚朴、赤小豆、猪苓、海金沙、五加皮、大腹皮、羌活、独活之类，无非逐水利水之剂。"

《景岳全书·本草正·菜部》："（萝卜子）味大辛，气温，气味俱厚，降也。善于破气消痰，定喘除胀，利大小便，有推墙倒壁之功。研水搅薄饮之立吐，风痰尽出。胃中有气食停滞致成鼓胀者，非此不除。同醋研敷，大消肿毒。中气不足，切忌妄用。"

6.《本草新编》：甘遂　《本草新编·微集·甘遂》："（甘遂）味苦。甘，气大寒，有毒，反甘草。入胃、脾、膀胱、大小肠五经。破癥坚积聚如神，退面目浮肿，祛胸中水结，尤能利水。此物逐水湿而功缓，牵牛逐水湿而功速，二味相配，则缓者不缓，而速者不速矣。然而甘遂亦不可轻用也。甘遂只能利真湿之病，不能利假湿之病，水自下而侵上者，湿之真者也；水自上而侵下者，湿之假者也。真湿可用甘遂，以开其水道；假湿不可用甘遂，以决其上泄。真湿为水邪之实，假湿乃元气之虚。虚症而用实治之法，不犯虚虚之戒乎？故决而旋亡也，可不慎哉！"

7.《医碥》：大黄等药　《医碥·肿胀》："治蛊如大黄、芒硝、牵牛、槟榔、三棱、蓬术俱可用，一味地栗干最妙。"

8.《得配本草》：大腹皮　《得配本草·夷果类》："即大腹槟榔皮，辛，微温。入手足太阴经气分。降逆气以除胀，利肠胃以去滞。一切膜原冷热之气，致阴阳不能升降，鼓胀浮肿等症，此为良剂。"

9.《寿世传真》：蒜　《寿世传真·菜类》："性温。味辛。和猪肚食之，能消鼓胀。通五脏，达诸窍，去寒湿，解暑气，辟瘟疫，消肿毒，破积化食，利大小便，解蛇虫诸毒。独头元瓣者治疮尤良。忌伤肝损目，生痰助火，散气耗血。"

10.《经验良方》：萝卜子　《经验良方·臌胀》："治气蛊气胀方。萝卜子捣研，以水滤汁，浸宿砂仁一两，一夜炒干，又浸又晒，凡七次为末。每用米汤服一钱，神验立效。"

11.《本草述钩元》：田螺、甘遂、吴茱萸　《本草述钩元·介部·田螺》："腹胀如鼓，田螺一枚，盐半匕，生捣敷脐下一寸三分，即通。水气浮肿，大田螺、大蒜、车前子等分，捣膏摊贴脐上，水从便旋而下。"

《本草述钩元·毒草部·甘遂》："甘遂根味苦甘，气大寒，有毒，阴草也。洁古曰，纯阳也，瓜蒂为之使，恶远志，反甘草，主下五水，治大腹（即水蛊）。"

《本草述钩元·果之味部·吴茱萸》："臌胀下利，宜于吴萸之苦热泄其逆气，用之如神，诸药不可代也，不宜多用，恐损元气。"

12.《本草撮要》：蟾蜍　《本草撮要·虫鱼鳞介部》："（蟾蜍）味辛凉微毒，入足阳明经，功专退虚热，行湿气，杀虫。治单腹鼓胀，以蟾蜍一个，用砂仁填满腹中。外用盐水拌黄土泥，厚涂遍身，文火煅透，再去泥，阴阳瓦上炙炭存性研细，每用一钱，陈皮汤下，三四服即愈。"

13.《医易通说》：茄、葫芦　《医易通说·爻位》："食茄治发胀，食葫芦治臌胀，因二物生于茎中，故走中焦，应第四爻……甘草头能补气，身能和中，梢能利水，则一物而备升降之性。"

14.《医学摘粹》：猪苓、茯苓、泽泻　《医学摘粹·本草类要》："猪苓味甘气平，入足少阴肾、足太阳膀胱经。利水燥土，泄饮消痰，开汗孔而泄湿，清膀胱而通淋，带浊可断，鼓胀能消。"

《医学摘粹·本草类要》："茯苓味甘气平，入足阳明胃、足太阴脾、足少阴肾、足太阳膀胱经。利水燥土，泄饮消痰，善安悸动，最豁郁满，除汗下之烦躁；止水饮之燥渴，淋癃泄利之神品，崩漏遗带之妙药。气鼓与水胀皆灵，反胃共噎膈俱效。功标百病，效著千方。"

《医学摘粹·本草类要》："泽泻味咸微寒，入足少阴肾、足太阳膀胱经。燥土泄湿，利水通淋，除饮家之眩冒，疗湿病之燥渴。气鼓水胀皆灵，噎膈反胃俱效。"

15.《本草思辨录》：人参　《本草思辨录·人参》："腹胀最不宜参，然以参佐厚朴、姜、夏，则参可用于除胀矣。"

第二节　近代文献研究

一、近代臌胀方剂

1. 宽膨散《重订广温热论》

【组成】活癞蛤蟆十只,五灵脂、砂仁末各半分,酒,绿萼梅五分。

【主治】气胀气臌,小儿疳积腹大,妇人胸痞脘痛等症,屡奏捷效。

【制备方法及用法用量】活癞蛤蟆十只,将腹皮剖开,用五灵脂、砂仁末各半分量,垫满腹中,用酒捣黄泥包裹,炭火上煅燥,研极细末,每服一钱,一日三次,绿萼梅五分泡汤送下。

2. 加味控涎丹《重订广温热论》

【组成】白芥子一两,煨甘遂一两,大戟一两,巴霜一钱,炒黑丑二两,炒葶苈一两,芫花五钱,沉香五钱。

【主治】积水停饮,化胀化膨,大效。

【制备方法及用法用量】上药研细,姜汁糊丸,金箔为衣,如梧桐子大,每服五丸,淡姜汤送下。

3. 臌胀丸/臌胀草方《丁甘仁先生家传珍方》

【组成】黄牛粪,六神曲。

【主治】鼓胀。

【制备方法及用法用量】用黄牛粪不拘多少煅灰,再加六神曲,并用研末,水泛为丸。

4. 表里分消汤《医学衷中参西录》

【组成】麻黄三钱,生石膏、滑石各六钱,西药阿斯必林①一瓦。

【主治】水臌、气臌。

【制备方法及用法用量】将前三味煎汤,送服阿斯必林,若服药一点钟后不出汗者,再服阿斯必林一瓦。若服后仍不出汗,还可再服,当以汗出为目的。

---

①　阿斯必林:即阿司匹林,后同。

5. 鸡胵茅根汤（《医学衷中参西录》）

【组成】生鸡内金去净石糟粕轧细，五钱，生于术分量用时斟酌，鲜茅根锉细，二两。

【主治】水臌、气臌并病，兼治单腹胀，及单水臌胀，单气臌胀。

【制备方法及用法用量】先将茅根煎汤数茶盅（不可过前，一两沸后慢火温至茅根沉水底，汤即成）。先用一盅半，加生姜五片，煎鸡内金末，至半盅时，再添茅根汤一盅，七八沸后，澄取清汤（不拘一盅或一盅多）服之。所余之渣，仍用茅根汤煎服。日进一剂，早晚各服药一次。初服小便即多，数日后大便亦多。若至日下两三次，宜减鸡内金一钱，加生于术一钱。又数日，胀见消，大便仍勤，可减鸡内金一钱，加于术一钱。又数日，胀消强半，大便仍勤，可再减鸡内金一钱，加于术一钱。如此精心随病机加减，俾其补破之力，适与病体相宜，自能痊愈。若无鲜茅根，可用药房中干茅根一两代之。无鲜茅根即可不用生姜。所煎茅根汤，宜当日用尽，煎药后若有余剩，可当茶温饮之。

6. 鸡胵汤（《医学衷中参西录》）

【组成】生鸡内金四钱，去净瓦石糟粕捣碎，于术三钱，生杭芍四钱，柴胡二钱，广陈皮二钱，生姜三钱。

【主治】气郁成臌胀，兼治脾胃虚而且郁，饮食不能消化。

【制备方法及用法用量】水煎服。

7. 治臌胀单方（《近代中医珍本集》）

【组成】乌鱼四两，海皮蛸七钱。

【主治】臌胀。

【制备方法及用法用量】乌鱼约四两重一个，去肠垢，加海皮蛸七钱，纳入鱼腹内，外黄泥封固，炭火煅之，候黄泥烧脆，即去泥食乌鱼，醋粘之或开水调服，多服为妙。

8. 专治臌胀方（《近代中医珍本集》）

【组成】公鸡粪二钱，鸽粪二钱，牛粪一两。

【主治】专治腹膨臌胀，无论何样气盅，水湿毒黄胀诸盅，年近远深均堪救治，每患此症，不能不医，总由诸药罔效，以致深沉待毙，急用。

【制备方法及用法用量】瓦上焙干，以曲作丸，如豌豆大，每日九粒，分早中晚三次食之,白水下。女人用公鸡粪,男人用母鸡粪,余无别异,勿令病人知,能食一月,其蛊自消。

9. 治气水臌神效方《近代中医珍本集》

【组成】西瓜,砂仁。

【主治】气臌,水臌。

【制备方法及用法用量】用西瓜一个去膜,加砂仁三百粒,装瓜内,于火内煅存性。

10. 廓清饮《近代中医珍本集》

【组成】陈皮,茯苓,枳实,厚朴,泽泻,腹皮,莱菔子,白芥子。

【主治】水鼓。腹部胀大,外皮绷急而薄,皮色苍黄而泽,且不能暮食,舌苔白腻。

【制备方法及用法用量】水煎服。

11. 沉香降气散《近代中医珍本集》

【组成】香附,乌药,砂仁,沉香,甘草。

【主治】气鼓。腹大,皮色不变而厚,蟹蟹然不泽,按之窅然而不起,喘促烦闷,脉弦紧。

【制备方法及用法用量】水煎服。

12. 调中健脾丸《近代中医珍本集》

【组成】人参,苍术,黄芪,吴萸,茯苓,白术,沉香,莱菔子,陈皮,半夏,香附,楂肉,苡仁,黄连,白芍,五加皮,苏子,泽泻,草蔻,栝楼,川椒,石碱,荷叶,腹皮。

【主治】臌胀。

【制备方法及用法用量】煎汤,和黄米粉丸。

二、近代臌胀用药

1.《中药浅说》: 木通、苍术、淡竹叶、牵牛子、大腹皮、滑石、商陆 《中药浅说》:"(木通)为利尿药。用于水肿、淋沥、排尿困难等,内服于疥癣、其他诸疮,供其去诸炎症及肿胀。""(苍术)有利发汗、健胃、消化等之效。故用于排尿困难、水肿、慢性胃卡他儿、肠卡他儿等。又有发扬精神沉郁之效。又内服于头痛。""(淡竹叶)叶为解热、利尿药。""(牵牛子)为峻下药。昔时用于腰部以下之水肿及尿之带涩时。""(大腹皮)大腹皮及大腹子,皆用于中暑、霍乱、水肿病。""(滑石)用于尿之不快而觉渴之际,为利尿药。用于排尿障碍、淋沥等。""(商陆)新鲜根之汁有剧毒,宜注意,往往误食中毒而致死。本品古来用为利尿药,水肿,脚气,胀满等。"

2.《医学衷中参西录》:黄芪、麦门冬、大黄、滑石 《医学衷中参西录》:"(黄芪)小便不利而肿胀者,可用之以利小便。""(麦门冬)能入胃以养胃液,开胃进食,更能入脾以助脾散精于肺,定喘宁嗽,即引肺气清肃下行,统调水道以归膀胱。""(大黄)下一切癥瘕积聚。能开心下热痰以愈疯狂,降肠胃热实以通燥结,其香窜透窍之力又兼利小便。""(滑石)主胃中积聚,因热小便不利者,滑石最为要药。"

3.《丁甘仁医书二种》:芫花、大戟、续随子、葶苈子、野鸭、大黄、大腹皮、商陆、木通、厚朴 《丁甘仁医书二种》:"(芫花)主痰癖饮癖,行蛊毒水胀。(增补)咳逆上气宜用,疝瘕痈肿亦良。""(大戟)驱逐水蛊,疏通血瘀,发汗消痈,除二便闭。""(续随子)主血结月闭,疗血蛊癥瘕。(增补)利大小肠,下恶滞物;行水破血称要药,冷气胀满有殊能(按:脾虚便滑之人,服之必死)。""(葶苈子)疏肺下气,喘逆安平,消痰利水,理胀通经(按:葶苈性甚悍,凡用此须辨是闭是水。是水可用,是闭不可用)。""(野鸭)味甘气温,益气补中,平胃消食,治水肿与热毒,疗疮疖而杀虫。""(大黄)瘀血积聚,留饮宿食,痰实结热,水肿痢疾。(增补)荡肠涤胃,推陈致新,腹痛里疾,发热谵频。""(大腹皮)开心腹之气,逐皮肤之水。""(商陆)水满蛊胀,通利二便。(增补)敷恶疮亦堕胎孕,痈肿而愈疝瘕。""(木通)通血脉,开关格……通草味淡,专利小便……(增补)治恶蛊之滋生,除脾胃之寒热。""(厚朴)下气消痰,去实满而宽膨。"

第三节 现代文献研究

一、现代期刊文献方剂

1. **平鼓利水汤** 陈小冰拟平鼓利水汤,治疗脾肾阳虚型肝硬化腹水,组成有制附子6g、生白芍9g、党参9g、炒白术9g、茯苓12g、干姜4g、陈皮6g、黄芪 12 g 等,具有温阳健脾、利水化湿之功。王晓勇[①]通过观察对比了平鼓利水汤联合西医基础治疗与单纯运用西医疗法治疗脾肾阳虚型肝硬化腹水的临床疗效和安全性。将符合诊断标准的研究对象 60 例随机分为 2 组,对照组、治疗组各 30 例,对照组患者在病因治疗和合理限盐的基础上,按指南推荐的西医方案治疗;治疗组在对照组基础上予口服平鼓利水汤,每日 1 剂,早晚饭前温服。两组均治疗 8 周,收集治疗前后患者的中医证候积分、体重、腹围、尿量、谷丙转氨酶(ALT)、白蛋白(ALB)、总胆红素(TBIL)等指标,并应用统计学方法对这些数据进行分析。结果显示,两组治疗后进行组间比较,提示治疗组在改善中医证候总积分方面明显优于对照组($P<0.05$);治疗组在改善腹大胀满、形似蛙腹、腹胀早轻暮重、形寒肢冷、面色㿠白、肢体水肿、腰膝酸软、腹中冷痛及舌质舌苔方面明显优于对照组($P<0.05$),差别有统计学意义;治疗组在改善体重、24 h 尿量、腹围及 ALT、ALB、TBIL 方面疗效均优于对照组($P<0.05$),差别有统计学意义;临床疗效比较;治疗组有效率 94%,对照组有效率 70.00%,治疗组临床疗效明显高于对照组($P<0.05$),差别有统计学意义。由此得出,平鼓利水汤联合西医常规治疗脾肾阳虚型肝硬化腹水疗效显著,能明显改善患者症状、体征及主要生化数据,改善患者预后。

2. 芪术二根汤　芪术二根汤为治疗肝硬化腹水阴虚血瘀证的方剂,具有滋阴利水、凉血活血、化瘀通络、补脾宣肺等综合疗效,药物组成为白茅根 45 g,芦根 30 g,大腹皮 15 g,砂仁 9 g,生白术 30 g,生黄芪 50 g,楮实子 30 g,泽兰 15 g,炒生地 15 g,桔梗 12 g,炒王不留行 30 g,䗪虫 9 g,炒水蛭 9 g,水红花子 9 g,路路通 9 g,通草 6 g。孙传秀[②]将符合肝硬化腹水诊断和辨证标准的患者 60 例,随机分为两组,其中对照组 30 例,试验组 3 例,对照组给予西医规范化治疗,包括祛除病因、限制饮水量、利尿剂、输注白蛋白、抗感染等,治疗组在对照组治疗的基础上加用中药复方芪术二根汤水煎剂口服治疗,两组均治疗一个疗程 4 周,一个疗程结束后,统计结果,评定疗效。观察指标包

①　王晓勇.平鼓利水汤治疗脾肾阳虚型肝硬化腹水的临床疗效观察[D].太原:山西中医药大学,2020.
②　孙传秀.芪术二根汤治疗肝硬化腹水阴虚血瘀证的临床研究[D].济南:山东中医药大学,2018.

括临床症状体征、平均 24 h 尿量、体重、腹围、腹水消退时间、肝功能、肾功能、凝血系列及腹部 B 超等。结果：疗程结束后，试验组总有效率为 93.33%，对照组总有效率为 83.33%，两组比较，$P < 0.05$，有显著差异。结论：在西医规范化治疗的基础上联合中药复方芪术二根汤治疗阴虚血瘀型肝硬化腹水疗效确切，能有效改善患者症状体征，提高生活质量，无副作用，安全性高。

3. **椒目丸** 孙玉信拟椒目丸，药用椒目 30 g，葶苈子 30 g，大黄 10 g，防己 15 g，黄芩 10 g，厚朴 15 g，枳实 15 g，半夏 10 g，白芍 30 g，柴胡 10 g，甘草 6 g，具有分消水饮、通腑泄热之功。巴文晓[1]将符合纳入标准的患者 60 例，随机分为治疗组和对照组，两组 60 例患者均采用西医治疗肝硬化腹水常规方法，治疗组在对照组的基础上加用椒目丸治疗，总疗程为 4 周。在治疗结束后，分别观察分析治疗前后腹水消退情况、中医证候总积分、肝功能、肝门静脉内径、体重、腹围、肝硬化 Child-pugh 分级以及 24 h 出水量的变化，评价椒目丸的临床疗效。

在治疗结束后，对两组患者腹水量的疗效、中医证候积分的疗效、肝功能的疗效进行比较，经统计学分析，差异皆具有统计学意义（$P < 0.05$）。结论：椒目丸配合西医常规治疗较单独使用西医常规治疗能更加有效地减少患者的肝硬化腹水，缩小腹围，减轻体重，改善患者的临床症状，促进肝功能的恢复，临床综合疗效优于对照组。

4. **中满分消丸** 中满分消丸为治疗中满热胀、鼓胀、气胀、水胀的方剂，出自李东垣《兰室秘藏》，由黄芩、黄连、姜黄、白术、人参、甘草、猪苓、茯苓、缩砂仁、枳实、半夏、厚朴、干生姜、知母、泽泻、陈皮等组成，具有健脾和胃、清热利湿、消胀除满之功。赵侠[2]对中满分消丸（汤剂）加减治疗肝硬化腹水（湿热蕴结证）进行临床观察，将 60 例肝硬化患者随机分成两组，治疗组与对照组各 30 例。对照组：给予限制钠水的摄入，注射用还原型谷胱甘肽钠静脉滴注，补充白蛋白，利尿剂，纠正电解质紊乱等对症支持治疗。治疗组：在对照组治疗的基础上，加用中满分消丸加减中药汤剂口服。两组均以 2 周为 1

① 巴文晓. 椒目丸治疗肝硬化腹水（水热互结证）的临床研究[D]. 郑州：河南中医药大学，2018.

② 赵侠. 中满分消丸（汤剂）加减治疗肝硬化腹水（湿热蕴结证）的临床观察[D]. 长春：长春中医药大学，2013.

个疗程,共治疗2个疗程。疗效显示:治疗组30例患者,显效24例(80%),有效5例(17%),无效1例(37%),总有效率为97%;对照组30例,显效16例(53%),有效12例(40%),无效2例(7%),总有效率为93%,经统计学分析,治疗组疗效优于对照组($P<0.05$)。两组比较,治疗组显效率及总有效率均高于对照组。临床加用中药在促进腹水消退及改善中医症状方面疗效显著,并且在肝功能改善上也优于对照组。结论:中满分消丸(汤剂)加减治疗肝硬化腹水(湿热蕴结证)的优势明显,疗效确切、安全。

二、现代名家臌胀治方

1. 温肾理中汤《首批国家级名老中医效验秘方精选·续集》

【方药】茯苓12 g,白芍、干姜、党参、白术各9 g,或理中汤(党参9 g)加猪苓、泽泻各12 g,枳实、沉香、三七、琥珀各9 g。

【主治】腹水证。

【按】此方具有温肾理中行水、行气活血化瘀之功效,主治以脾肾阳虚为病机重点的腹水证(腹胀大而形寒肢冷,腰酸足肿,倦息乏力,口淡不渴,食少便溏,尿少或清长,舌淡苔白滑,脉沉迟)。外用甘遂末5～10 g,蜜调敷脐上,纱布盖并用胶布固定,使腹水从二便出,虚实兼顾,标本同治。

2. 五子五皮饮《方剂心得十讲》

【方药】五皮饮改茯苓皮30～45 g,大腹皮15 g,另加炒紫苏子、炒莱菔子、葶苈子各9 g,槟榔、水红花子各9～12 g。

【主治】早期肝硬化腹水、心脏性腹水。

【按】此方用于治疗水臌,对消除腹水有较好效果。有时亦可加冬瓜皮40 g,抽葫芦30～40 g,广木香6 g,香附10 g,以加强行气消胀之力。

3. 通关丸加味《首批国家级名老中医效验秘方精选》

【方药】知母、黄柏各10 g,肉桂3 g,加泽泻12 g,桃仁、台乌药各10 g,石菖蒲5 g。

【主治】慢性肾功能不全、肝硬化腹水、前列腺增生等。

【按】此方具有清热利湿、行气活血、消水排尿之功效,主治慢性肾功能不全、肝硬化腹水、前列腺增生等疾病导致的腹胀溲少,甚或尿闭之症,确可起到促进排尿的效果。

4．软肝汤《名医名方录》

【方药】生大黄6～9 g，桃仁、丹参、炮山甲、鳖甲各9 g，䗪虫3～9 g，黄芪9～30 g，白术15～60 g，党参9～15 g。

【主治】癥瘕，积聚，胁痛，臌胀（早期肝硬化，轻度腹水）。

【按】本方可疗癥瘕、积聚、胁痛、臌胀（早期肝硬化，轻度腹水）等疾。

5．软肝煎《国医大师邓铁涛经验良方赏析》

【方药】太子参30 g，白术15 g，茯苓15 g，川萆薢10 g，楮实子12 g，菟丝子12 g，鳖甲30 g（先煎），䗪虫3 g（研末冲服），丹参18 g，甘草6 g。

【主治】肝硬化（癥瘕、臌胀）。

【煎服法】每剂药水煎2次，每日2服，禁忌油腻、辛辣，戒烟酒。加减方：酒精中毒性肝硬化加葛花30 g，肝炎后肝硬化加黄皮树叶30 g，门脉性肝硬化，若硬化较甚加炒穿山甲（代）10 g，牙龈出血者加紫珠叶30 g，阴虚者去川萆薢，加怀山药15 g、石斛12 g；黄疸者加地耳草30 g；白蛋白低可用鳖甲500 g，怀山药30 g，薏苡仁15 g，每周1次或10日1次。

6．逍遥散加味《名医名方录》

【方药】柴胡、白芍各15 g，白术、茯苓各12 g，当归10 g，甘草6 g，加糯米草根、麦芽各30 g，鸡矢藤、莪术各15 g，红参、桃仁各10 g。

【主治】慢性肝炎，肝硬化。

【按】此方具有调和肝脾、益气养血、活血化瘀之功效，主治慢性肝炎及早中期肝硬化尚未并发出血、高热、昏迷、呕吐、腹泻者。

7．臌胀方《国医大师周仲瑛经验良方赏析》

【方药】黄芪20 g，白术10 g（焦），猪苓20 g，泽兰10 g，路路通10 g，防己10 g，稽豆衣10 g，蟾皮5 g（炙），椒目3 g，葶苈子10 g，马鞭草20 g。

【主治】腹胀膨满如鼓。

【按】药用黄芪益气补脾；白术、茯苓健脾化湿；稽豆衣、楮实子养肝利水；泽兰、马鞭草化瘀行水；葶苈子下气行水；沉香化气利水；椒目、防己利水祛浊。标本合治而腹水消退。

8. **腐泔猪胆方**《《名医特色经验精华》） ·····················

【方药】鲜苦猪胆一个,豆腐浆一大碗。

【主治】肝硬化腹水。

【制服法】将豆腐浆加热后,搅入猪胆汁饮之。如无鲜猪胆,用干者置温水中泡开亦可用。豆腐浆即腐泔,系指豆汁用卤水点过成脑状之后,在筐中轧榨时所滤下的水。

9. **和中丸**《《内科纲要》） ·····················

【组成】白术陈土炒,四两,扁豆炒,三两,茯苓一两五钱,枳实麸炒,二两,陈皮三两,神曲炒黑,麦芽炒,山楂炒,香附姜汁炒,各二两,砂仁一两五钱,半夏姜汁炒,一两,丹参二两,酒炙,五谷虫三两,酒拌炒焦黄色,荷叶一枚。

【主治】臌胀。

【用法】水煎服。

10. **大戟甘遂牵花散**（沈全鱼、吴玉华《鼓胀》） ·····················

【组成】制大戟、制芫花、制甘遂、生熟二丑各等分。

【主治】水鼓。症见腹大坚满,脘腹撑急,腹壁脉络怒张,脐突,小便短少而赤,形体消瘦,或面目身黄,舌苔黄腻,脉象满数。

【用法】焙干共研细末,装入胶囊内或将药面加入荞面内做成熟食服之。每次服 1.5～4 g,一般只服一次,不宜连续服用。

11. **补气通络利水汤**（沈全鱼、吴玉华《鼓胀》） ·····················

【组成】丹参 30 g,茵陈 20 g,郁金 10 g,板蓝根 12 g,生黄芪 30 g,木通 10 g,白茅根 30 g,地龙 10 g,王不留行 30 g,熟大黄 6 g,草河车 10 g,连翘 10 g,白术 10 g,厚朴 10 g,太子参 15 g。

【主治】水鼓。症见肚腹胀大,不甚坚硬,形体消瘦,面色黯而不泽,或面目身黄不鲜明,精神不振,小便短少,舌淡苔腻,脉沉濡。

【用法】水煎服。

12. **补气健脾利水汤**（沈全鱼、吴玉华《鼓胀》） ·····················

【组成】太子参 15 g,生黄芪 30 g,生白术 30 g,茯苓皮 30 g,当归 10 g,何首乌 30 g,丹参 30 g,郁金 10 g,车前子 30 g,白茅根 20 g,冬瓜皮 15 g。

【主治】水鼓。症见肚腹胀大如鼓,脘腹撑急,肢体水肿,小便短少,面黄肌瘦,大便溏或完谷不化,精神不振,舌淡苔白,脉象沉细。

【用法】水煎服。

13. 行气利水治鼓汤(沈全鱼、吴玉华《鼓胀》)

【组成】沉香6g,木香6g,厚朴10g,大腹皮10g,藿香10g,白通草30g,车前子30g,云茯苓30g,白茅根15g,熟大黄10g,茵陈30g,丹参20g,郁金10g,桂枝10g,紫苏子10g。

【主治】气鼓或水鼓。症见肚腹胀大,叩之如鼓,脘腹撑急,饮食减少,小便短少,舌淡苔白,脉象沉弦。

【用法】水煎服。

14. 化石活血利水汤(沈全鱼、吴玉华《鼓胀》)

【组成】茵陈30g,金钱草30g,鸡内金10g,丹参30g,郁金10g,柴胡10g,广木香6g,大黄10g,活金银花15g,木通10g,车前子30g,鹿角霜30g,功劳叶12g。

【主治】水鼓。症见面目身黄,肚腹胀大,脘腹撑急,胁下癥块坚硬疼痛,小便短少而黄,舌苔黄腻,脉象弦滑。

【用法】水煎服。

15. 滋阴补气利水汤(沈全鱼、吴玉华《鼓胀》)

【组成】太子参15g,生黄芪30g,山茱萸15g,五味子12g,楮实子12g,女贞子10g,生地10g,茵陈30g,丹参30g,郁金10g,白茅根15g,车前子30g,白通草30g。

【主治】水鼓。症见肚腹胀大,下肢水肿,小便短少,形体消瘦,腰背酸困,午后发热,五心烦热,衄血,舌质红,脉细数。

【用法】水煎服。

16. 益气通络治鼓汤(沈全鱼、吴玉华《鼓胀》)

【组成】一方:茵陈30g,金钱草30g,白通草80g,白茅根40g,王不留行30g,丝瓜络15g,车前子30g。

二方:太子参20g,生黄芪30g,生白术30g,丹参20g,郁金10g,厚朴15g,熟大黄8g,草河车12g,砂仁10g,栀子10g,胡黄连10g,木瓜15g。

【主治】水鼓。症见肚腹胀大,腹壁青筋怒张,胁下癥块,小便短少,形体消瘦,衄血,舌有瘀斑,脉象沉弦细。

【用法】先煎一方 40 min 后取汁,用一方药汁再煎二方的药 50 min 后取汁,一日内分 6 次服完。

三、现代臌胀用药

(一)辨病选药

(1)能降低 ALT 的药物有五味子、龙胆草、黄柏、栀子、大黄、半枝莲、蒲公英等。

(2)能降低胆红素,有退黄作用的药物:茵陈、栀子、郁金、金钱草等。

(3)提高白蛋白,降低球蛋白、调节蛋白倒置及促进蛋白合成作用的药物:党参、黄芪、白术、山药、黄精、当归、甲珠、鸡血藤等。

(4)有软缩肝脾肿大作用的药物:丹参、鳖甲、桃仁、红花、凌霄花、甲珠、泽兰叶、夏枯草。

(5)有升提血小板及红细胞作用的药物:何首乌、阿胶、龟板胶、鹿角胶、桑椹、当归、鸡血藤、熟地、生黄芪、大枣等。

(6)有利水作用的药物:车前子、生白术、生黄芪、大腹皮、白茅根、白通草、木通、猪苓、茯苓皮等。

(二)名家经验

1. **关幼波** 关幼波指出,本病属本虚标实,单纯攻法有失整体治疗精神,为医家所忌,故常用以下方药临证加减以痊病家,如生黄芪、当归、白术、茯苓、白芍、木瓜、杏仁、橘红、赤芍、泽兰、丹参、藕节、香附、腹皮、茵陈、车前、生姜等。(《名医特色经验精华》)

2. **邓铁涛** 邓铁涛指出,鼓胀病属难治,但难治之中亦有能治愈者。此病维护肝阴很重要,养护肝肾之阴,可采用龟甲、鳖甲、石斛之类为佳,不宜过于滋腻;若属脾阳虚之鼓胀,高丽参、陈皮、人参、白术、茯苓、甘草、楮实子、菟丝子、丹参、何首乌;多见夹瘀,祛瘀用药宜选择,量亦要适度,邓铁涛喜用茜草、三七、郁金,三者选其一二,量不过 10 g。(《国医大师邓铁涛经验良方赏析》《名医特色经验精华》)

3. **秦伯未** 秦伯未提出肝硬变的病名,因为症状的合并发现,每一症状可以用多种方法,尤其是每一种药有多种效能,通过配合后又会产生不同的作用,故虽然分类,不能孤立来看。其指出中医治疗该病的一般法则和药物:① 疏肝:如柴胡、郁金、香附、枳壳、青皮、陈皮。② 和络:如橘络、丝瓜络、参三七、赤芍、丹参、川芎。③ 消癥:包括行气如沉香、厚朴、木香、枳实;祛瘀如红花、桃仁、五灵脂、穿山甲、三棱、莪术、虻虫、水蛭;镇痛如延胡索、川楝子、乳香、没药。④ 退黄:如茵陈、栀子、黄柏、薏苡仁。⑤ 利尿:如车前子、泽泻、猪苓、木通、赤茯苓、白茯苓、大腹皮、冬瓜仁、萹蓄、瞿麦、海金沙、蝼蛄。⑥ 泻水:如甘遂、大戟、芫花、葶苈、商陆、黑白丑、槟榔、大黄、巴豆霜。⑦ 扶正:包括补气如人参、党参、黄芪、紫河车;养血如当归、白芍、阿胶;回阳如附子、肉桂、川椒;滋阴如鳖甲、地黄、麦冬;健脾胃如苍术、白术、炙甘草、半夏、砂仁、豆蔻、红枣。(《秦伯未医文集》)

4. **顾丕荣** 顾丕荣指出本病的治法,必须三阴同治,其用药经验如下:重用参、术以健脾,归、芍、枸杞、何首乌以养肝,地黄丸、肾气丸、淫羊藿、苁蓉以补肾,结合临床,随证加减。利水加防己、商陆、牛膝、车前子、泽泻、椒目;消胀加地骷髅、腹皮子、中满分消丸、大温中丸、小温中丸;逐水加腹水草、葶苈子、牵牛子、大黄、郁李仁;理气加莪术、木香、乌药、沉香;化瘀加桃仁、赤芍、三棱、䗪虫、参三七;软坚加鳖甲、牡蛎、海藻、石见穿。(《名医特色经验精华》)

5. **赵绍琴** 赵绍琴在治疗鼓胀中,其主要采用疏肝调郁为主,配合活血化瘀、咸寒软坚、调整阴阳,有步骤、分阶段进行治疗,常用方药如下:① 疏肝调郁:柴胡、黄芩、赤芍、蝉蜕、僵蚕、片姜黄、杏仁、焦麦芽。② 活血化瘀:牡丹皮、栀子、赤芍、白芍、郁金、杏仁、茜草、旋覆花、白头翁、焦三仙等。③ 养血活血兼以软坚化瘀:鳖甲、牡蛎、当归、生地、川芎、白芍、郁金、杏仁、旋覆花、益母草、茜草。(《名医特色经验精华》)

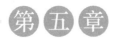

其他特色疗法

第一节 针 法

针法古称"砭刺"，是用针刺治病的方法，又称"刺法"。针法是利用不同的针具，在人体一定的部位上，施以不同的手法，或刺入机体，或叩击体表，给予一定的刺激，激发经络之气，来调整机体的功能。针刺治疗是治疗臌胀的方法之一，在《内经》中就已明确了这一治法，《素问·水胀》："黄帝曰，肤胀、臌胀可刺邪？岐伯曰：先泻其胀之血络，后调其经，刺去其血络也。"指出肤胀和臌胀治疗方法都须先泻之，后分经调之，即先去血络之邪，急则治其标，以祛邪为先，后依据病之虚实进行调治，再根据按经论治的方法，刺去血络。

又如《内经》中采用针刺足三里治疗胀病之法，《素问·胀论》："三里而泻，近者一下，远者三下，无问虚实，工在疾泻。"杨上善《黄帝内经太素》在注解《内经》时指出，所谓"无问虚实，工在疾泻"，"初病未是大虚，复取三里，故工在疾泻。若虚已成，又取余穴，虚者不可也"。后世医家采用针刺治疗臌胀的论述多有记载，内容如下。

一、古代文献摘录

《肘后备急方·治卒大腹水病方》："若唯腹大，下之不去，便针脐下二寸，入数分令水出孔合，须腹减乃止。"

《备急千金要方·心腹》："太白、公孙，主腹胀，食不化，鼓胀，腹中气大满。"

《针灸资生经·鼓胀》："神阙、公孙，治腹虚胀如鼓。水分，治腹坚如鼓，《明下》云疗鼓胀。复溜，治腹中雷鸣，腹胀如鼓，四支肿十水病。章门，疗身黄羸瘦，四支怠惰，腹胀如鼓，两胁积气如卵石。中封、四满，主鼓胀……甄权云：分水主鼓胀肠鸣（水肿）。"

《神应经·腹痛胀满部》："鼓胀，复溜、中封、公孙、太白、水分、三阴交。"

《神应经·肿胀部》："鼓胀，复溜、公孙、中封、太白、水分。"

《针灸聚英·腹痛胀满》："鼓胀复溜与公孙，中封太白三阴交，更兼一穴是水分……胸腹膨胀气鸣疾，合谷三里期门高。"

《古今医统大全·针灸直指》："[鼓胀]上脘、三里、章门、期门、阴谷、关元、脾俞、承满宜刺。"

《医学纲目·脾胃部·小腹胀》："胀有七法，其一取血络……其二取胃……其三取脾……其四取肾、膀胱……其五取三焦委阳穴……其六取肺……其七取厥病成胀。"

《医学纲目·脾胃部·小腹胀》："[《秘》]鼓胀之状，腹身皆大，脐上下左右各刺二寸二分。中脘、通关、三里手。肤胀之状，空而不坚，腹身尽肿，按之陷而不起：太白、公孙、复溜、绝骨、三里、分水。"

《医学纲目·脾胃部·小腹胀》："[《玉》]腹胀，分水二寸半、气海、三里、三阴交、人中。腹胀并两足有水：内庭五分，泻灸、临泣三分，泻。用香油抹穴，可出一身之水。"

《医学纲目·脾胃部·小腹胀》："[《摘》]腹暴胀，按之不下，中脘、气海、三里。""[世]单蛊胀，气喘，水分在分水旁各一寸半，针入二寸半，灸五十壮。""又法：分水、三里、行间、内庭、右关、气海各灸二七壮。"

《医学纲目·脾胃部·小腹胀》："[东]腹胀脐突，缺盆中满，尻腰肿，大敦、天牖、昆仑。"

《医学入门·经络》："复溜，内踝后上二寸动脉中。针三分，灸五壮。主目昏，口舌干，涎自出，腹鸣鼓胀，水肿；视溺青赤黄白，青取井，赤取荥，黄取俞，黑取合；血气泄后肿，五淋，小便如散火，骨寒热，汗注不止，腰脊痛不可起坐，脚后廉急不可前却，足跗上痛，风逆四肢废。"

《医学入门·经络》："阴陵泉，膝下内侧辅骨下陷中，曲膝取之。针入五分，禁灸。主心下满，寒中腹胀胁满，腹中水气，喘逆，霍乱暴泄，足痛腰痛，小腹坚急，小便不利；又治遗尿失禁，气淋。妇人疝、瘕癥同地机。"

《杨敬斋针灸全书》："臌胀，中管、气海、天枢、期门、肩井、支沟、足三里、内庭、三阴交。"

《针灸大成·治癥总要》："单蛊胀，气海、行间、三里、内庭、水分、食关。"

《针灸大成·治癥总要》："双蛊胀，支沟、合谷、曲池、水分。"

《针灸大成·治癥总要》："此症本难疾治，医者当详细推之。三里、三阴交、行间、内庭。"

《古今图书集成医部全录》:"三里及章门、京门、厉兑、内庭、阴谷、络郄、昆仑、商丘、曲泉、阴陵泉,主腹胀满,不得息。又云:阴陵泉,主腹中胀,不嗜食,胁下满,腹中盛水胀逆,不得卧。又云:商丘,主腹中满,响响然不便,心下有寒痛。"

《医宗金鉴·刺灸心法要诀》:"行间穴治儿惊风,更刺妇人血蛊癥,浑身肿胀单腹胀,先补后泻自然平。[注]行间穴,主治小儿急慢惊风,及妇人血蛊癥瘕,浑身肿,单腹胀等证。针三分,留十呼,灸三壮。"

《医宗金鉴·刺灸心法要诀》:"足三里治风湿中,诸虚耳聋上牙疼,噎膈鼓胀水肿喘,寒湿脚气及痹风。[注]足三里穴,治中风,中湿,诸虚,耳聋,上牙疼,水肿,心腹鼓胀,噎膈哮喘,寒湿脚气,上、中、下三部痹痛等证。针五分,留七呼,灸三壮。此穴三十外方可灸,不尔反生疾。"

《医宗金鉴·刺灸心法要诀》:"气海主治脐下气,关元诸虚泻浊遗,中极下元虚寒病,一切痼冷总皆宜。[注]气海穴,主治一切气疾,阴证痼冷及风寒暑湿,水肿,心腹鼓胀,诸虚,癥瘕等证。针八分,灸五壮。"

《医宗金鉴·刺灸心法要诀》:"天枢主灸脾胃伤,脾泻痢疾甚相当,兼灸鼓胀癥瘕病,艾火多加病必康。[注]天枢穴,主治内伤脾胃,赤白痢疾,脾泻及脐腹鼓胀,癥瘕等证。针五分,留七呼,灸五壮。《千金》云:魂魄之舍不可针,孕妇不可灸。"

《勉学堂针灸集成·杂病篇针灸》:"(胀满)腹中膨胀,取内庭。水蛊,取偏历。鼓胀,取脐上下,左右各刺二寸二分。单鼓胀取水分,针入一寸半或灸五十壮。胀满,取足三里泻之。凡胀皆取三里,是胀之要穴也,又取中脘、气海,或针或灸。"

《勉学堂针灸集成·肿胀》:"(肿胀)浮肿及鼓胀,脾俞、胃俞、大肠俞、膀胱俞、水分、中脘针、下三里、小肠俞、三阴交。"

《勉学堂针灸集成·肿胀》:"浮肿鼓胀乃脾胃不和,水谷妄行皮肤,大小便不利之致也。方书云:针水分,水尽则毙。然而水胀甚则不能饮食,腹如抱鼓,气息奄奄,心神闷乱,死在顷刻,当其时若不救急,则终未免死亡。愚自臆料以谓等死,莫如救急,针水分,出水三分之二,胀下至脐,未至脐水,急用血竭末或寒水石末涂敷针穴,即塞止水,未针之前预备急用。如无血竭,即以槐花炒黄不至过黑作末,以热手满握敷贴,慎勿动手,移时成痂乃塞止水,且百草霜末敷接亦能止水。出水三日,观风稍歇便治上诸穴,效。"

二、现代临床处方

石学敏处方

【处方】中脘、天枢、气海、足三里。气臌加膻中;血臌加膈俞;水臌加水分、阴陵泉;虫臌加四缝;食臌加肝、胆、脾、胃俞。

【方解】中脘、天枢、气海可理气和中,足三里为治腹部疾患效穴;膻中为气之会穴,调理气机;膈俞为血之会穴,活血化瘀;水分、阴陵泉以健脾利湿;四缝为驱虫效穴;肝、胆、脾、胃俞疏肝胆之气机,增强脾胃消化功能。

【操作】水分向下斜刺2～3寸,施捻转之泻法,留针20 min。四缝直刺1～2分,留针10～20 min,留针时复加捻转。其他诸穴施捻转或提插相结合手法,根据病情实则泻之,虚则补之。

【分证】

(1) 气臌:腹部膨隆、膜胀、肤色不变,按之陷而即起,恼怒后胀势更剧,嗳噫或转矢气则舒,腹部叩之如鼓,脘胁痞满,小便短黄,大便不爽或秘结,苔薄白,脉弦细。

治法:疏肝理气,和中消胀。取足厥阴、阳明、任脉经穴。针宜泻法。

处方:膻中,中脘,气海,足三里,太冲。

方义:治疗气臌以理气为主,故本方取膻中理上焦之气,中脘疏中焦之气,气海调下焦之气。因气滞由肝郁所致,故取肝原太冲疏肝解郁。木郁则土郁,故取足三里和胃消胀。

随证选穴:便秘加腹结;胁痛加阳陵泉、支沟;尿黄加阴陵泉。

(2) 水臌:腹部胀大如蛙,皮肤光亮,按之凹陷,移时方起,或有下肢水肿,脘腹胀满,面色滞黄,怯寒,神倦,小便不利,大便溏薄,苔白腻,脉象沉缓。

治法:健脾益肾,调气行水。取足太阴、少阴、任脉经穴为主,背俞为辅。针用泻法,背俞、水分宜灸。

处方:脾俞,肾俞,水分,复溜,公孙。

方义:水分是消腹水的要穴。脾主运化水湿,肾主开阖水道,故取脾俞、公孙健脾理气以化水湿,肾俞、复溜温补肾气以开水道。脾肾之气健旺,则湿化水行而肿胀自消,"治水者,当兼理气,盖气化水自化也"。

随证选穴:大便溏薄加天枢、上巨虚;怯寒灸命门、气海俞。

(3)血臌:脘腹胀大坚硬,脐周青筋暴露,胁下癥结,痛如针刺,皮肤甲错,面色黄滞晦暗,或见赤丝缕缕,头颈胸臂可出现血痣,潮热,口干不欲引饮,大便或见黑色,舌质紫暗,或有瘀斑,脉细弦或涩。

治法:疏通肝脾,活血化瘀。取肝脾募穴及任脉经穴为主。针用泻法。

处方:期门,章门,石门,三阴交。

方义:血臌多由胁下癥结演变而成,胁下癥结属肝脾疾患,故取肝募期门和脾募章门疏通二脏的气血。腹为阴,三阴交是足三阴经交会的枢纽,配石门有活血化瘀、通脉散结之效。

随证选穴:胀满加梁门;黄疸加阳纲、腕骨;潮热加太溪、膏肓。

三、其他针法

1. **耳针疗法**　耳针疗法是基于中医理论与经络、脏腑的密切关系和生物全息理论,在相应的耳穴上采用针刺或其他方法进行刺激耳部穴位以防治疾病的方法。

(1)处方一:神门,内分泌,肾俞,肝区,膀胱。

操作:埋皮内针,每次用1~2个穴,配合体针疗法。

(2)处方二:肝,肾,胰,大肠。

操作:刺法,中等刺激。每次取2~3穴,留针10~20 min,隔日1次,10次为1个疗程。

(3)处方三:肝、脾、食道、贲门、角窝中、肾、屏间、焦、肝阳、大肠、小肠。

操作:每次选3~4穴,局部严格消毒,选用0.5寸毫针直刺0.2~0.3寸,得气后留针1 h,两耳交替使用。每日1次,10次为1个疗程。此法适用于各型臌胀的辅助治疗。

2. **电针疗法**　电针疗法是指针刺得气后,在针柄上接通电针仪器,输出接近人体生物电的微量脉冲电流,利用毫针和电流两种刺激相结合,作用于经络穴位,以防治疾病的一种方法,简称电针。

【**处方**】足三里,阴陵泉,三阴交,委阳。

【操作】分两组，一组取足三里、三阴交，一组取三阴交、委阳，每次用一组，通电使患者产生能耐受的酸麻感，持续 10～20 min。

3. **穴位注射法**　穴位注射法又称水针疗法，是将适量中西药物的注射液注入一定穴位，通过针刺与药物对穴位的双重刺激作用，以达到防治疾病的方法。

处方：水分、气海、水道、肾俞、三焦俞、阴陵泉、足三里、三阴交、曲泉、阴郄。

操作：每次选 2～4 穴，用丹参注射液或维生素 B_1、维生素 B_{12} 等，进行穴位注射，可 1 种药单独注射或几种药交替注射，每穴 2 mL。每日 1 次，2～3 周为 1 个疗程。适用于各型臌胀的辅助治疗。

第二节　灸　法

灸法古称"灸焫"，是用艾灸治病的方法，借灸火热力通过经络腧穴，给人体以温热刺激，以达到防治疾病目的。此法具有温经散寒、扶阳固脱、消瘀散结、防病保健的作用。灸法治疗臌胀的古医籍资料整理如下。

一、古代文献摘录

《千金翼方》卷二十八："鼓胀，灸中封二百壮。"

《外台秘要》："脐中，神阙穴也，一名气舍，灸三壮……甄权云：主水肿臌胀，肠鸣状如雷声。"

《铜人腧穴针灸图经·腹部中行》："（水分）治腹坚如鼓，水肿肠鸣，胃虚胀不嗜食……若水病灸之大良，可灸七壮至百壮止。禁不可针，针水尽即毙。"

《扁鹊心书·窦材灸法》："水肿臌胀、小便不通，气喘不卧，此乃脾气大损也，急灸命关二百壮，以救脾气，再灸关元三百壮，以扶肾水，自运消矣。"

《扁鹊心书·内伤》："虚劳、臌胀、泄泻等证，急灸中脘五十壮，关元百壮，可保全生。"

《仁斋直指方论·附诸方》："水分一穴（在脐上一寸，灸七壮，疗腹肿不能食，若是水病，灸大良），神阙一穴（当脐中灸三壮，主水肿、鼓胀、肠鸣如流水之声），石门一穴（在脐下二寸，灸七壮，主水胀，水气行皮中，小便黄，气满），三里二穴（在膝下三寸，所外廉两筋间，灸七壮，主水腹胀皮肿），水沟（名人中，在鼻柱下，灸三壮，主水肿，人中满）。"

《类经图翼·臌胀》："水沟（三壮），水分（灸之大良），神阙（三壮，主水臌甚妙），膈俞，肝俞，脾俞，胃俞，肾俞，中脘，气海（气胀，水臌，黄肿），阴交（水肿），石门（水肿，七壮），中极（水胀），曲骨（水肿），章门（石水），内关，阴市（水肿），阴陵泉（水肿），足三里，复溜，解溪（虚肿），中卦，太冲，陷谷（水肿），然谷（石水），照海，公孙（以上诸穴，挥宜用之）。""血臌，膈俞，脾俞，肾俞，间使，足三里，复溜，行间。""单腹胀，肝俞，脾俞，三焦俞，水分，公孙，大敦。"

《采艾编翼·鼓胀》："鼓胀，（治）上脘，期门，章门，建里，关元，脊中十一节陷分左右灸，脾俞，绝骨，复溜。"

《针灸逢源·经穴考证》："神阙一名气舍，在当脐中。禁针。针之，脐中恶疡溃，尿出者死。灸止百壮。用炒盐纳脐中，上加厚姜一片盖定，方着艾炷，或以川椒代盐亦可。治水肿鼓胀，肠鸣泄泻，小儿风痫脱肛。"

《神灸经纶·身部证治》："鼓胀灸治，太白，水分，气海，足三里，天枢，中封。又法，先灸中脘七壮，引胃中生发之气上行阳道。""血鼓，膈俞，脾俞，肾俞，间使，足三里，复溜，行间。""单鼓胀，肝俞，脾俞，三焦俞，水分，公孙，大敦。"

《灸法秘传·臌胀》："臌胀在上，灸于上脘；在中，灸于中脘；在下，灸于下脘，或灸气海。至若胀及两胁者，灸于期门。胀及腰背者，灸于胃俞。胀至两腿者，灸足三里。胀至两足者，灸行间可也。"

二、现代临床处方

臌胀是因情志内伤、酒食不节、劳欲过度、黄疸积聚失治、感染血吸虫等病因所造成的肝脾肾功能障碍，出现肝气郁滞、血脉瘀阻、水湿内停等病理变化而形成。临床以气臌、水臌、血臌见证，针对不同的临床证型，采用以下灸法对症治疗。

1. 气臌

【治法】疏肝和胃，行气消胀。取足厥阴经、足阳明经、任脉穴及背俞穴。

【处方】足三里、太冲、大肠俞、气海、中脘。

【灸法】温和灸：每穴灸 10～15 min，每日灸 2 次，10 日为 1 个疗程。艾炷灸：每穴灸 5～7 壮，每日灸 1 次，10 次为 1 个疗程。温针灸：留针 20～30 min，每日针灸 2 次，10 日为 1 个疗程。

2. 水臌

【治法】补益脾肾，化湿利水。以足太阴、足少阴经及任脉穴为主，背俞穴为辅。

【处方】脾俞、肾俞、阴陵泉、水分、复溜。

【灸法】艾炷灸：每穴灸 3～9 壮，每日灸 1 次，10 日为 1 个疗程。温针灸，留针 20～30 min，每日针灸 2 次，10 日为 1 个疗程。

3. 血臌

【治法】活血化瘀，通络散结。以肝脾募穴及任脉穴为主。

【处方】期门、章门、石门、痞根、三阴交。

【灸法】温和灸：每穴灸 20 min，每日灸 1～2 次，10 日为 1 个疗程。隔姜灸：每穴灸 3～9 壮，每日灸 1 次，10 次为 1 个疗程。瘢痕灸：每次选 1～2 个穴位，每穴灸 5～9 壮，每日灸 1 次，5 次为 1 个疗程，艾炷如豌豆大或枣核大。温针灸：留针 20～30 min，每日针灸 1 次，10 日为 1 个疗程。

第三节 外治法

中医外治法是与内服药物治病相对而言的一种治疗方法，是泛指除口服药物以外，施于体表或从体外进行治疗的方法。因臌胀晚期体质羸弱，血水瘀积，攻补两难，故古今针对臌胀的治疗亦常选用外治法治疗本病，如采用脐疗、熏蒸、熨法等。外治法选药尽管大多峻猛，但损耗正气较少，又具逐水之效，故应引起临床重视。

一、脐疗法

脐疗是中医外治法之一，为贴敷疗法的一种，是指采用将药物做成适当的剂型（如糊、散、丸、膏等）敷于脐部，或在脐部给予某些物理刺激（如艾灸、针刺、热熨、拔罐等）以治疗疾病的方法，又称熏脐法、熨脐法、炼脐法、温脐法。

（1）用麝香 0.1 g，白胡椒粉 0.1 g，拌匀，水调呈稠糊状，敷脐上，用纱布覆盖，胶布固定，2 日更换 1 次，有温中散寒、理气消胀之功。适用于寒湿困脾证。

（2）大蒜、田螺、车前子各等分，熬膏，贴于脐上，2 日 1 次。可利水消胀。

（3）阿魏、硼砂各 30 g，共为细末，用白酒适量调匀，敷于患者脐上，外用布带束住，数日一换。有软坚散结之效。

（4）臌胀方：大蒜、胡葱、车前子、白芥子、田螺，共打浆贴脐上。

（5）红商陆根，捣烂，贴脐上以布固定，用于水臌水邪壅盛。

（6）大蒜头、车前草各五钱，捣烂，贴脐上，一日一换。适用于气滞湿阻之水臌。

（7）将甘遂沫 10 g 加醋调成膏状，清洁脐部，将药物厚薄均匀涂抹于美敷敷贴中间，将敷贴敷于脐上，每次 30 min，早晚各 1 次，10 日为 1 个疗程，共 3 个疗程。

二、熨法

熨法是中医外治法之一，即用布包裹炒热的药物或用特制的熨引器或药物直接接触，以热熨、冷熨或冷热熨等方法作用于人体的某些部位，用以治疗风、寒、湿痹，脘腹冷痛等证，称为药熨。主要利用热的物理作用，使患部微血管扩张，血流增速，痉挛之肌肉松弛，风寒外邪外泄，组织肿胀消退，达到消炎止痛、解痉通络、温运脾胃理气止痛的作用。若用药物熨，则应根据不同的病症选择相应的药物。

《世医得效方·大方脉杂医科·胀满》：治腹胀紧如鼓，涩如木皮样。

杜乌药、荆芥、苍术、荫草、山茵陈、夏蚕沙、松毛、樟根叶、北蒜、螃蜥叶、橘叶、椒目乌豆、赤豆、藋各等分。

上锉细，分作二次炒热，以布袋盛熨肿处，冷又炒，熨三四十度。或后用煎水熏洗，或服神保圆，微溏泄，去其气。

三、熏蒸法

熏蒸法是将中药煎汤，借助药力和热力，在皮肤或患处进行熏蒸、熏洗，促使腠理疏通、脉络调和、气血流畅，从而达到防治疾病的治法。

《近代中医珍本集》：洗臌胀方。生姜、葱各二斤，烧水煮缸内，人坐上熏洗。

第四节　推 拿 按 摩

推拿按摩是用手法作用于患者体表的特定部位或穴位，以治疗疾病的一种疗法，具有简便、安全、不良反应少、损伤小、疗效好等特点。通过推拿按摩，可以舒筋通络、解痉止痛、调理气血、舒缓情志。

一、古代文献相关记载

《古今医统大全·胀满门·导引法》："一法，蹲坐住心，卷两手发心向下，左右手摇臂，递互欹身尽膊势，卷头筑肚，两手冲脉至脐下，来去三七。渐去腹肿急闷，食不消化。""一法，腹中若胀有寒，以口呼出气三十过止。""一法：若腹中满，饮食若饱，端坐伸腰，以口纳气数十，满吐之，以便为故，不便，复为之。有寒气，腹中不安，亦行之。"

《古今医统大全·胀满门·导引法》："一法，端坐伸腰，口纳气数十。除腹满，食饮过饱，寒热腹中痛。"

《古今医统大全·胀满门·导引法》："一法，两手向身侧一向偏相极势，发顶足气散下，又似烂物解散，手掌指直舒，左右相背然，去来三三，始正身前后转动膊腰七。去腹胀、膀胱、腰脊臂冷，血脉急强悸。"

《古今医统大全·胀满门·导引法》："一法，脾主土，要暖，始得发汗去风冷邪气。若腹内有气胀，先须暖足，摩上下并气海，不限遍数，多为佳。始得左回右转、立七扭气，如用腰身内十五法，回转三百六十骨节，动脉搓筋，气血布泽，二十四气和调，脏腑均气，用头摇动，振呼向上，吸气向下，分明知气，去来莫御、平腰转身、摩气蹙回，动尽心气，放散送至涌泉穴，不失气之行度，用之有益。"

《杂病源流犀烛》："[臌胀导引]《保生秘要》曰，坐定擦手足心极热，用大指节仍擦摩迎香二穴，以畅肺气，静定闭息，存神半响，次擦手心，摩运脐轮，按四时吐故纳新，从玄雍窍转下至丹田，扪气面，撮谷道，紧尾闾，提升泥丸，下降宫，复气海，周天一度，如此七七，身心放下半炷香许，如久病难坐用得力人扶背，慎勿早睡，恐气脉凝滞，神魂参错，效难应期，手足可令人摩擦，患轻者，一七能取大效，重则二七、三七，五脏尽消，屡屡取验，妙入神也。"

《杂病源流犀烛》："[运功]《保生秘要》曰，反瞳守归元，念四字诀，定后斡旋，推入大肠曲行，提回抱守，能清鼓胀。气胀加推散四肢，时吐浊吸清，饮食宜少，降气安心，而食自然加。或病酒过用汤水而成，宜通其二便，摩脐轮肾轮二穴，吹嘘其气，或开腠理，以泄微汗，其胀自效。血胀加运血海效。"

二、现代临床推拿治疗

1. **处方一：涌泉穴**　操作：单掌横置于涌泉穴，来回擦动 50 次。此法适用于臌胀证属肝肾阴虚者。

2. **处方二：命门、神阙、关元、足三里、涌泉**　操作：两手掌擦至发热，用手心劳宫穴对准命门、神阙、关元、足三里、涌泉穴位按摩，每次按摩 64 次。此法适用于臌胀证久病体虚者。

3. **处方三：中脘、水分、气海、关元、足三里、三阴交**　操作：患者取仰卧位，用一指禅推中脘、水分、气海、关元等穴，每穴各 5 min。再用掌心在脐的周围顺时针方向摩腹 36 次。最后按揉足三里、三阴交各 2 min。气臌者，加按揉章门、期门、公孙、中冲各 1 min。水臌者，加按揉脾俞、胃俞、大椎各 1 min。

4. **处方四：印堂、太阳、膻中、中脘、足三里、内关、大包、肝俞、脾俞、膈俞**　操作：患者取仰卧位，医者依次开天门、分头阴阳 3～5 min；一指禅推太阳、印堂 2～3 min；用小鱼际揉额面部，并用掌抹法、扫散法；可提扯、捻耳。胸胁部，推膻中 8～12 遍，按胸骨体 3～5 次；摩胸胁部 4～6 min，点揉章门、期门、大包，至获嗳气、呃逆为佳。腹部，顺时针方向摩腹 3～5 min；分推腹阴阳 8～12 遍；双掌相叠揉按气海、神阙，以顺时针方向 2 圈和逆时针方向 1 圈交替操作 3～5 min；一指禅推中脘 3 min。点内关，按揉足三里。拿、揉、擦肩背部 3～5 min，按肩井 8 次；一指禅推肝俞、脾俞 2～3 min。擦、拍打背部，以透热为度，结束操作。

第五节 民间偏验方

一、《中国民间单验方》

（1）木贼草（焙焦）60 g。主治臌胀，肝硬化腹水。将上药研为细末，一次 3 g，每日 2 次，空腹时开水冲服。

（2）广木香 9 g，番泻叶 9 g，牵牛子 9 g，甘遂 9 g，商陆 9 g，巴豆皮 2 g，皂角刺 6 g。治气臌，水臌。水煎服。患者体虚时慎用。

（3）泡桐树皮 10 g，木通 10 g，厚朴 10 g，川芎 6 g，胡椒 6 g。治臌胀，肝硬化腹水。水煎服。

（4）重楼 18 g，板蓝根 18 g，五味子 15 g，丹参 30 g。治臌胀，肝硬化腹水。水煎服。

（5）黄牛肉 150 g，皮硝 30 g。治臌胀，肝硬化腹水。将上药共用水炖熟，每日分 2 次，食肉喝汤。

（6）牵牛子 60 g。治臌胀。将上药研为细末，一次 3 g，每日 2 次，开水冲服。

二、《中国民间秘传奇妙术》

1. 治水臌法
（1）柚子皮（橘红亦可）烧灰为末，每服三钱，每日 3 次，开水冲服，以愈为度。

（2）治中满腹胀，赤豆一碗、白茅根一把水煎，去白茅根，吃豆，以消为度。

2. 治中满腹胀
以淡猪血滤去水，晒干研为末，每次用黄酒兑服 9 g 取泻愈；或用萝卜子 50 g，微炒，水一碗，煎三滚服之；或用嫩葫芦连籽烧存性，研为细末，以温酒或白水送下，每服 3 g。

3. 治臌胀土方
西瓜一个，切去顶上一片，挖去三分之一的瓤，入蒜瓣令填满，将原顶盖好，放新砂锅（或洗净油腻的砂锅）内，再用新砂锅扣上蒸熟，将瓜蒜连汤尽食之。

4. 治气臌单验方　如腹部胀大,按之随手起者,可取猪尿脬一个,洗净开一口,将砂仁炒干,连浸炒数次,将砂仁研为末,每服 3 g,米汤送下。

5. 治气臌奇方　气臌始得则面焦黄,继而胸腹肿胀,虽至危急之时,照常忌风寒及咸酸生冷等物,两周内尤宜静养,痊后久忌南瓜子。

治疗药方如下:陈棕箬十片(如无陈者,亦可以青箬代之,但先须用糯米煮 3 次,方可应用),淡竹叶约 12 g,陈鼓皮三片(每片约宽 1 寸,长 2 寸,愈陈愈佳,用时须洗净),山川柳(即西湖柳)约 4.5 g,陈葫芦一个,用阴阳瓦(即屋上陈旧的瓦)以麦根煅上药成灰,切忌炭火,另取扁柏枝约 21 g,野菊花根 2 根(需用山菊花根,如无山产者,以野产代之,洗净),茶叶约 9 g(以香片为佳),约小豆(即赤豆)每岁一粒,如三十岁用三十粒,生姜三片如钱大,以鲜者为佳,此方药加水三碗,用麦根杆煎七开为度,切忌炭煤木柴火,以药汤送服前药末,为一日剂量,分两次,早晚服下。轻者 3 日可愈,重者 5 日,照方服下,其效如神。

6. 治水臌奇方　水臌一症,不论久病新病,有百发百中、应手而愈的单方,即西瓜灰。患此病者,若服其灰,其水即从小便排出。每服 6～9 g,清晨或临睡时,开水送下,轻者五六服,重者十余服,唯服后须淡食百日,忌荤腥面食,且长忌西瓜。

西瓜灰制法:用极大绿黑色西瓜皮一枚,阳春砂仁 120 g(去壳捣碎),独头蒜 360 g(约 49 颗,连皮切春),先将瓜蒂处切一小孔,挖去瓤子,保留空薄壳勿碎,再将砂仁和蒜头装入小孔内,仍以瓜蒂盖之,并以小竹签插住,取酒坛泥以酒化开,遍涂瓜皮外约厚 1 寸须固密,用木柴青炭四面炙之(约须用木炭 7.5 kg),炙至瓜灰辣味,色焦带黄为火候恰到好处之征,则效验最佳。炙后令其自冷,次日打开去泥土,取出西瓜和药末共研细末,用好瓷瓶贮藏,勿令泄气。

7. 治气臌水臌法

(1) 白茅根 50 g,赤小豆 50 g,共煎汁频频饮服,每日服 1 剂,可使溺畅胀消。

(2) 轻粉 3 g,巴豆 6 g 压去油,生硫黄 2 g,共研末做成饼,先取新棉一片铺脐上,再将药饼当脐按之,外用布缚紧,用药后当泻下,去药后以粥补之,愈后忌冷水。

(3) 雄猪肚 1 枚,入蟾蜍 1 只,白胡椒每岁 1 粒,按患者年岁为度,囫囵装入肚内，砂仁 6 g 同蟾蜍装入肚内，用线扎紧肚口，以黄酒煮化，去蟾蜍，只食肚及酒，自愈。

（4）陈年大麦芽煎汤，频频饮服。

8. 治病后臌胀法　老鸭子一只，厚朴 100 g 为末，将鸭子剖腹去脏，把厚朴末放入腹内共煮，待鸭子熟烂食之，连食三只即愈。

9. 治水臌偏方　陈年大蒜头煎服。连续服数次后即泄泻，渐服渐泻，直待泻空腹消而后停止服用。但最好在病刚刚开始时及时服用效果好，且禁食盐 3 个月，以免复发。如嫌淡食无味，可用秋石盐代之。

三、《民间祖传偏方》

（1）巴豆、小枣等可治腹水症：巴豆 2 个，小枣 2 个，黑胡椒 7 个，绿豆 7 个。巴豆去皮去油，胡椒、绿豆用砂锅炒成黄色为末，小枣去核，将上药分在 2 个枣内，打烂为丸（为 1 剂）。身体虚弱者 2～3 日吃 1 次。

（2）茯苓、青皮治腹胀：茯苓 31 g，青皮、陈皮、枳壳、木香、川朴、槟榔片、大腹皮各 9 g，大戟、甘遂（面裹煨好）各适量，水煎服。方内大戟、甘遂分四等剂量，按情况可分用 1.5 g、3 g、4.5 g、6 g，最好先用小剂量。

（3）蛙鸡丸可治各种臌胀：青蛙 1 只，砂仁 20 g，牵牛子 10 g，鸡矢醴 25 g。先将青蛙刨取出肠肚，再将后三味药塞入青蛙腹腔，外用湿纸包固定，再用稀泥土薄糊一层，文火焙焦（但不可成炭灰），研面水泛为丸备用。每日 3 次，每次 2 g，白开水送服。服此药禁忌用酒及油腻等物。

（4）防己、牛膝等可治各种腹水症：防己 10 g，牛膝 30 g，苍术 30 g，白术 30 g，女贞子 30 g，墨旱莲 30 g，加水 600 mL，文火煎成 300 mL，每次温服 150 mL，每日晨起空腹和临睡前各服 1 次，30 日为 1 个疗程。

（5）老虎草、大蒜可治肝腹水顽症：取 9 棵鲜老虎草，5 瓣大蒜捣烂缚于左手寸脉上，腹水渐渐消退。

第六节　食疗养生方

食疗养生，是指采用食物或是具有药食两用的食材以达到强身健体、预防和治疗疾病的一种方法。《素问·脏气法时论》载："毒药攻邪,五谷为养,五果为助,五禽为益,五菜为充,气味合而服之,以补精益气。"唐代孙思邈《备急千金要方》载："食能排邪而安脏腑,药能怡神养性以资四气。"食疗养生方,即在中医理论指导下,将药物与食物配合在一起,通过烹调加工制作成具有防病治病、保健强身的饮食,包括药粥、药茶、药酒、药菜肴等。根据臌胀的疾病特点,以下食疗养生方可供参考。

1. 鲤鱼赤小豆汤

【组成】鲤鱼 1 条,赤小豆 150 g。

【主治】鼓胀虚证,有昏迷迹象者忌食。可用于营养不良性水肿、肝硬化腹水。

【用法】鲤鱼去鳞及内脏,洗净备用。将赤小豆洗净,共煎汤,食鱼喝汤。

2. 鲜白茅根汤

【组成】鲜白茅根 250 g。

【主治】鼓胀小便不利。

【用法】将白茅根洗净后,水煎 10 min,当茶饮之,连续服 1～2 个月。

3. 治水肿单方

【组成】野水鸭一只,丁香、桂皮各七分。

【主治】水肿。

【用法】野水鸭一只,去毛及肠肝等物洗净,加入丁香、桂皮煮食即愈。

4. 慢性肝炎及肝硬化方

【组成】党参 50 g,荜茇 20 g,黄芪 200 g,当归 50 g,生姜 15 g,砂仁 30 g,白豆蔻 30 g,上肉桂 15 g,食盐 30 g,鲜羊肉 1 500 g。

【主治】慢性肝炎及肝硬化。

【用法】将上药用纱布包之,再入鲜羊肉炖煮,将肉与肉汤分为两周食完,1 个疗程为 3 个月左右。

5. 治水鼓气鼓方

【组成】黑鱼一尾,黑矾五分,松萝茶三钱,蒜。

【主治】水鼓、气鼓。

【用法】用黑鱼一尾,重七八两,去鳞,将肚破开去肠,入好黑矾五分,松萝茶三钱,男子用蒜八瓣,女子用蒜七瓣,共入鱼腹内,放瓷器中蒸熟,令患者吃鱼,连茶蒜吃更妙,从头上吃,从头上消,从尾上吃,病从脚上消,立有效验。

6. 蚕豆红糖方

【组成】数年陈蚕豆 100~120 g,红糖 50~100 g。

【主治】鼓胀。

【用法】蚕豆连壳,加红糖熬服。新病一次即愈,重者亦不过 2~3 次,神效无比。

7. 牵牛粳米生姜方

【组成】牵牛子 1 g,粳米 100 g,生姜 2 片。

【主治】水肿鼓胀,小便不利。

【用法】牵牛子研为细末,粳米加水 800 mL 煮粥,待粥将熟时,放入牵牛子末,再加生姜,稍煮数沸即可,每日上午空腹服用。牵牛子泻水作用强,不可久服。

8. 郁李仁粳米方

【组成】郁李仁 15 g,粳米 50 g。

【主治】水肿腹满,小便不利,大便秘结。

【用法】将郁李仁捣烂后煎汁去渣,与粳米同置砂锅中,加水 450 mL 左右,煮成粥,温热服食,每日 2 次。郁李仁性滑善下,不宜久服。

9. 雄鸭酒

【组成】大雄鸭一只(去毛,洗去肠杂),苍术(米泔浸炒)三两,防风一两,荆芥五钱,生薏苡仁三两,生木香三钱,砂仁三钱,雄黄三钱。

【主治】一切臌胀。

【用法】各药酒拌,共入鸭腹内,用线缝口入瓦罐内,用无灰陈酒三四斤浸之,封口入锅内,重汤煮四炷香,去药,只将鸭酒分作七八次热服之,服完以大便放屁为验。忌盐、酱、醋、油腻、气怒、生冷之物。

10. 水鼓肿胀方

【组成】大蒜、沙糖。

【主治】水鼓。

【用法】大蒜,一岁一头以沙糖煮烂,不拘时吃,极效。忌盐 3 个月。

第七节 现代中成药

1. **五苓散** 利水渗湿。适用于各类型腹水患者,每日 2 次,每次 6 g。

2. **己椒苈黄丸** 利水通便。适用于湿热蕴结型患者。每日 3 次,每次 3~6 g,本方药峻力猛,泻下利水力强,病久体弱者慎用。

3. **十枣丸** 具有泻水逐饮的作用,该丸亦为峻猛逐水之剂。适用于腹水明显,体质较壮的患者。每次 6 g,每日 3 次。

4. **舟车丸** 有攻逐水饮之功。适用于实胀,于形体俱实,腹大坚满的实证患者,并需防止腹泻不止引起气液脱陷。每次 3~6 g,清晨空腹温水送下。

5. **大黄䗪虫丸** 活血化瘀,消癥破结,可与五苓散合用治疗肝脾血瘀型患者。适用于血臌、胁下有癥块者。每次 6 g,每日 2~3 次。

6. **鳖甲煎丸** 破血通经,消癥散积。适用于肝脾肿大的腹水患者,每日 2 次,每次 6 g,形体尚充者可适量加用舟车丸,效果更佳。

7. **一贯煎膏** 滋阴养血,疏肝理气。适用于肝肾阴虚的患者,与五苓散合用可增加利水渗湿之功,用利尿剂者须避免久服伤阴。每日 3 次,每次一匙。

8. **济生肾气丸** 温肾化气,利水消肿。适用于脾肾阳虚、水湿泛溢、形寒肢冷的患者,配用五苓散加强利湿作用。每日 3 次,每次 6 g。

9. **木香顺气丸** 理气消胀,散寒止痛。适用于肝硬化气滞湿阻型患者。每次 6 g,每日 3 次。

10. **归脾丸** 益气健脾,养血安神。适用于早期肝硬化患者,对失代偿期患者伴有纳食减少、运化失司者,亦可服用。每日 3 次,每次 6 g。

臌胀历代名家经验

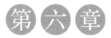

近现代医家临证经验

一、陈良夫

景岳云：肿胀之症，"气水两字足以尽之"。人之一身，脐以上为大腹，属脾土所司，脐以下为少腹，乃肝木所主。脾为积湿之乡，肝为多郁之脏。若中土积湿，脾为湿困，脾运违常，湿阻气滞则积湿成水，致脾之分利，肝之疏泄，两失其职，气滞不能化湿，湿复积水而滞气，于是腹满肢肿，为肿胀之候也。治之之法，《内经》有本急治本，标急治标之意。昔人以先肿后胀者治在脾，先胀后肿者治在肝，或运脾渗湿，或泄木理气，当佐以逐水之品，俾得气机流走，水道调畅，庶少变迁矣。

夫土贯五行，发育万物，东垣专主治脾，以培后天根本；诚以人之真气，出于中焦。若脾土弱，则食易滞、湿易聚、分利无权，而中州之关键为之不利，此《内经》所谓中气不足，湿从内生是也，当责之脾虚不运，湿胜为肿。故治之之法，又当培养脾土，取其气化，参以升阳渗湿。

又人之阳气，约分三种，护卫于肌表者谓之表阳，健运于中州者谓之中阳，内寓于肾脏者谓之真阳。在表之阳，肺气所主，在里之阳，脾肾所司，所以互相承应，而运行不息者也。然水与湿皆属阴邪，最能郁遏阳气，积湿成水，表里之阳，失其运行之职，若任其淹缠，久之而邪势日盛，脾肾之阳皆不能鼓运，成为邪胜正怯之候。考脾为阴土，得阳则运，似宜温运脾阳以化水湿。然人之真阳，实内寓于肾脏。真阳既弱，水湿更难速化，故扶养脾肾，固护卫阳，鼓运中阳。通利水道，方为扶阳抑阴之上策，必得元阳渐壮，漫畅肿消，庶可递增佳境。（《陈良夫专辑》）

二、金子久

从来遍体肿胀者为易治，而单单腹胀者为难治。遍体肿胀，无非风水之邪，单单腹胀，系由脾气衰困。虚实之判，霄壤天壤，实者可施峻剂，虚者难胜攻伐。盖虚证难进攻伐，尽人知之，而虚者不可投补，则人多未知也。然非谓虚者不可以投补，而单腹胀者，则不可以投补也，何也？腹大如鼓，筋露脐突，胀势蔓延，牵连季胁，补之适足以助其邪气，邪气日盛则正气日衰，故曰虚不可补也。况脾虚不能燥湿，中脘痰湿必胜，人之脾土，全仗肾中真火熏蒸，得能运输健旺而纳食强盛，散精归肺，调达裕如。如肾火一虚则土失所生而熟腐失职，脾气日困，臌胀之势成矣。故当壮水中之火，调郁滞之气，务使火旺则土健，气调则胀消。且肾司开合，如阳微阴盛，合多而开少，则水聚而为肿也。《内经》云：肾者，胃之关也。关门不利，故聚水而从其类。古人立法，既属脾肺，亦每兼治其肾者，是即益火之源，以消阴翳者也。（《金子久专辑》）

三、黄竹斋

试臌胀法：用白盐四两炒热，用绢包，放脐上。水臌盐化水，食臌盐化红色，血臌盐化紫色，气臌盐黑色，气虚满臌盐本色不变。

治水臌方：手按之下陷不起者是。

牵牛、甘遂各二钱，肉桂三分，车前子一两。

水煎服。一剂而水流升余，二剂而愈。断不可与三剂。病后宜以参术之品补脾，更忌食盐。

牛郎散：治水肿蛊胀。

黑丑头末、槟榔等分。

上二味，共研细末。每服三钱，空心黄酒调服。

又方：冬瓜煎汤，小便利即消。或取汁服亦可。

水臌药饼，治水臌肿胖。

轻粉二钱，巴豆四钱（去油），硫黄一钱。

上三味共研匀为饼。先以新棉一片放脐上，次以药饼当脐按之，外用布捆紧，如人行五六里，自然泻下恶水。待下三五次，即去药饼，以温粥补之。久患者隔日取。水愈后，忌饮凉水。

水臌小便淋闭方：大田螺四个（去壳），大蒜五个（去皮），车前子三钱（研末）。

共研饼，贴脐中，以布束缚，则水从小便出渐消。秘方名消河饼。

又方：商陆、葱白，捣填脐中，小便利，肿自消。

又方：甘遂末水调，涂肚腹周围，另煎甘草汤服之，其肿自消。

治气膨胀方：按之随手即起者是。

雄猪肚子一个，虾蟆一个，砂仁七粒。

将虾蟆、砂仁装入肚内，线扎住口，以清水入砂锅内煮熟，不用盐。清晨空心食之。至重二剂愈。

又方：大癞虾蟆一个，砂仁不拘多少，为末。

将砂仁装蟆内，令满，缝口，黄泥封固，炭火煅红，取出候冷，将蟆研末，作三服，陈皮汤送下，以放屁多为效。二三服痊愈。

又方：葫芦藤煎汤代茶饮，数月愈。

又方：陈年大麦芽水煎汤服，泄气即消。

又方：姜汁炒远志五钱水煎服，下气通即愈。

治血臌方，周身黑色皮内有紫黑斑点者是。

马鞭草、刘寄奴等分。

水煎浓汤服。

又方：韭菜汁一杯，桃仁七个（炒研），红花一钱。

温黄酒冲服。

血臌逐瘀汤：水蛭（炒黄，研末）、雷丸、红花、枳壳、白芍、川牛膝各三钱，当归三两，桃仁四十个。

水煎服，一剂勿服，二剂即改服四物汤加白术、茯苓、党参，自然痊愈。《串雅》云：服后下血斗余，再服血尽自愈。或用夜明砂代水蛭。

妇女血分蛊胀方：桃仁四钱，青皮、枳壳、槟榔、芫花、大戟、大腹皮、红花各三钱，厚朴二钱，木香一钱，大枣五枚，米醋一匙。

水煎服，三五剂即消。（《应用验方》）

四、张梦侬

肝硬化腹水（鼓胀）证候：脘腹坚硬胀满如鼓，肝区时痛，腹壁静脉怒张，肢体出现明显蜘蛛痣及红斑掌，四肢干瘦，食少、溺短、神倦、体困，动则气短作喘，也有发生黄疸的，日久失治，则正气衰竭，发生肝性昏迷而致死亡。

病因：肝脏气滞血瘀，导致脾胃运化失常，湿郁热遏，致三焦决渎失职，水道不利，因而形成腹水。

治法：疏肝，理脾，活血，消瘀，清热，利湿，软坚，散结，丸剂缓图。

处方：苍术、白术各60 g，川厚朴60 g，炒枳实60 g，旋覆花炭60 g，煨三棱60 g，煨莪术60 g，醋炒鳖甲90 g，绵茵陈120 g，炒槐角60 g，广陈皮60 g，败酱草90 g，赤芍、白芍各60 g，红饭豆120 g，昆布60 g，海藻60 g，槟榔60 g，干䗪虫(土鳖)30个，干蝼蛄(土狗)30个，蒲公英120 g，地丁120 g。

用法：共炒焦，研极细。另用：皂矾120 g，入半斤醋中，加热溶化，再加入粟米1 000 g，拌匀、晒干，入锅内慢火炒成炭，待烟尽，俟冷，隔纸将粟米炭摊地上，约2 h许以去火气，研极细，再合入上药末中共研匀，后用白面粉750 g加醋与水各半，打成糊，和合为丸，如小豆大，晒干。每次服30粒，饭前糖化开水送下，每日3次。如服后胃中有嘈杂感，可只服20粒或10粒，待反应消失时，每日加服5粒，逐渐加至每次30粒，最多每次不得超过40粒。如服一料后，病势减退，可照方配制继续多服，以愈为度。

方义：本病治法，与水肿病根本不同。唐代孙思邈有"治蛊(鼓)以水药，治水以蛊药，或但见胀满，皆以水药。如此者，仲景所云，愚医杀之"的论断。但未指出病根在肝。

著者曾治愈本病几例，其方药全从前人治黄疸及肝病的基础上立法。中华人民共和国成立20多年来，又在此基础上，通过对患者的走访，对方药的探索，检查得失，总结疗效，更作了多次改进，始成为本条所介绍之方剂。

本方以《金匮要略》"见肝之病，知肝传脾，当先实脾"之论为主导。因肝藏血而主疏泄，肝病则血瘀气滞，不能疏泄脾土，脾病则不能为胃行其津液，又不能制约肾水，致水气泛溢入肠胃之间，成为腹皮绷急、静脉怒张之腹水鼓胀病。治法当以健脾益胃而资其运化机转，更以破血消瘀散其坚结，而复其疏泄功能。其机制是使瘀血消则新血自生，脾胃健则运转正常，水道自利。

方药组成，是宗周益公的阴骘丸，用利湿散满、健脾益胃之平胃散，消瘀活血之醋煅皂矾，补脾胃、利小便之粟米用醋浸炒炭为主药。助以治肝著之旋覆花；及治黄疸之茵陈与槐角；佐以消瘀行气，破结攻积之三棱、莪术、鳖甲、枳实、赤芍；败毒消肿之地丁、蒲公英；软坚利水之昆布、海藻；使以逐水通络之䗪虫、蝼蛄等药。和合炒研，醋糊为丸。

凡肝硬化腹水鼓胀重病，只要元气未败，如能坚持服用此药，更守上述禁忌，可望转危为安，以致完全治愈。(《临证会要》)

五、承淡安

(一) 肝硬化(血蛊、单腹蛊)

原因：本病为肝脏之间质发炎，由于饮酒过度、肝脏充血、结核、疟疾、糖尿病、痛风、梅毒等因而致，患者多中年男子。

症状：本病主症为上腹膨满，偏右侧胁下可按得硬块。初起为心窝膨满、嗳气、吞酸、嘈杂、消化不良、大便不正常，皮肤与颜面渐呈暗黄色，肝渐肿大，有轻度之压痛。甚则肝收缩而硬化，腹腔发生郁血，形成腹水。脾亦肿大，胃肠郁血，腹上部静脉扩张，慢性肾炎症，尿量日少。有时发生吐血下血，渐次衰弱而转归死亡。

疗法：本病难治，药物亦无特效，针灸刺激内脏之神经，疏通血行，加强门脉循环，比较合乎理想，一面与专医配合药物治疗为适宜。

取穴：① 督俞、肝俞、脾俞、肾俞、期门、阴包、阴陵。② 膈俞、胆俞、三焦俞、气海俞、章门、血海、三阴交。每日交换针治。

护理：注意饮食营养，怡悦情志，以中药治疗，着重行血去瘀，互为辅助。

预后：难于痊愈，调摄得宜，亦可延年。(《中国针灸学》)

(二) 鼓胀门

1. **水臌** 病因：脾肾之阳不振，脾不运输，肾不分利，水瘀于内化而为毒，溢于皮肤，散于胸腹而肿胀如牛矣。

证象：每于四肢头面肿起，渐延胸腹，皮肤黄而有光，胀大绷急，按之陷下而缓起，脉浮，心悸，气促。

治疗：三阴交针入 1 寸(因肿针入宜多)，留捻 2～3 min；阴陵泉针入 1 寸，留捻 2 min；绝骨针入 8 分，留捻 2 min；水分、阴交各灸数十壮；照海灸五壮；水沟针入 2 分，用粗针。

助治：禹功丸三钱，开水送服。

预后：腹现青筋，面色灰败，鼻出冷气者，不良。

备考：《针灸资生经》"水肿惟得针水沟，若针余穴，水尽即死。此《明堂》《铜人》所戒也。庸医多为人针水分，杀人多矣"。《千金方》："水病灸法，灸肾俞主百病水肿,水肿灸陷谷随年壮。水肿上下灸阴交百壮。水肿胀灸曲骨百壮。水肿不得卧,灸阴陵泉百壮。"《针灸资生经》:"有里医为李生治水肿,以药饮之,久之不效,以受其延待之勤,一日忽为灸水分与气海穴,翌早观面如削矣。信乎水分之能治水肿也。《明堂》固云,若是水病,灸大良。盖以此穴能分水,不伸妄行元耳。"

2. **气臌** 病因:七情郁结而不畅,气道壅膈而不通,升降失常,留滞中焦,腹部为之臌胀。

证象:腹大,皮色不变,按之陷而即起。喘促烦闷,脉弦郁。

治疗:膻中、气海、脾俞、胃俞各灸数十壮。

助治:香附、木香、砂仁、沉香为丸服。

预后:能怡悦静养者良。(《中国百年百名中医临床家丛书·承淡安》)

六、秦伯未

腹胀中最严重的证候,为"臌胀",又称"单腹胀"和"蜘蛛臌"。再因发病的原因不一,有"气臌""血臌""食臌""虫臌""水臌"等名目。但大多为气、水、血三种。这三种又每互为因果,故内脏以肝、脾为主,病情都是由实转虚,而致虚实相兼。初起常因肝气郁滞,脾胃湿热蕴结,出现腹部胀满,面色晦黄,手心热,午后神疲,食后胀气更剧,舌腻,脉象弦滑。既而瘀凝水聚,腹大日增,形体渐瘦,小便短少,脉转沉细弦数,表现本虚标实。最后腹大筋露,面色苍黄或黧黑,二便不利,口干饮水更胀,足肿目黄,齿龈渗出,舌质红绛或起刺,苔腻黄糙,脉象细数或浮大无力,表现为气滞血瘀,水湿夹热壅结,标实加重,而真阴大伤。传变至此,预后不良,大多死于呕血、便血及昏迷等证。治法须分虚实的程度,适当地运用疏肝、健脾、消积、逐水、清热、去瘀、养血、滋阴等法,方如加味逍遥散、中满分消丸、鸡金散、禹功散、当归活血汤、猪苓汤、大补阴丸等均可选择。治疗本病必须考虑后果,不可操之太急,初起不宜疏利太过,腹水亦慎用攻逐和辛热温化,防止气虚阴伤,更为棘手。《格致余论》上说:"此病之起,或三五年,或十余年,根深矣,势笃矣,欲求速效,自取祸耳,知王道者能治此病也。"又说:"医不察病起于虚,急于作效,炫能希赏,病者苦于胀急,喜行利药以求一时之快,不知宽得一日半日,其肿愈甚,病邪甚矣。"

"血吸虫病"流行在长江流域一带,危害劳动人民健康最大。初起不甚明显，时有腹痛腹泻，面色不华，青少年患此，能使发育迟缓。到严重时期都呈腹部鼓胀，青筋暴露，全身消瘦，小便短少。治宜斟酌邪正盛衰，依照鼓胀处理。（《中医临证备要》）

或问：方书有鼓胀蛊胀之别，何也？答曰：鼓者，中空无物，有似于鼓。蛊者，中实有物，非虫即血也。中空无物，填实则消，《经》所谓热因寒用是也。中实有物，消之则平，《经》所谓坚者削之是已，然胀满有寒热、虚实、浅深部位之不同。若不细辨，何由取效。假如溺赤便闭，脉数有力，色紫黑，气粗厉，口渴饮冷，唇焦舌燥，多属于热。假如溺清便溏，脉细无力，色㿠白，气短促，喜饮热汤，舌润口和，多属于寒。又如腹胀按之不痛，或时胀时减者为虚。按之愈痛，腹胀不减者为实。凡胀满饮食如常者，其病浅。饮食减少者，其病深。且胀有部分，纵是通腹胀满，亦必有胀甚之部，与病先起处，即可知属脏腑，而用药必以之为主。东垣治胀满，总不外枳术、补中二方，出入加减，寒热攻补，随症施治。予因制和中丸普送，效者甚多。有力者当修合，以济贫乏。又气虚中满，宜用白术丸，而以六君子汤佐之。中空无物，不用枳实，恐伤气也。

枳术丸：除胀消食。

枳实一两（麸炒），白术二两（陈土炒）。

和中丸：白术（陈土炒）四两，扁豆（炒）三两，茯苓一两五钱，枳实（麸炒）二两，陈皮三两，神曲（炒黑）、麦芽（炒）、山楂（炒）、香附（姜汁炒）各二两，砂仁一两五钱，半夏（姜汁炒）一两，丹参二两（酒炙），五谷虫三两（酒拌炒焦黄色），荷叶一枚。

白术丸：治气虚中满。

白术、白茯苓、陈皮各二两，砂仁、神曲各一两五钱，五谷虫四两。

三黄枳术丸：治热食所伤，肚腹胀痛，并湿热胀满，大便闭结者。

黄芩一两（酒炒），黄连四钱（酒炒），大黄七钱五分（酒蒸），神曲炒、枳实面（炒）、白术（陈土炒）、陈皮各五钱。（《内科纲要》）

水臌：满身皆肿，急投下方，不急治则小便闭结而死。惟至多以两剂为限。

黑丑一钱，甘遂五分，肉桂三分，车前子五钱。

气臌：不可认作水臌，宜服下方三十剂。

白术三钱，茯苓三钱，薏苡仁三钱，甘草三分，肉桂一分，枳壳五分，神曲

二钱,车前子二钱,萝卜子一钱,山药三钱。(《验方类编》)

七、姜春华

(一) 要言

腹水又称鼓胀,为中医四大证之一,古代医学文献记载最早,辨证亦详。《内经》即有单独的《水胀篇》,以后历代均有论述。但古人对水肿与腹水区分不甚严格,故姜春华特别推崇清代《沈氏尊生书》能将两者严格区分:"胀与肿内因各殊,而外形相似,如先腹大而后四肢肿为胀病(腹水)、先头足肿而腹大是水(肿)也,但腹胀四肢竟不肿为胀病,脐腹四肢悉肿是水也。至若胀病有肿有不肿,肿病有胀有不胀,皆当分辨。"姜春华认为这些区别确符临床实际。还认为水肿病根在肺,腹水病根在脾。肾炎从肺主皮毛治,腹水从脾主水湿治。由于肝脾两者密切相关,肝病则营阴受损,脾病则转输失常,两者互相病累,治疗时须两者兼顾,滋肝和营,健脾利湿,软坚消积为基本疗法。

近年来,姜春华又将现代病理与中医藏象学说进行对比,认为肝硬化时肝脏变质,血行阻碍与中医"肝藏血""肝病及脾""脾病及肝"有类似之处。但是古人认为见肝之病当先实脾则不妥,应始终以肝血瘀滞为诸证候之本,治以活血化瘀之法,纠正肝硬化的主要病理变化。解决了这个主要矛盾,其余问题可随之好转。以下瘀血汤为主,虚者加入补药,实者加入泻药,热者加入清药,寒者加入温药。

本症在治疗时用攻还是用补,前人争论很大。从《千金》《外台》至张子和,皆以攻为主,而朱丹溪等则认为当以补为主。姜春华认为,临床上邪正虚实错综复杂,应根据实际情况来确定何者为主,且不能忘记全面兼顾。姜春华强调,本病虚实有其特点,常见虚而兼实,实中挟虚。如实证而大便溏泻,虚而大便干结,体肥而声音低微,体羸而声音高朗,至于身体肥瘦亦不绝对表示虚实,有四肢瘦削如柴而行动轻捷,有全体肌肉肥盛而动作已衰。至于病程长短亦非虚实依据、一般以初病属实,久病属虚,本症有起病即虚,久病尚实,更有"至虚有盛候,大实似羸状"者,当从患者整个精神体质证候作精密的观察,仔细分析鉴别。

(二) 治疗心法

(1) 对于一般轻中重腹水通用方：下瘀血汤加入当归9g,丹参9g,生地9g,熟地9g,赤芍、白芍各9g,党参9g。或用人参粉3g,黄芪9g,白术15g,茯苓15g,砂仁3g,黑大豆30g,鳖甲15g,牡蛎30g。初次用任何证型均有效,复发三四次则难效。

(2) 对于腹水较多、体质较虚而小便不利者用下方：下瘀血汤加入党参9g,黄芪15g,白术12g,黑大豆30g,泽泻15g,茯苓15g,西瓜皮30g,陈葫芦30g,玉米须30g,对座草30g,木通9g,将军干9g(或蝼蛄9g)。

(3) 对于体质较实,大量腹水胀满难堪,小便极少者,用下瘀血汤加服下药：商陆9g,大戟15g,芫花1.5g,车前子15g,赤茯苓15g,陈葫芦30g,对座草30g,瞿麦15g,大腹皮子各9g,黑白丑各30g,研粉冲入煎药中服。除此,亦可先服下列丸散,辅以汤药,或不服汤药,只服下列丸散。① 巴漆丸：处方、用量、服法见后。② 舟车丸：有成药。③ 大戟、大黄、甘遂、黑丑、芫花、槟榔、轻粉、青皮、陈皮、木香,共研细粉,每次9g,每日1次。④ 甘遂煨过研细粉,每1.5g,清晨空腹服1次。

凡服泻下药后无大量水分排出而排便次数频仍里急后重者,则不能达到应有的作用,即停用。否则,用之徒增患者痛苦。

禁忌证：有肝昏迷之前兆者；有显著之食管静脉曲张或多次呕血便血史者；兼有其他合并症者,如高热、门静脉血栓形成等。

外治法：① 芒硝500g,敷于腹部,每日3h。② 甘遂粉1.5~3g敷脐。③ 鲜萝卜5 000g,捣烂取汁,漫脚；或用毛巾浸汁敷于腹部。早晚各15 min,有显著的利尿作用。

(三) 经验方

1. **巴漆丸** 组成：巴豆霜1.5g,干漆10g(微熬去烟),陈皮10g,生苍术10g。

功能：攻下逐火。

主治：各种原因引起的肝硬化腹水。

方解：本方用巴豆,《本经》云主破癥瘕结聚、坚积、留饮痰、水胀、荡涤五脏六腑,开通闭塞,利水谷道。《药性论》说:治十种水肿。据现代药理研究,巴豆油至肠与碱性肠液作用析出巴豆酸,即呈峻下作用,使肠蠕动强烈。本方依传统用法,将巴豆去油,成为巴豆霜,毒性较弱,服后很少有腹痛发生。干漆,《别录》说它消瘀血痞结,利小肠。张元素说其能削年深坚结之积滞,破日久凝结之瘀血。姜春华作消瘀破积之用。陈皮为广东产的甜橙皮,经久称为陈皮。《本经》说主肠中瘕热逆气,利水谷;《别录》说治下气止呃咳,治气冲胸中,除膀胱留热停水,利小便。本方用作健脾利气药。苍术,《别录》说消痰水,逐皮间风水,结肿,除心下结满。甄权说主心腹胀痛,水肿胀满。本品配陈皮、川朴、甘草即平胃散,作健胃助消化之用,据现代药理研究认为它含有大量维生素 A、B。全方以巴豆峻下逐水,干漆消瘀破积为主药,配以苍术、陈皮健脾和胃,行气利水,既可协同主药之逐水破结,又顾护脾胃,避免峻药对胃肠的损伤,以达到峻下逐水,又不致过分损伤正气的目的。

制作、服用方法原注意事项:上药共研细粉,蜜水调和令匀,捻丸如绿豆大小。现做现服,不可太干,太干了服后不化,完粒排出,又不可研碎服,否则刺激胃部引起恶心呕吐,对食管静脉曲张者恐因此引起出血,故以不干不湿,质软易化为度。

每次服 1.5 g,如不泻可渐增至 2.1 g、3 g,最高剂量可至 4.5 g,以能泻出多量水分为准。每日服 1 次或 2 次,或隔日 1 次,或数日 1 次,总之视病情及患者体质而定。每日服 1 次者,可于清晨空腹服下,服后吃热粥一碗,以助药力,每日服 2 次者,另一次可于下午 3 时服用,为避免患者夜间排便,下午 3 时以后勿服为佳。

由于本方攻逐水饮力量很强,对人的体力有一定损伤,因此,凡有以下情况者不可运用本方:有肝昏迷迹象者;有极显著之食管静脉曲张或多次大量呕血黑粪者;兼有其他合并症,如高热、门静脉血栓形成者。

在治疗以后,仍要注意以下问题:① 凡病情极度严重,体力极衰者或服巴漆丸至 3 g 以上连续数日仍无泄泻者,治疗难以见效,宜及早采用其他方法。② 腹水退尽后,仍须服汤药一段时期以资巩固。可用补利方而去商陆、葫芦、瞿麦三药。③ 治疗期间,可根据中医传统,结合西医治疗原则,予以无盐少油或少盐少油饮食,腹水退尽后可逐渐增加饮食中盐分。此外亦可酌情给维生素、葡萄糖等。④ 有食管静脉曲张者,于病程中饮食须注意骨刺及粗硬食物,以免引起出血。治疗完毕俟体力恢复后,仍以施行外科手术为佳。⑤ 服药后发生泄泻并伴有腹部剧痛者,可服阿司匹林 1 片即止,以勿用阿托品为是,如患者服后腹泻不止,可予停药 1～2 日。

辨证加减:在用巴漆丸治疗时,可以根据患者的体质、病情,选用几种汤药作辅助。开始时用攻下方,腹水渐退时可改用攻补方。体弱不胜攻下者用补利方。① 攻下方:适用于体格强实,无虚惫现象,小便少而赤,能饮食而由于腹胀不食者。凡本有腹泻,极度虚惫,不进饮食者勿用。槟榔 20 g,商陆 12 g,甘遂 4.5 g(煨),郁李仁 10 g(杵泥),续随子 10 g(杵泥),牵牛子 12 g(杵泥),鳖甲 30 g,苍术 15 g,陈皮 6 g。② 攻补方:鳖甲 30 g,当归 10 g,黄芪 10 g,商陆 12 g,甘遂 4.5 g(煨),猪苓 15 g,赤苓 15 g,陈葫芦 12 g,槟榔 15 g,生苍术 10 g,生粉草 6 g。若患者较虚,可加党参 5 g。③ 补利方:为不适宜于服用巴漆丸与攻下方而设。党参 10 g,黄芪 10 g,陈皮 6 g,山药 10 g,当归 10 g,猪苓 10 g,赤苓 10 g,苍术 6 g,陈葫芦 15 g,鳖甲 30 g,瞿麦 10 g,商陆 15 g。

2. 扶正化瘀利水汤　组成:川大黄 6～9 g,桃仁 9 g,䗪虫 9 g,党参 15 g,黄芪 15 g,白术 30 g,黑大豆 30 g,泽泻 15 g,茯苓 15 g,西瓜皮 30 g,陈葫芦 30 g,木通 9 g。

功用:益气养阴,化瘀利水。

主治:癥瘕、鼓胀、水肿、晚期肝硬化腹水。

方解:晚期肝硬化腹水病情错综复杂,虚实夹杂,治疗十分困难。一方面患者久经疾患,体力极度下降,另一方面瘀血、腹水等物理产物亟待排出。姜春华组方从两方面着手:益气健脾以扶正,化瘀利水以祛邪。方中党参、黄芪、白术、茯苓健脾益气。脾为后天之本,职司运化。脾胃怯弱则健运受碍,清阳不升,浊阴不降,遂成血瘀腹水之局面。而病的预后,亦以脾胃之气的恢复程度为转移,现代药理证明黄芪、党参等益气药物,能提高人体免疫力,对于抗病及体力的恢复有较好作用,同时,这些益气健脾药通过健运脾胃亦具有利水作用,有益于腹水的消除。川大黄、桃仁、䗪虫三药为《金匮要略》下瘀血汤,治妇人产后腹痛闭经,活血化瘀力强。川大黄泄热解毒,荡涤瘀血,桃仁、䗪虫破瘀攻积,皆活血散瘀之重剂,为治疗肝硬化腹水之病本即肝血郁滞瘀积而设。黑大豆功兼逐水胀,除胃热,下瘀血,治水肿与腹水均有良效。其余数药则均为利水消胀之剂。《本经》谓泽泻能"消水",西瓜皮清热解暑、止渴利尿,临床证明能治水肿。陈葫芦,《饮片新参》说能"利水,消皮肤肿胀"。《条居士奇选方》说"治中满臌胀"。玉米须利尿泄热利胆,治黄疸。药理证明有利尿利胆作用。对座草清热利湿消肿,治黄疸水肿,现代药理证明有利胆作用。木通泻火行水,通利血脉。《药性论》说"主水肿浮大,除烦热"。现代药理证明有利尿及抗菌作用,上述三方面药物共奏扶正化瘀利水之功。

辨证运用:利水效果不佳者,可加防己、将军干,或蝼蛄。初次腹水,正虚不甚者,可减少利水药,增加养血活血之当归、丹参、生地、赤芍,软坚散结之鳖甲、牡蛎,以改善肝血瘀滞,积极治疗肝硬化。如果体质较实,大量腹水胀满难堪,小便极少者,则应先攻逐腹水,可减少扶正药物,加入商陆、大戟、芫花、车前子、大腹子皮、黑白丑等,亦可配合巴漆丸、舟车丸等。热毒蕴结选加栀子、牡丹皮、连翘、白茅根、川连。湿重去党参加苍术。气滞选加枳实、乳香、藿香梗、紫苏梗。阴虚加生地、阿胶。纳呆选加焦楂曲、炙鸡内金、谷麦芽、砂仁。肝区痛选加九香虫、醋延胡索、炒五灵脂、乳香。阳虚寒郁,选加附片、干姜、桂枝。鼻衄选加白茅根、茅花、仙鹤草、羊蹄根、蒲黄。(《中国百年百名中医临床家丛书·姜春华》)

八、潘澄濂

肝硬化是一个慢性全身性的疾病,尤以肝郁、脾虚、肾损为突出。因此,除出现腹水外,在治疗方面以柔肝、健脾、益肾分别作为各个阶段的基本方法。常选用鳖甲、柴胡、桃仁、红花、水蛭、䗪虫、失笑散、莪术、丹参、当归、白芍等具有活血和消积作用的药物,组成为柔肝药;选用党参、苍术、白术、黄芪、山药、茯苓、厚朴、木香、砂仁、枳壳、紫苏叶、香附等具有补气和理气作用的药物,组成为健脾药;选用地黄、何首乌、石斛、枸杞子、麦冬、菟丝子、山茱萸、肉桂、制附子等具有育阴或通阳作用的药物,组成为益肾药;还选用黄连、黄柏、茵陈、大黄、岩柏草、白毛藤、白茅根、郁金等具有清热解毒、利胆渗湿作用的药物,以治湿热蕴结证。以上方药,根据辨证的结果,分别主次和轻重,选择应用。例如对肝郁血瘀证或血瘀雍结证,一般以柔肝为主,视其兼证,辅以健脾(一般仅选1~2味),或配合利尿、止血。如对脾虚气阻证或脾虚水聚证,一般以健脾为主,视其兼证,辅以柔肝,或配合利尿、止血。如对肝肾衰竭证,症见偏阴虚者,在育阴益肾的同时,辅以柔肝;症见阴阳两虚(或气营两损),主以温阳育阴的同时,辅以健脾。个人体会,育阴必兼顾其阳,助阳必兼顾其阴,偏执一端,均非所宜。特别是对湿热蕴结证,重在清热解毒、舒胆渗湿,冀其黄疸、腹水迅速消退,防止恶化,固为重要。但是,还必须看到肝硬化病变标实本虚的特点,用药方面,在清热的同时,要兼顾其本,更不宜过分寒凉,戒伤胃气。

腹水是肝硬化病程中重要症状之一。对腹水的治疗,依据《内经》"小大不利治其标"的治则,考虑利尿导泻,是急则治标的常用方法。中药的利尿药,品种较多,临床实践,以泽泻、鲜荔枝草、地蚯蚓、陈葫芦等为较好。此外,也选用干蟋蟀、将军干等虫类药物,但见效较慢,作用亦不恒定。所以,目前在临床上大部是与西药利尿剂配合应用,这是很自然的。(《潘澄濂医论集》)

九、关幼波

鼓证,早在《灵枢·水胀》中就写:"鼓胀何如? 岐伯曰,腹胀身皆大,大与腹胀等也,色苍黄,腹筋起,此其候也。"比较生动地描写了臌证的临床特点,其他如对"水蛊""单腹胀""石水"等证的论述,包括了现代医学所谓肝硬化腹水的临床病象和治疗经验。所以关幼波在治疗肝硬化腹水时,也多根据古代治疗此类证候的经验,通过实践不断摸索,不断提高认识。他体会肝硬化腹水,都是久病体虚,正不抗邪,水湿内停,正虚为本,邪实为标。因此,他在治水时主要看法如下。

1. 见"水"不能单纯利水　水湿内停,主要由于正虚(气虚、脾虚、阴虚)肝郁血滞,中州不运,湿热凝聚结痰,瘀阻血络,更由于肝、脾、肾三脏实质性损害导致功能的失调,三焦气化不利,气血运行不畅,水湿不化,聚而成水。若水蓄日久,或本病湿热未清,蕴毒化热,湿热熏蒸,或见发热,或并发黄疸。严重时痰热互结,蒙闭心包,也可出现神昏、谵妄等肝昏迷之危候。根据"治病必求其本"的原则,所以,以补虚扶正为常法,逐水攻邪为权变。

(1) 补气与利水:关幼波认为肝硬化腹水均有气虚血滞,气为血帅,气虚则血无以帅行,或血行不畅而滞留,气血不行则水湿难化。此类患者多见面色黄,体瘦,语言低弱,气息短促,乏力,腹胀大肢肿,脉沉细无力,舌苔薄白,或舌净无苔等证,所以,补气与逐水并用,使之气足血行而水化。

（2）养阴与利水：由于湿热未尽，或水蓄日久化热，热耗阴血，肝肾阴虚，瘀血阻络，水湿不化，腹水仍未消，以致阴虚血热，气滞血瘀，脾不健运，水湿内停，除一般症状外，可见日晡潮热，衄血，心烦不安，脉沉弦滑或细数，苔薄白或舌净无苔，舌质红绛。若过用利水之剂则"下后伤阴"，若过用滋阴则湿恋水蓄，所以，他也十分重视滋阴养血与利水并用的法则，且与补气、健脾、活血通络配合应用，使之养阴而不呆滞。

（3）健脾与利水：脾居中州，为运化水湿之枢机，脾虚或肝病及脾，运化失职，水湿不能泄利则胀滞为臌。临床多见面黄，体瘦，食纳不佳，腹胀便溏，小便不利，苔白或白腻，脉沉细。所以在治疗时健脾与利水并用，脾气足则运化有权，水道通则水蓄得下。

2. 注意疏利三焦以行水　三焦气化不利则水湿停聚，而三焦气化功能上与肺、中与脾、下与肾的功能密切相关，即所谓上焦如雾，中焦如沤，下焦如渎。若肺、脾、肾功能失调，则三焦气化无主，临床除鼓证一般症状外，每因水气上泛而见气短，咳吐，引痛，胸闷痛，以及少腹胀，尿黄少，脉见弦滑，舌苔白腻，或薄白。

3. 重视活血行气化痰以助利水　在鼓证的治水的过程中，关幼波很重视活血行气化痰之法，因为肝郁血滞、气血不畅是水湿停聚的重要环节。湿热凝聚结痰，痰阻血络，则血滞瘀阻，水湿难消，从以上所举各例也可以清楚地说明，他在"治黄"中所强调过的，归纳起来在治水时，补气活血化痰药常用生黄芪、当归、赤芍、泽兰、红花、坤草、水红花子、藕节、杏仁、橘红；行气活血化痰则加用枳壳、木香、香附、郁金；活血化瘀软坚时加用生牡蛎、鳖甲、地龙、王不留行、阿胶、五灵脂；若兼血热而有瘀，则加用牡丹皮、赤芍、白茅根；若无热象而有血瘀，则可适当加用肉桂、生姜、干姜、桂枝、附子，以助温运活血、通阳利水。对于肝郁血滞、痞块积聚，他多主张用养血柔肝、养阴软坚之品，如当归、白芍、阿胶、鳖甲、龟甲即所谓欲软其坚，必先柔其性。很少或不用攻伐破瘀的三棱、莪术之属，水蛭、虻虫则为禁用之例，因为，他体会肝为血脏，肝郁血滞而致胁下痞块积聚（肝脾肿大），治当活血化瘀以疏通其气血，使之凝血化散，血脉流通则痞块自消，若妄用攻伐破瘀之剂，非但痞块不易消，反而促使其凝结硬化，甚或造成大出血，应当引以为戒。

4. 抓紧时机，适当逐水　关幼波认为鼓证属于正虚邪实，水湿内停实为邪水,所以攻邪逐水也是治水之大法,即所谓"坚者削之,客者除之,结者散之,留者攻之"之法,所以应当正确地处理攻与补的辩证关系,祛邪是为扶正,扶正才能更好地祛邪,单纯扶正则邪水不去,单纯攻逐则邪去人亡。所以在正虚尚支,而腹水初起,或在扶正的基础上,如有攻逐之机,他也绝不放过。

总之,他体会鼓证多为久病,正虚之体,而水蓄邪实,体虚是矛盾主要方面,所以关幼波一直遵循以补为常法,攻水为权变。见"水"不能单纯利水,必须根据正虚的情况或补气、健脾、养阴以扶正,佐以利水,并注意疏利三焦,重视活血行气化痰或值正气未衰在扶正的基础上抓紧时机适当逐水。(《关幼波临床经验选》)

十、邓铁涛

肝硬化晚期出现腹水,症见腹胀大而四肢消瘦,食欲不振,倦怠乏力,面色苍黄少华,甚或黧黑而无华,舌胖嫩有齿印或舌边有瘀斑瘀点,脉虚细或涩,四肢消瘦、饮食不振、倦怠乏力,是一派脾虚之象;而腹大青筋,舌有瘀斑瘀点,或二便欠通则属实证。多数病例单靠补脾疏肝益肾,无奈腹水何。腹胀患者饮食减少,更兼运化失职,越食少,营养越不足,腹越胀,如此恶性循环,实者愈实而虚者更虚,治疗原则必先攻逐,寓补于攻,候其腹水渐退,然后再予攻补兼施,辨证论治。

攻水之法,多源于仲景的十枣汤而各有特点,总不离甘遂、芫花、大戟、黑白丑之类。邓铁涛喜用甘草制甘遂,其法为用等量之甘草煎液汁浸泡已打碎之甘遂,共泡3日3夜,去甘草汁,将甘遂晒干为细末,每服1~2g。可先从1g开始,用肠溶胶囊装吞,于清晨用米粥送服。服后1日之内泻下数次至十数次,甚者可泻水几千毫升。翌日即用健脾益气之剂,或独参汤补之。但有些患者,服参汤或补益之剂,又再泻水,这又寓攻于补了。过一二日服调补之剂便不再泻,可能过些时候腹水又起,又再用甘遂攻之,攻后又加辨证论治,有得愈者。

有人认为今天由于腹水机的应用,可把腹水抽出脱水除钠后再把蛋白输回患者,故腹水的治疗,已可不必再用下法。邓铁涛则认为不然,肝硬化腹水,肝硬化是因,腹水是果,若只靠机械去除腹水,病将不治。而中药攻逐,能够治愈,必有其现在尚未知之的机制,故腹水机与攻逐之剂不可同日而语也。

邓铁涛用甘草水浸甘遂,此方实从民间来。广州市原工人医院治一肝硬化腹水之患者,无法治疗,劝其出院,半年后主管医生路遇患者,健康如常人,十分惊讶,问知乃服一专治腹胀之老太太的药散泻水而愈。张景述(注:广东省名老中医,擅长外科)多方寻访,从其就近之药店得知其专卖甘草与甘遂而得之。当然,逐水不一定都能彻底治愈,但能有愈者则其机制不止于去腹水那么简单了。西药利尿剂种类不少,呋塞米等利尿之作用甚强,为什么对于肝硬化腹水患者取不到理想的效果呢? 邓铁涛认为治腹水而只知利尿,不但无益反而有害。因为利尿多伤阴,一再损害肝肾之阴,容易引发肝昏迷或大出血。土壅木郁,攻逐运化,攻补兼施,肝阴不伤,脾得健运,腹水不再起,则以健脾补肝肾,稍加活血之品,可望带病延年,少数或可治愈。

攻逐之法,会不会引起大出血,根据近十多年来的文献报道及邓铁涛之经验,不会引起大出血,因逐水减轻门静脉高压。肝硬化腹水患者往往舌下静脉曲张,经泻水以后,舌下静脉曲张之程度往往减轻,足以为证。中国中医研究院西苑医院(今中国中医科学院西苑医院),亦曾研究治疗肝硬化腹水,他们也主张攻逐法治腹水,治疗 100 多例,未见因攻逐而大出血者。他们喜用黑白丑末调粥服以攻逐腹水。当然,攻逐治腹水只是比较常用之法,若体质过虚,强用攻伐必死。邓铁涛曾治一例肝吸虫性肝硬化腹水患者,病已垂危,家人已为其准备后事。诊其面色苍白无华,气逆痰多,说话有气无力,纳呆,腹大如鼓,静脉怒张,肝区疼痛夜甚,四肢消瘦,足背微肿,唇淡舌嫩,苔白厚,脉细弱。此脾虚不运,水湿停留所致,人虚至此,不宜攻逐,治疗以健脾为主,兼予养肝驱虫。处方一:高丽参 9 g,陈皮 1.5 g,炖服,以健运脾阳;处方二:太子参 12 g,云茯苓 9 g,白术 12 g,何首乌 15 g,菟丝子 12 g,丹参 12 g,楮实子 9 g,谷芽 24 g,芜荑 9 g,雷丸 12 g,甘草 5 g。两方同日先后服,第二日精神转佳,尿量增多,能起床少坐。照此治则加减用药,20 剂后腹水消失,能步行来诊。数月后能骑自行车从顺德到广州。可见健运脾胃以化湿亦为治肝腹水之一法也,其可攻不可攻在于辨证。

肝硬化腹水并发上消化道出血时,宜急用止血法,可用白及粉、三七粉各3 g 顿服,每日 4 次,或用云南白药每日 8 g 分服。若出血过猛,采用西医之三腔二囊管压迫法,或手术结扎胃底和食管曲张静脉等处理为宜。并发肝昏迷宜用安宫牛黄丸,半粒开水溶化点舌;半粒服或鼻饲,再随证治之。(《中国百

臌
胀

十一、朱良春

晚期肝硬化以腹水为主要临床表现者,朱良春有以下一些认识。

1. 瘀血为本,水湿为标　本有病本、共本之分,此说见于明代张景岳,所谓病本,即指起病之因;所谓共本,即人体阳气、阴精(血)与脾胃。肝硬化腹水先有肝脾肿大,而后有腹水,肝脾肿大为瘀血痰浊、湿热阻滞肝络,瘀血、痰浊、湿热即为病本,故宜化瘀消积治其本,利水宽胀治其标。

2. 正虚为本,邪实为标　肝硬化病起病缓慢,病程长,正邪长期相持,则虚实夹杂,往往是邪实未去,正已难支。此际攻邪则伤正,纯补则助邪,只能攻补兼施,尤其要惓惓以肝、脾、肾三脏为念,盖腹水之作,正是病起于肝,影响及于肝肾所致也。若见腹水之盈,胀急痞满,便一味峻攻,则邪未去而正愈伤矣。

朱良春的用药经验:对肝硬化腹水,① 补脾:常用山药、白术、茯苓、赤豆,脾阳不足者用干姜。② 补肝:常用黄芪(采用张锡纯之说)、当归。③ 补肾:常用淫羊藿、紫河车、楮实子,肾阳不足者用桂、附。④ 消积:带用干蟾皮、莪蒾子、鸡内金、鳖甲。⑤ 活血:常用益母草、丹参、泽兰、姜黄、郁金、䗪虫。⑥ 行水消胀:常用葫芦瓢、连皮茯苓、玉米须、鲤鱼赤豆汤。

肝经疫毒已久,肝脾两伤,导致血瘀癖积,水湿停潴,而致肝腹水萌生,治宜疏肝解郁,化瘀软坚,渗湿利水。久病体虚者,还应兼顾培补脾肾。陈士铎《石室秘录》所载之"消胀除湿汤"(蜣螂虫、木瓜、通草、延胡索、佛手、郁金、丝瓜络各 8 g,红花、茜草、远志各 4 g,路路通 10 枚,生薏苡仁 24 g,香橼皮半个)有活血散瘀、疏肝理气、消胀除湿之功,对肝腹水有较佳之效。或用"莪蒾子 18 g,水蛭 6 g,生牡蛎、白茅根、车前子各 30 g,海藻、茯苓各 15 g,肉桂 1.5 g,沉香末、琥珀末各 2 g(分吞)"亦佳。(《中国百年百名中医临床家丛书·朱良春》)

十二、颜德馨

辨治鼓胀,每以虚实为纲,灵活应用疏肝、健脾、化湿、活血诸法,疗效显著。

1. **湿热臌胀,选用小温中丸** 臌胀虽有气臌、血臌、水臌、虫臌之分,然论其因,常由情志郁结,饮酒过多,或感染虫毒,黄疸日久,湿热壅结,肝脾同病所致,表现为腹大坚满,脘腹胀急疼痛,纳差,烦热口苦,渴不欲伙,小便赤涩,大便不畅,舌红、苔黄腻,脉弦滑数,治宜清热利湿,抑肝扶脾。尝谓:"本病发展缓慢,初起不易觉察,迨至腹大如鼓,则已进入晚期,肝脾皆伤,不易痊愈,若徒用攻下则正气受戕,病更难愈,用药宜取丸剂缓图,汤剂仅可暂服。临床常用丹溪小温中丸,方以黄连、苦参清热燥湿;白术、陈皮、生姜健脾运中;钢针砂抑肝祛湿,大得《内经》'土郁夺之'之旨。凡湿热内壅,肝脾损伤之鼓胀,不论有无腹水,均可投之。"

2. **寒湿臌胀,宜用禹余粮丸** 寒湿停聚,脾阳不振,水蓄不行,则见腹大脐凸,畏寒无热,二便涩少,舌黯不荣,脉细涩迟缓,当斡旋中阳,祛除寒湿。颜德馨常用禹余粮丸加减:禹余粮、蛇含石、钢针砂,皆醋煅研末,量人虚实随症加入羌活、川芎、三棱、莪术、白豆蔻、肉桂、炮姜、青皮、广木香、当归、大茴香、附子、陈皮、白蒺藜,各研为末,与前药和匀,加适量神曲糊为丸,如梧桐子大,每服三五十丸,日二服。服后腹水减后可减量,每日一服,兼用调补脾肾、补益气血等汤药,以资复原。王晋三曰:"统论全方,不用逐水之药,不蹈重虚之戒,斯为神治也。"此方之义重在调和肝脾,熔通气活血,壮阳祛寒,除湿行滞等法于一炉,为治寒水臌胀之无上佳方。

3. **瘀滞臌胀,宜于活血搜络** 初病在气,久病入络。盖臌胀日久,隧道壅滞,气血互结,表现为腹大坚满,脉络怒张,胁腹攻痛,面色黯黑,头颈胸臂有血痣,手掌赤痕,舌现紫斑,脉象细涩。血滞乃臌胀必现之证,故当活血化瘀,但血络阻滞日久,非纯用草本药可去,需配虫蚁搜络法去其阻塞,民间治疳积腹胀有采用蟑螂及茅屋虫等,焙干研末,调入粥内服用。也有用将军干一对研末吞服,治肝腹水有效。活血通络,原取法于仲景之大黄䗪虫丸、鳖甲煎丸。常用䗪虫、水蛭、穿山甲、当归、桃仁、蒲黄、益母草、泽兰叶、五灵脂,随症加减,多有痊者。

4. **虚证臌胀,法当补而不滞** 臌胀一证,病延稍久,肝脾日虚,进而肾脏亦虚,肾阳不足,命火式微,火不生土,则肝脾益虚。表现为腹胀、畏寒、面色苍白、下肢水肿、脘闷纳呆,此时需用温阳利水、崇土健脾之法,方用苓桂术甘汤合金匮肾气丸加减。尝谓,臌胀为壅滞之病,虽见虚须补,然须补而能通,才合法度。若投呆补,滞而不通,反使气机闭塞,胀满更甚。故用人参、白术,须佐川朴、茯苓;如用熟地、怀山药,须伍砂仁、陈皮;补阳宜兼温,补阴宜兼清,阴虚多热,补而忌燥;阳虚多寒,补而忌润,要做到补而不碍邪,去邪不伤正,才称完美。

5. 知肝传脾,治宜崇土制木 崇土制木,调中健脾,不仅为治疗臌胀之大法,也可防治肝病之复发,乃取其相生相侮之义,临床多有验证。在具体用药上有以下特点:健脾不如运脾,首先喜用苍术,因其运脾燥湿,化湿解凝,健脾助运。其次用党参常以姜汁炒之,因临证呕恶每每可见,如此炮制,健运中州且有和胃止逆之功。另外,白术多重用,其源出自《日华子本草》,白术治水气,利小便,剂量为 30 g,倍其量投治,师出皆捷,殆含《内经》塞因塞用之义。

6. 肝郁气滞,治以理气除满 畅通气机,冀大气一转,症情得减,证之临床,服用理气之品多有胸中大气一转,豁然开朗之感。具体用药多以莪术、带皮槟榔、枳实、川朴等破气除满,调气则以柴胡、绿萼梅,降气则以降香合葶苈子,还喜用枳壳与桔梗一升一降,其壅滞之气得利。其次两个对药的运用:① 沉香粉、琥珀粉小量吞服。《本草通玄》谓沉香温而不燥,行而不泄,扶脾而运行不倦,达肾而导火归元,有降气之功,无破气之害。琥珀专入血分,有散瘀止血,利水通淋之功,二药合用,利气畅血,相得益彰。② 小茴香、泽泻合用,茴香温中、辛香发散,通阳化气,与利气渗湿之泽泻相伍则加强利水之效。茴香量宜小,泽泻量宜大,得心应手。外敷法:取麝香少许,蝼蛄数只,青葱二支,共捣敷脐。麝香通行十二经,芳香走窜之力极强,蝼蛄利水,青葱通阳,治肿满喘促,此法用之多验。(《中国百年百名中医临床家丛书·颜德馨》)

十三、方药中

对于肝硬化腹水的治疗,个人体会是单纯用温补或单纯用攻消均不满意,消补兼施或攻补兼施以消攻为主才是治疗本病较好的办法。① 补的方面:由于本病主要病在肝脾肾三脏,因此亦以补肝、补脾、补肾为主,补肝方面个人经验以当归、黄精、阿胶等药较好;补脾方面以苍术、白术较好,补肾方面以龟胶、鹿胶等较好。② 消的方面:也由于本病主要在肝脾肾三脏,因此亦以疏肝(包括行气与活血)、和胃、利水为主,疏肝行气药物方面,个人经验以木香、青皮、槟榔等药物较好,疏肝活血药方面,以川、怀牛膝较好,利水药方面对于本病一般均不太满意,比较好的是汉防己,其次是大腹皮,但用时要大剂量,每次用量不少于 30 g。③ 攻的方面:攻水药中的甘遂、芫花、大戟、黑白丑、九头狮子草等,均有较强的攻水作用,但个人经验,其中较好的是黑白丑,服药后反应较小,甘遂次之,其他几种攻水药反应较大。使用上述药物攻水,必须用散剂,煎剂效果很差甚至根本无效,服散剂时必须用糖水调服,不能直接将药末放在口内用水送,以免刺激口腔和咽部黏膜发生不良后果。

笔者对于本病的治疗步骤和具体治疗方法。

(1)一般情况下,无论腹水多少,均是采用助脾、疏肝、活血行水法,处方是苍牛防己汤(自制方):苍术、白术各 30 g,川牛膝、怀牛膝各 30 g,汉防己 30 g。上方微火煎 1 h,早晚空腹服,每日服 1 剂,可连服 2～3 周,服本方如有效,一般在服药后 2～3 日开始尿量增加,腹水逐渐消退。

(2)如用上方消水不效时则可改用攻水法,方药中常用攻水法有下列几种:① 黑白丑各 10 g,早晨用生姜红糖水或蜂蜜水调匀空腹服,服后 0.5 h 再服 50%硫酸镁 60 mL,每日或隔日服 1 次。② 甘遂 3～4.5 g 研末,早晨空腹用生姜红糖水或蜂蜜水调匀服,或将药末装入胶囊中服,每日或隔日服 1 次。③ 舟车丸:早晨空腹服 3 g 至 6 g,用红糖水或蜂蜜水送下,每日或隔日服 1 次。

上述二种方法,方药中以黑白丑加硫酸镁法为最好,药后作用明显而且副反应不大,使用上述方法攻水,一般以服药当日大便次数 6～8 次水样便为好,如药后大便次数不多,或泻出物非水样便而系黏滞不爽,里急后重,形如下痢,则属无效,应停药。

(3)服上述消水或攻水的同时,应按前述攻补兼施或消补兼施以攻为主的治疗原则,区别不同患者同时或交替服温补肝脾肾的方药如:补中益气汤,桂附地黄汤,五子衍宗丸,全鹿丸,阿胶,龟胶,鹿胶等。

(4)服消水攻水药至腹水基本消失或消去大半时,即可撤去攻水药物,改用补中益气汤及归芍地黄汤交替服或用加味黄精汤调理。

(5)在服用消水药物或攻水药物时均必须忌盐。(《医学承启集》)

十四、张云鹏

"臌"乃凸出,高起之意。"胀"乃膨大,体积增大之喻。命名"臌胀",是言其发病有"凸出膨大"之表现,其临床特征是以腹大如鼓,皮色苍黄,脉络暴露为主。

(一)臌胀治疗大法

根据《素问·至真要大论》"必伏其所主,先其所因"的原则,首先消除原始致病原因,余证才可迎刃而解。具体治法可归纳为十法。

1. **清热解毒** 热毒之邪是引起臌胀的原始病因之一,临床应视热毒的轻重,适当使用清热解毒之剂,常用的药物有板蓝根、大青叶、败酱草、青黛、虎杖。

2. **利水祛湿** 湿邪既是本病的原发病因,也是许多症状的继发病因,湿邪壅盛常贯穿本病的始终。故开始湿困中焦,宜芳香化湿,如藿香、佩兰、玉米须;继而脾虚湿盛,宜健脾燥湿,如白术、苍术、厚朴;利水消臌,如茯苓、泽泻、车前子等。

3. **疏肝理气** 本病多见气机不畅,故疏肝理气常为治疗本病的辅佐方法,宜用柴胡、广木香、枳壳、郁金等。

4. **活血化瘀** 瘀血癥积是鼓胀的病变中心,因此,化瘀消癥成为治疗本病的主要任务,对活血化瘀药物的选择,要选用那些既活血又养血,既活血又利水的药物,如丹参、当归、王不留行、泽兰叶、益母草等。

5. **软坚散结** 癥积坚硬、顽固难除,单纯活血化瘀不能消散,必须兼以软坚散结之剂,方能使癥积改善,药如鳖甲、牡蛎之类。

6. **健脾补气** 脾气不足,是鼓胀的主要病机,因此健脾补气也是治疗本病的主法之一。常用药有:黄芪、党参、白术、茯苓等。

7. **滋补肝肾** 病至后期,肝肾必虚,往往虚中夹实,如肝肾阴虚者,常佐以生地、黄精、枸杞、鳖甲、女贞子之类,滋补肝肾。

8. **温补脾肾** 病久必虚,阴损及阳,临床常见脾肾阳虚者,必须温补脾肾,常以淫羊藿、制附子、覆盆子与黄芪、党参、白术相配。

9. **杀虫化积** 杀虫是治疗虫鼓的主要方法,常用槟榔、雷丸、白矾、苦参等。

10. **攻下逐水**　臌胀较重,大如箕,非一般利水渗湿之药所能消除,必须用逐水峻剂,如甘遂、芫花、大戟、黑白丑等。

在治疗过程中,应该注意不宜攻伐过猛,须遵守《素问·至真要大论》所言"衰其大半而止"的原则。《内经》说:"中满者,泻之于内。"又说:"下之则胀已。"就是指臌胀实证而言,然逐水之方,多为攻逐水邪之峻制,逐水太过不仅有损伤脾胃之弊,且对正虚邪实,隧道阻塞,又有明显出血倾向者,如攻逐不慎,或活血破瘀过猛,常易引起脉络破裂,导致上则吐血,下则便血,更使病情恶化,后果严重。

因此,古人对本病使用攻下,亦认为不是唯一的治法,如《格致余论·臌胀论》说:"此病之起,或三五年,或十余年,根深矣,势笃矣,欲求速效,自求祸耳。"又说:"医不察病起于虚,急于作效,炫能希赏,病者苦于胀急,喜行利药,以求一时之快,不知宽得一日半日,其肿愈甚,病邪甚矣,真气伤矣……制肝补脾,殊如切当。"

在治疗方法上,《丹溪心法·臌胀》篇主张根据《内经》"塞因塞用"的原则,并说:"臌胀又名单臌……此乃脾虚之甚,必须……大剂参术佐陈皮、茯苓、苍术之类。"《寓意草》指出:"从来肿病,遍身头面俱肿,尚易治,若只单单腹胀,则为难治……而清者不升,浊者不降,互相结聚,牢不可破,实脾胃之衰微所致,而泻脾之药尚敢漫用乎……明乎此,则有培养一法,补益元气是也;则有招纳一法,升举阳气是也;则有解散一法,开鬼门,洁净府是也,三法是不言泻而泻在其中矣。"因此,在应用攻下时,必须考虑到患者的体质与邪势的缓急,而采取先攻后补,或先补后攻,攻补兼施,或朝攻暮补等适当的措施,绝不可孟浪从事,滋生偏弊。

（二）四臓论治

1. **气臌**　气臌乃气虚作肿,似水臌而非水臌也,其证一如水臌之状;但按之皮肉不如泥耳,必先从脚面肿起后,渐渐肿至上身,于是头面皆肿者有之,此等气臌必须健脾行气,加利水之药,则可救,倘亦以水臌法治之,是速之死也。宜消气散加减:白术、薏苡仁、茯苓各 30 g,肉桂 0.3 g,枳壳 10 g,山药 10 g,人参 3 g,车前子、莱菔子、神曲各 10 g,水煎服,每日 1 剂,此方健脾而乃是利水之品,故不伤气,奏功虽缓而起死实妙也。然亦必禁食盐,3个月后渐渐少用矣。

2. **水臌** 水臌,满身皆水,按之如泥者是,若不急治,水流于四肢,而不得从膀胱出,则变为死证而不可治矣。方用决流汤:牵牛、甘遂各 2 g,肉桂 1 g,车前子 30 g,水煎服,1 剂而水流斗余,2 剂则全愈,断不可与 3 剂也。与 3 剂反杀之矣,盖牵牛、甘遂最善利水,又加之车前、肉桂引水以入膀胱,但利水而不伤气,不使牵牛、甘遂之过猛。

但此二味毕竟性猛,多服伤人元气。故 2 剂逐水之后,断宜屏绝,须改用五苓散调理二剂,又用六君汤以补脾可也,更须忌食盐,犯则不救。

3. **血臌** 血臌之证,其由来渐矣,或跌闪而血瘀不散,或忧郁而血结不行,或风邪而血蓄不发,遂至因循时日,留在腹中,致成血臌,饮食入胃,不变精血,反去助邪,久则胀,胀则成臌矣。宜消瘀荡秽汤加减:水蛭 10 g,当归 30 g,红花、枳实、白芍、牛膝各 10 g,桃仁 10 g。水煎服。后可用四物汤调理,于补血内加白术、茯苓、人参,补气而利水。

4. **虫臌** 人有单腹胀满,四肢手足不水肿,经数年不死者非水臌也。盖水臌不能越两年,未有不皮肤流水而死者,今数年不死,皮肤又不流水,岂是水臌症,乃虫结于血之中,似臌而非臌也。夫此症何因而得,饮食之内成食生菜,而有恶虫之子入腹而生虫,或食难化之物,久病为虫,血即裹之不化,日积月累,血块渐大,虫生遂多……此等之症最忌小便不利,与胃口不健者,难以医疗,可用杀虫下血之药,方用逐秽消胀汤加减:白术 30 g,雷丸 10 g,白薇 10 g,甘草 3 g,大黄 15 g,当归 20 g,牡丹皮 15 g,萝卜子 30 g,红花 10 g。

(《中国百年百名中医临床家丛书·张云鹏》)

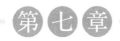

历 代 医 案

第一节 古 代 医 案

一、朱丹溪案

案1 余友俞仁叔,儒而医,连得家难,年五十得此疾(指臌胀),自制禹余粮丸服之。予诊其脉,弦涩而数。曰:此丸新制,锻炼之火邪尚存,温热之药太多,宜自加减,不可执方。俞笑曰:今人不及古人,此方不可加减。服之一月,口鼻见血色,骨立而死。

案2 又杨兄,年近五十,性嗜好酒,病疟半年,患胀病,自察必死,来求治。诊其脉弦而涩,重则大,疟未愈,手足瘦而腹大,如蜘蛛状。予教以参、术为君,当归、川芎、芍药为臣,黄连、陈皮、茯苓、厚朴为佐,生甘草些少作浓汤饮之。一日定三次,彼亦严守戒忌。一月后疟因汗而愈。又半年,小便长而胀愈。中间稍有加减,大意只是补气行湿。

案3 又陈氏年四十余,性嗜酒,大便时见血,于春间患胀,色黑而腹大,其形如鬼。诊其脉数而涩,重似弱。予以四物汤加黄连、黄芩、木通、白术、陈皮、厚朴、生甘草,作汤与之,近一年而安。(《格致余论·鼓胀论》)

案4 一人气弱,腹膨浮肿,用参、归、茯苓、芍药各一钱,白术二钱,川芎七分半,陈皮、腹皮、木通、厚朴、海金沙各五分,紫苏梗、木香各三分,数服后浮肿尽去。余头面未消,此阳明气虚,故难得退,再用白术、茯苓。

案5 一妇人,腹久虚胀单胀者,因气馁不能运,但面肿,手足或肿。气上行,阳分来应,尚可治。参、术、芎、归为主,佐以白芍药之酸敛胀,滑石燥湿兼利水,大腹皮敛气,紫苏梗、莱菔子、陈皮泄满,海金沙、木通利水,木香运行,生甘草调诸药。

案6 一妇,气虚单胀,面带肿,参、术、茯苓、厚朴、大腹皮、芎、归、白芍、生甘草、滑石。

案7 一人嗜酒,病疟半年,患胀,腹如蜘蛛;一人嗜酒,便血后患胀,色

黑而腹大形如鬼状（俱见《医要》）。上二者，一补其气，一补其血，余药大率相出入，而皆获安。（《丹溪治法心要·臌胀》）

二、汪石山案

案1 一人年逾四十，春间患胀。医用胃苓汤及雄黄敷贴法，不效。邀予诊视，脉皆缓弱无力。曰："此气虚中满也，曾通利否？"曰："已下五六次矣。"予曰："病属气虚，医反下之，下多亡阴，是谓诛罚无过也。故脉缓，知其气虚；重按则无，知其阴亡。阳虚阴亡，药难倚仗。八月水土败时，实可忧也。"乃问予曰："今不与药，病不起耶？尝闻胀病脐突不治，肚上青筋不治，吾今无是二者。"予曰："然也。但久伤于药，故且停服。"明日遂归，如期果卒。

案2 一妇形瘦弱小，脉细濡近驶。又一妇身中材颇肥，脉缓弱无力。俱病鼓胀，大如箕，垂如囊，立则垂坠，遮拦两腿，有碍行步，邀予视之。曰：腹皮宽缒已定，非药可敛也，惟宜安心寡欲，以保命尔。后皆因产而卒。或曰：鼓胀如此，何能有孕？予曰：气病而血未病也，产则血亦病矣。阴阳两虚，安得不死？

案3 又一妇瘦长苍白，年余五十，鼓胀如前二人，颇能行立，不耐久远，越十余年无恙。恐由寡居，血无所损，故得久延。

案4 一人年逾四十，瘦长善饮。诊之，脉皆洪滑。曰：可治。《脉诀》云腹胀浮大，是出厄也。但湿热大重，宜远酒色，可保终年。遂以香连丸，令日吞三次，每服七八十丸。月余良愈。

案5 一人年三十余，酒色不谨，腹胀如鼓。医用平胃散、广茂溃坚汤不效。予为诊之，脉皆浮濡近驶。曰：此湿热基也，宜远酒色，庶或可生。彼谓甚畏汤药。予曰丸药亦可。遂以枳术丸加厚朴、黄连、当归、人参、荷叶烧饭丸服，一月果安。越三月余，不谨腹胀，再为诊之。曰：不可为也。脐突如胀，长二尺余，逾月而卒。脐突寸余者有矣，长余二尺者，亦事之异，故为记之。（《石山医案·臌胀》）

三、薛立斋案

案1 州守王用之，先因肝腹膨胀，饮食少思，服二陈、枳实之类，小便不利，大便不实，咳痰腹胀，用淡渗破气之药，手足俱冷。此足三阴虚寒之症也。

投《金匮》肾气丸,不月而康。

疏曰:此案先因肚腹膨胀,即继云饮食少思,其为脾虚可知。服削伐之品,而致小便不利,大便不实,咳痰腹胀,则脾更损而肾亦虚矣。再加淡渗破气之药,则元阳有不导损乎?此手足俱冷之后,自属三阴虚寒,可知如此之症,乃可用《金匮》肾气丸。今人一见肿胀而小便短少者,不问<u>虚实</u>,不问寒热,即以此方投之,自居为名家,治法可笑也夫。

案2 州同刘禹功,素不慎起居七情,致饮食不甘,胸膈不利。用消导顺气,肚腹闷痞,吐痰气逆;用化痰降气,食少泄泻,小腹作胀;用分利降火,小便涩滞,气喘痰涌;服清气化痰丸,小便更滞,大便愈泻,肚腹胀大,肚脐突出,不能寝卧,六脉微细,左寸虚甚,右寸短促。此命门火衰,脾肾虚寒之危症也。先用《金匮》加减肾气丸料,肉桂、附子各一钱五分,二剂下瘀积甚多,又以补中益气送二神丸二剂,诸症悉退大半,又投前药数剂,并附子之类贴腰脐,又及涌泉穴,寸脉渐复而安。后因怒腹闷,惑于人言,服沉香化气丸,大便下血诸症尽复。余曰:此阴脉伤也。不治。

疏曰:凡病起于不慎起居七情,此虚之本也。加以饮食少进、大便泄泻,此虚之成也。纵有他症,同归于虚矣。况六脉微细乎,至论左寸虚甚,心火不足也。右寸短促,肺气不足也。而先生乃曰命门火衰,脾肾虚寒者何也?岂以现症皆属脾肾而非心肺乎?不知心火之不足由于肾水之寒,有所克也。肺气之虚,由于脾虚不能生也,壮肾火以生心火,补脾土以生肺金,此先后天相生及母子相生之道也。至于服《金匮》肾气丸而下瘀积甚多,此时治者,每致疑于不可补,不知瘀积从攻伐而下者,或谓实症;从温补而下者,正是虚症也。前盖因虚而不下耳,故不顾其瘀积,只补其元气,元气足,则瘀积有则自行,无则自止也。若大便下血,谓之阴络伤者,在病久症虚及误服克伐所致。然而非一见便血即阴络伤,而辞以不治也。

案3 一儒者,失于调养,饮食难化,胸膈不利,或用行气消导药,咳嗽喘促,服行气化痰药,肚腹渐胀,服行气分利药,眠卧不宁,两足浮肿,小便不利,大便不实,脉浮大,按之微细,两寸皆短,此脾肾亏损。朝用补中益气加姜、附,夕用金匮肾气加破故纸、肉果各数剂,诸症渐愈,更佐以八味丸,两月乃能步履,恪服补中、八味,半载而康。

疏曰:此案失于调养而致饮食难化,胸膈不利,其脾肺之气已虚矣。用行气消导药而所变之症,肺气更虚也。服行气化痰药而所变之症,脾气更虚也。服行气分利而所变之症,脾肺气下陷而不能运,因而命门之火衰弱,而不能化也。脉象已现上不足,下真寒。故补中益气之不足,又加干姜、附子,《金匮》肾气不足,又加故纸、肉果,皆因脉之微、细、短三字主见也。亦犹前刘禹功之脉,微细虚短,而用《金匮》重加桂、附,补中送二神丸之意也。虽服法稍殊,而大略则同。

案4 一男子,素不慎调摄,吐痰口燥,饮食不甘。服化痰行气之剂,胸满腹胀,痰涎愈盛;服消导理气之剂,肚腹膨胀,二便不利;服分气利水之剂,腹大胁痛,眠卧不得;服破血消导之剂,两足皆肿,脉浮大不及于寸口,朝用《金匮》加减肾气丸,夕用补中益气汤煎送前丸,月余诸症渐退,饮食渐进。再用八味丸,补中汤月余,自能转侧,又2个月而能步履,恪服大补汤,还少丹半载而康。后稍失调理,其肚复胀,服前药即痊。

疏曰:此与前案蹊径大约相同,独脉浮大不及于寸口者,寸口为肺,肺为百脉之宗,故百脉朝宗于寸口。今浮大脉而不及寸口,其元气之虚可知。元气虽在肺经,而其根在于脾,并不在脾,而在于肾。故脉之不及于寸口是脾肾之元气虚而不能及于肺也。治法不重于肺而重于脾,不重于脾而重于肾,是以先朝用《金匮》肾气丸以补其肾气,即夕用补中益气汤。亦必煎送前丸,诚知元气之根在于脾,更重于肾也。试观能步履之后,仍用大补汤、还少丹而康。是皆主于脾肾,必复其元气为要也。(《薛案辨疏·脾肾亏损小便不利肚腹臌胀等症》)

四、周慎斋案

案1 一人喘促、腹大、脚肿,六脉沉细。方用炮姜、肉桂、吴茱萸、甘草、五味子、白芍、半夏、枳壳愈。

案2 一妇吐血发肿,腹大发热,不思饮食,似疟非疟,大便溏泄,诸药不效。此脾虚清阳下陷,阳不发越也,脉浮大而缓。用四君子加羌活,三帖而愈。

案3 一人少腹青筋胀痛,小便不利,此伤肝也。肝主筋,肝伤则宗筋伤,小便不利矣。少腹肝之部也,青色,肝之色也,肝既伤,故少腹痛、青色见而胀也。用逍遥散加杜仲以达之。

案4 一人单腹胀大,温中为主。人参五分,吴茱萸一分,苍术、白术、炮姜、茯苓各五分,炙甘草二分。腹痛加肉桂,小便滞增炮姜,加神曲。(《慎斋遗书》)

案5 一人患单腹胀,调治将愈,后因恼怒复胀,口干,身热,食减,膻中近右痛,按之则止。用人参、炮姜、半夏各七分,白术煎苍术拌炒、茯苓各一钱,陈皮、神曲各五分,炙甘草、肉桂各二分,吴茱萸七厘。姜水煎服。(《医家秘奥·肿胀》)

五、孙一奎案

案1 富昨汪氏妇,对河程门女也。年仅三八,经不行者半载,腹大如斗,坚如石,时或作痛,里医尽技以治,月余弗瘳。乃举歙友为翼,又治月余,腹转胀急,小水涓滴不通。乃仿予治。孙仲暗法,而用温补下元之剂,则胀急欲裂,自求求尽。文学南瀛怜之,荐予。诊其脉,两关洪滑鼓指,按之不下,乃有余之候也。症虽重,机可生。询其致病之源,由乃姑治家严而过俭,其母极事姑息,常令女童袖熟鸡牛舌之类私授之,因魃食冷物,积而渐成鼓胀。前任事者,并不察病源,不审脉候,误作气虚中满治之,胀而欲裂,宜其然也。乃用积块丸三下之,而胀消积去。后以丹溪保和丸,调养一月而愈。积块丸列《赤水玄珠》第五卷虫蛊后。五十七。

案2 孝廉方叔度令嫂江氏,年甫三旬,患胀满。诸名家或补或消,或分利,或温或寒,悉为整理一番,束手而去,举家惶惶,无所适从。叔度曰:闻孙仲暗昔患此,众亦束手,比得孙生生者治而起之。众皆敛衽钦服。仲暗伯仲适在馆中,盍谘访之。即发书介予,随绍向往。诊得左脉弦大,右滑大。予曰:此李东垣木香化滞汤症也,病从忧思而起,合如法按治,可保终吉。叔度喜曰:囊从事诸公悉云不治,先生谓可保终吉,此故仓公有言:拙者疑殆,良工取焉是也。幸先生早为措剂。予即照本方发四帖,服讫,腹果宽其半,继以人参消痞汤,琥珀调中丸,调理二月全瘳。叔度信予从此始,每推穀予于诸相知,多有奇中,卒为通家之好。八十四。

案3 歙潜口汪召南令郎,年十四,患蛊胀,大如覆箕,经医三十余人,见症皆骇而走。独市之幼科养直者,调理数数见效,第此子溺于拳养,纵口腹,不守戒忌,病多反复。一日语召南曰:郎君之症,非求之孙生生者不能成功。

召南曰：闻此公多游吴浙缙绅间，何可以月日致也？养直曰：归矣！吾有妹适罗田，为方与石丘嫂也，旧岁患症如蛊，治经弥月无功，生生子立全之。吾推毂孙君者，岂有他肠，为郎君也。召南即浼罗田延予，予至日已晡矣。观病者腹胀大极，青筋缕缕如蚯蚓大，上自胸脯，至上脘而止，惟喜其不下现也。脐平，四肢面目皆浮大，两足胕骨上各裂开，大出清水，一日间数为更衣易被，阴囊光肿如泡，淫淫渗湿，发寒热，脉以手肿不能取，必推开其肿，下指重按，浮而六至。予曰：症可谓重之极矣！仅可恃者，目瞳子有神耳，余皆险恶，将何以治。养直知予至，亟过相陪，宣言曰：病重不必言，引领先生久矣！幸为投剂，生死无憾。予曰：且先为理表，若表彻稍得微汗，使肺少利，则小水可通。召南喜而亟请药，乃用紫苏叶、苏子、陈皮、麻黄各一钱，桑白皮八分，防风、杏仁各七分，炙甘草、桂枝各三分，生姜三片，水煎服之。五更乃有微汗，次早面上气稍消，胸脯青筋皆退，余症虽仍旧，机括则可生矣！仍投前药，次日腹与四肢皆有皱纹，惟小水未利。乃改用破故纸、苍术、赤茯苓、泽泻、桑白皮、赤小豆、桂心、木香，二帖，而小水利，骎骎已有生意。乃以饮食过度，大便作泻，又以四君子汤，加苡仁、破故纸、泽泻、山楂、砂仁，调理而全安。此症予阅历者，不下数十。然青筋未有如此之粗。足胕出水有之，未有出水处如点鲇鱼口之大。而取效亦未有如此之速。盖此子体未破而真全，故症虽重而收功速也。数十人间有五六不能成功者，由其纵欲恣情，不守禁忌，非药之罪也。召南昆仲，见人谈医，辄以不佞为称首。予笑曰：君得无到处逢人说项斯者耶。乃汪养直亦医道中白眉，乃不收功于后，病者不忌口过耳。于养直何尤？养直不矜己之功，亦不忮人之功，所谓忠厚长者非耶。八十八。（《孙氏医案》）

六、王肯堂案

案1 嘉定沈氏子年十八，患胸腹身面俱胀满，医治半月不效。诊其脉，六部皆不出也。于是用紫苏、桔梗之类，煎服一盏，胸有微汗，再服则身尽汗，其六部和平之脉皆出，一二日其证悉平。

案2 一男子三十余岁，胸腹胀大，发烦躁渴，面赤不得卧而足冷，予以其人素饮酒，必酒后入内，夺于所用，精气溢下，邪气因从之上逆，则阴气在上，故为腹胀。其上焦之阳因下逆之邪所迫，壅塞于上，故发烦躁。此因邪从上下而盛于上者也,于是用吴茱萸、附子、人参以退阴逆,水冷饮之,以解上焦之浮热。入咽觉胸中顿爽,少时腹中气喘如牛吼,泄气五七次,明日其证愈矣。

胀,脉浮大洪实者易治,沉细微弱者难治。胀或兼身热,或兼如状,皆不可治,累验。(《医辨·胀满》)

七、张景岳案

案 向余尝治一陶姓之友,年逾四旬,因患伤寒,为医误治,危在呼吸。乃以大剂参、附、熟地之类,幸得挽回。愈后喜饮,未及两月,忽病足股尽肿胀,及于腹,按之如鼓,坚而且硬。因其前次之病,中气本伤,近日之病,又因酒湿,度非加减肾气汤不可治。遂连进数服,虽无所碍,然终不见效,人皆料其不可治。余熟计其前后,病因本属脾肾大虚,而今兼以渗利,未免减去补力,亦与实漏卮者何异?元气不能复,病必不能退。遂悉去利水等药,而专用参附理阴煎,仍加白术,大剂与之。三剂而足肿渐消,二十余剂而腹胀尽退。愈后,人皆叹服。曰:此证本无生理,以此之胀,而以此之治,何其见之神也!自后凡治全虚者,悉用此法,无一不效。可见妙法之中更有妙焉,顾在用者之何如耳。塞因塞用,斯其最也,学者当切识此意。(《景岳全书·杂证谟·肿胀》)

八、喻嘉言案

案1(议郭台尹将成血蛊之病) 郭台尹年来似有劳怯意,胸腹不舒,治之罔效,茫不识病之所存也。闻仆治病,先议后药,姑请诊焉。见其精神言动,俱如平人,但面色萎黄,有蟹爪纹路,而得五虚脉应之。因窃疑而诘之曰:足下多怒乎?善忘乎?口燥乎?便秘乎?胸紧乎?胁胀乎?腹疼尹?渠曰:种种皆然,此何病也?余曰:外证尚未显然,内形已具,将来血蛊之候也。曰:何以知之?曰:合色与脉而知之也。夫血之充周于身也,荣华先见于面,今色黯不华,既无旧恙,又匪新疴,其所以憔悴不荣者何在?且壮盛之年而见脉细损,宜一损皮毛,二损肌肉,三损筋骨,不起于床矣。乃皮毛、肌肉、步履如故,其所以微弱不健者又何居?是敢直断为血蛊。腹虽未大,而腹大之情状已著,如瓜瓠然,其日趋于长也易易耳。明哲可不见机于早耶?曰:血蛊,乃妇人之病,男子亦有之乎?曰:男子病此者甚多,而东方沿海一带,比他处更多。医不识所由来,漫用治气、治水之法尝试,夭枉不可胜计,总缘不究病情耳!所以然者,以东海擅鱼盐之饶。鱼者,甘美之味,多食使人热中;盐者,咸苦之味,其性偏于走血。血为阴象,初与热合不觉,其病日久月增,中焦冲和之气,亦渐积而化为热矣。气热则结,而血始不流矣。于是气居血中,血裹气外,一似妇女受孕者然,至弥月时,腹如抱瓮矣。但孕系于胞中,如熟果自落;蛊蟠于腹内,如附赘难疗,又不可同语也。究而论之,岂但东方之水土致然!凡五方之因膏粱厚味,椒、姜、桂、糈成热中者,除痈疽、消渴等症不常见外,至胀满一症,人人无不有之。但微则旋胀旋消,甚则胀久不消而成蛊耳。倘能见微知著,宁至相寻于覆辙耶?要知人之有身,执中央以运四旁者也。今中央反竭,四旁以奉其锢,尚有精华发见于色脉间乎?此所以脉细皮寒,少食多汗,尪羸之状不一而足也。余言当不谬,请自撰之。月余病成,竟不能用,半载而逝。胡卣臣先生曰:议病开此一法门,后有作者,不可及矣。

案 2(论吴圣符单腹胀治法附论善后之法) 圣符病单腹胀,腹大如箕,紧硬如石,胃中时生酸水,吞吐皆然,经年罔效。盖由医辈用孟浪成法,不察病之所起,与病成而变之理,增其势耳。昨见云间老医前方,庞杂全无取义,惟肾气丸一方,犹是前人已试之法,但此病用之,譬适燕而南其指也。夫肾气丸为肿胀之圣药者,以能收摄肾气,使水不泛溢耳。今小水一昼夜六七行,沟渠顺导,水无泛滥之虞也。且谓益火之源,以消阴翳耳。今酸味皆从火化,尚可更益其火乎!又有指腹胀为食积,用《局方》峻攻,尤属可骇,仆不得不疏明其旨。夫圣符之疾,起于脾气不宣,郁而成火,使当时用火郁发之之法,升阳散火,病已豁然解矣!惟其愈郁愈湮,渐至胀满,则身中之气,一如天地不交而成否塞,病成而变矣。症似无火,全以火为之根,不究其根,但治其胀,如槟榔、厚朴、莱菔子之类,皆能耗气助火。于是病转入胃,日渐一日,煎熬津液,变成酸汁,胃口有如醋瓮,胃中之热,有如曲糵,俟谷饮一入,顷刻酿成酢味矣。有时新谷方咽,旧谷即为迸出,若互换者。缘新谷芳甘未变,胃爱而受之,其酸腐之余,自不能留也。夫人身天真之气,全在胃口,今暗从火化,津液升腾屑越,已非细故。况土曰稼穑,作甘者也;木曰曲直,作酸者也。甘反作酸,木来侮土,至春月木旺时,必为难治。及今可治,又治其胀,不治其酸,曾不思酸水入腹,胀必愈增,不塞源而遏流,其势有止极耶!试言其概。治火无过虚补、实泻两法,内郁虽宜从补,然甘温除热泻火之法,施于作酸日其酸转增,用必无功。故驱其酸而反其甘,惟有用刚药一法。刚药者,气味俱雄之药,能变胃而不受胃变者也。参伍以协其平,但可用刚中之柔,不可用柔中之刚,如六味丸加桂、附,柔中之刚也。于六味作酸药中,入二味止酸药,当乎不当乎?刚中之柔,如连理汤丸是也,刚非过刚,更有柔以济其刚,可收去酸之绩矣。酸去而后治胀,破竹之势已成,迎刃可解,痼疾顿躏。脾君复辟,保合太和,常有天命矣,孰是用药者后先铢两间,可无审乎!

善后多年,闻用黄柏、知母之属,始得全效,更奇之。刚柔诸药,为丸服之,胸中如地天交而成泰,爽不可言,胀病遂不劳余力而愈。

案3(附论善后之法) 门人请曰:吾师治病,每每议先于药,究竟桴鼓相应,纤毫不爽,今果酸止胀消,脐收腹小,奏全绩矣!不识意外尚有何患,恳同善后之法,究极言之。答曰:悉乎哉,问也!《内经》病机,刘河间阐发颇该,至于微茫要渺,不能言下尽传,吾为子益广其义。夫病有逆传、顺传,种种不同,所谓病成之机则然。至于病去之机,从来无人道及。前论圣符之病,乃自脾入传于胃,今酸去胀消,亦自胃复返于脾。故善后之法,以理脾为急,而胃则次之,其机可得言也,设胃气未和,必不能驱疾,惟胃和方酸减谷增,渐复平人容蓄之常。然胃喜容蓄,脾未喜健运,倦怠多睡,惟乐按摩者有之;受食一盏,身若加重,受食三盏,身重若加钧者有之;步履虽如常候,然登高涉险,则觉上重下轻,举足无力,身重肢疲,头昏气急者有之;脾阳弗旺,食后善溉沸汤,借资于有形之热者有之;其病之余,夏热为瘅,秋凉为疟,燥胜脾约,湿胜脾泄者有之。故理脾则百病不生,不理脾则诸疾续起,久之仍入于胃也。至若将息失宜,饮食房劳所犯,脾先受之,犹可言。设忿忿之火一动,则挟木邪直侵胃土,原病陡发,不可言也。语以一朝之忿,亡身及亲为惑,垂戒深矣。又其始焉酸胀,胃中必另创一膜囊,如赘疣者,乃肝火冲入,透开胃膜,故所聚之水,暗从木化变酸,久久渐满,膜囊垂大,其腹之胀,以此为根。观其新谷入口,酸物进出,而芳谷不出,及每食饴糖,如汲筒入喉,酸水随即涌出,皆可征也。若非另一窠臼,则其呕时宜新腐并出,如膈气之类,何得分别甚清耶?昨游玉峰,渠家请授他医调摄之旨,及语以另辟膜囊。其医不觉失笑曰:若是,则先生真见隔垣矣。吁嗟!下士闻道,固若此乎?订方用六君子汤,煎调赤石脂末。其医不解,岂知吾意中因其膜囊既空,而以是填之,俾不为异日患乎?吾昔治广陵一血蛊,服药百日后,大腹全消,左胁肋始露病根一长条,如小枕状,以法激之,呕出黑污斗许,余从大便泄去,始消。每思蛊胀,不论气血水痰,总必自辟一宇,如寇贼蟠据,必依山傍险,方可久聚。《内经》论五脏之积,皆有定所,何独于六腑之聚久为患,如鼓胀等类者,遂谓漫无根柢区界乎?是亦可补病机之未逮。(《寓意草》)

九、张璐案

案 石顽治文学顾若雨,鼓胀喘满,昼夜不得寝食者二十余日。吾吴名医,用大黄三下不除,技穷辞去。更一医先与发散,次用消克破气二十余剂,少腹至心下,遂坚满如石,腰胁与胗中,皆疼痛如折,亦无措指而退。彼戚王墨公邀余往诊。脉得弦大而革,按之渐小,举指复大,询其二便,则大便八九日不通,小便虽少而清白如常。此因克削太过,中气受伤,浊阴乘虚,僭据清阳之位而然。以其浊气上逆,不便行益气之剂,先与生料六味丸加肉桂三钱,沉香三分,下黑锡丹二钱,导其浊阴。是夜即胀减六七,胸中觉饥,清晨便进糜粥,但腰胯疼软,如失两肾之状。再剂胸腹全宽,少腹反觉微硬,不时攻动,此大便欲行,津液耗竭,不能即去故也。诊其脉仅存一丝,改用独参汤加当归、枳壳,大便略去结块,腰痛稍可,少腹遂和,又与六味地黄仍加肉桂、沉香,调理而安。(《张氏医通·鼓胀》)

十、沈鲁珍案

案 潘广川。病起于脾胃受伤,加之肾家不足,致胀满而大小便不禁。因肾主二便,脾主运化,脾虚不足,不能制水,以致鼓胀。前服胃苓汤,大便去薄粪,脾气运化,气道转输,此药之对病也。非煎剂不宜多服,当服丸药,使之渐渐和软,饮食可进。但食物须要调匀,过多不能运化,反致伤脾。

白术,苍术,厚朴,广皮,猪苓,泽泻,茯苓,肉桂,白芍。

用荷叶汤法丸,空心焦米汤下,人参砂仁汤更妙。(《沈氏医案》)

十一、叶天士案

案1 吴二四。单胀溺少,温通颇适,当用大针砂丸一钱二分,八服。脾阳虚。

案2 徐三九。攻痞变成单胀,脾阳伤极,难治之症。

生白术,熟附子,茯苓,厚朴,生干姜。

案3 杨五十。饮酒聚湿,太阴脾阳受伤,单单腹胀,是浊阴之气锢结不宣通,二便不爽。治以健阳运湿。

生茅术,草果,附子,广皮,厚朴,茯苓,荸荠,猪苓。

案4 倪二十。腹软膨,便不爽,腑阳不行。

生益智,茯苓,生谷芽,广皮,砂仁壳,厚朴。

又,六腑不通爽,凡浊味食物宜忌。

鸡肫皮,麦芽,山楂,砂仁,陈香橼。

又,脉沉小缓,早食难化,晚食夜胀,大便不爽,此腑阳久伤,不司流行,必以温药疏通,忌食闭气黏荤。

生白术,附子,厚朴,草果,茯苓,广皮白,槟榔汁。

案5 马三六。暮食不化,黎明瘕泄,乃内伤单胀之症,脾肾之阳积弱,据理当用肾气丸。

案6 张妪。腹膜膜胀,大便不爽,得嗳气稍快。乃阳气不主流行,盖六腑属阳,以通为补,春木地气来升,土中最畏木乘,势猖炽。治当泄木安土,用丹溪小温中丸,每服三钱。

案7 张。脉左弦,右浮涩,始因脘痛贯胁,继则腹大高凸,纳食减少难运,二便艰涩不爽。此乃有年操持萦虑太甚,肝木怫郁,脾土自困,清浊混淆。胀势乃成。盖脏真日漓,腑阳不运,考古治胀名家,必以通阳为务,若滋阴柔药,微加桂附,凝阴沍浊,岂是良法? 议用《局方》禹粮丸,暖其水脏,攻其秽浊,俟有小效,兼进通阳刚补,是为虚症内伤胀满治法。至于攻泻劫夺,都为有形而设,与无形气伤之症不同也。肝郁犯脾。

《局方》禹余粮丸。

案8 唐女。气臌三年,近日跌仆呕吐,因惊气火更逆,胸膈填塞胀满,二便皆通,自非质滞,喜凉饮,面起瘄瘰,从《病能篇》骤胀属热。

川连,淡黄芩,半夏,枳实,干姜,生白芍,铁锈针。

案9 某六七。少腹单胀,二便通利稍舒,显是腑阳窒痹,浊阴凝结所致。前法专治脾阳,宜乎不应,当开太阳为要。

五苓散加椒目。

案10 汤。囊肿腹胀,此属疝蛊。湿郁疝蛊。

茯苓皮,海金沙,白通草,大腹皮绒,厚朴,广皮,猪苓,泽泻。

案 11 汪。脉右涩,左弱,面黄瘦,露筋。乃积劳忧思伤阳,浊阴起于少腹,渐至盘踞中宫,甚则妨食呕吐,皆单鼓胀之象大著,调治最难。欲驱阴浊,急急通阳。阳虚单胀浊阴凝滞。

干姜,附子,猪苓,泽泻,椒目。

又,通太阳之里,驱其浊阴,已得胀减呕缓,知身中真阳,向为群药大伤。议以护阳,兼以泄浊法。

人参,块茯苓,生干姜,淡附子,泽泻。

又,阴浊盘踞中土,清阳蒙闭,腹满膜胀,气逆腹痛,皆阳气不得宣通,浊阴不能下走,拟进白通法。

生干姜,生炮附子,冲猪胆汁。

案 12 黄三八。停滞单胀,并不渴饮,昼则便利不爽,夜则小溲略通。此由气分郁痹,致中焦不运。先用大针砂丸,每服一钱五分,暖其水脏以泄浊。

案 13 某。向有宿痞,夏至节一阴来复,连次梦遗,遂腹形坚大,二便或通或闭,是时右膝痛肿溃疡,未必非湿热留阻经络所致。诊脉左小弱,右缓大,面色青减,鼻准明亮,纳食必腹胀愈加,四肢恶冷,热自里升,甚则衄血牙宣,全是身中气血交结,固非积聚停水之胀。考古人于胀症,以分清气血为主,止痛务在宣通。要知攻下皆为通腑,温补乃护阳以宣通。今者单单腹胀,当以脾胃为病薮,太阴不运,阳明愈钝,议以缓攻一法。

川桂枝一钱,熟大黄一钱,生白芍一钱半,厚朴一钱,枳实一钱,淡生干姜一钱。

三帖。

又,诊脉细小,右微促,畏寒甚,右胁中气,触入小腹,着卧即有形坠着。议用《局方》禹余粮丸,暖水脏以通阳气,早晚各服一钱,流水送,八服。

又,脉入尺,弦胜于数,元海阳虚,是病之本;肝失疏泄,以致膜胀,是病之标。当朝用玉壶丹,午用疏肝实脾利水,分消太阳太阴之邪。

紫厚朴(炒)一钱半,缩砂仁(炒研)一钱,生于术二钱,猪苓一钱,茯苓块三钱,泽泻一钱。

又,脉弦数,手足畏冷,心中兀兀。中气已虚,且服小针砂丸,每服八十粒,开水送,二服,以后药压之。

生于术,云茯苓,广皮。

煎汤一小杯,后服。

又,脉如涩,凡阳气动则遗,右胁汩汩有声,坠入少腹,可知肿胀非阳道不利,是阴道实,水谷之湿热不化也。议用牡蛎泽泻散。

左牡蛎四钱(泄湿),泽泻一钱半,花粉一钱半,川桂枝木五分(通阳),茯苓三钱(化气),紫厚朴一钱。

午服。

又,脉数实,恶水,午后手足畏冷,阳明中虚,水气聚而为饮也。以苓桂术甘汤劫饮,牡蛎泽泻散止遗逐水。照前方去花粉加生于术三钱。

又,手足畏冷,不喜饮水,右胁汩汩有声,下坠少腹,脉虽数而右大左弦,信是阳明中虚。当用人参、熟附、生姜温经补虚之法。但因欲回府调理数日,方中未便加减,且用前方,调治太阳太阴。

生于术三钱,左牡蛎生四钱,泽泻(炒)一钱,云苓三钱,生益智四分,桂枝木四分,炒厚朴一钱。

午后食远服。

朝服小温中丸五十粒,开水送,仍用三味煎汤压之。

案14 周。湿伤脾阳,腹膨,小溲不利。

茅术,厚朴,茯苓,泽泻,猪苓,秦皮。

又,五苓散。

又,二术膏。

案15 一徐姓小儿。单胀数月,幼科百治无功,金用肥儿丸、万安散、磨积丹、绿矾丸、鸡肫药,俱不效。余谓气分不效,宜治血络,所谓络瘀则胀也,用归须、桃仁、延胡、山甲、蜣螂、䗪虫、灵脂、山楂之类为丸,十日痊愈。(《临证指南医案》)

案16 瘀积于肝,邪正错乱,脏腑之气交伤而成膨疾,腹胀气雍。拟禹余粮丸,破血泄肝,通利二便治之。

禹余粮丸十粒。

案17 荡口四十六。面黄白消瘦无神,腹大脐突,足冷肿重,自言如著囊沙。曾经用药攻下,下必伤阴,而胀满不减,乃浊阴锢闭,阳伤见症。病在不治之条,但用药究宜温热,以冀通阳泄浊。

生川附,椒目,炒干姜,炒小茴,车前子。

案18 四十九。积劳伤阳,腹膨仍软,脉弦无胃气,形肉衰削,理中宫阳气之转旋,望其进食,无能却病矣。

人参,淡附子,谷芽,茯苓,益智仁,广皮,炙草。(《叶氏医案存真》)

案19 韩海州,四十五岁。单单腹大,脉得右弦空,左渐弱,乃积劳阳伤之胀,久病之变,难望其愈。

大针砂丸三钱。

案20 沈湖州。农人单腹胀,乃劳力饥饱失时所致,最难见效。

肾气丸。

案21 张三十一。单单腹大,按之软,吸吸有声。问二便不爽,平日嗜饮,聚湿变热,蟠聚脾胃。盖湿伤太阴,热起阳明,湿本热标。

绵茵陈,茯苓皮,金斛,大腹皮,晚蚕沙,寒水石。

案22 王木渎,三十九岁。瘀血壅滞,腹大蛊鼓,有形无形之分。温通为正法,非肾气汤、丸治阴水泛滥。

桃仁,肉桂,制大黄,椒目,陈香橼二两。

煎汤泛丸。

案23 庚太平,四十九岁。左胁有形,渐次腹大。每投攻下泄夺,大便得泻,胀必少减,继而仍然不通。频频攻下,希图暂缓,病中胀浮下焦。加针刺决水,水出肿消,病仍不去。病患六载,三年前已经断。想此病之初,由肝气不和,气聚成瘕,频加攻泻,脾胃反伤。古云:脐突伤脾。今之所苦,二便欲出,痛如刀针刺割,盖气胀久下,再夺其血,血液枯,气愈结,宣通宜以利窍润剂。

琥珀一钱,大黑豆皮五钱,麝香一分,杜牛膝一两。

二便通后接服:

茺蔚子,郁李仁,杜牛膝,当归,冬葵子。

案24 苏。老年阳气日微,浊阻自下上干,由少腹痛胀及于胃脘,渐妨饮食,痞散成鼓矣。法当适阳以驱浊阴,倘昧此旨,徒以豆蔻、沉香破泄,耗其真气,斯胀满立至。

熟附子,生干姜。

水煎,滤茶盏内七分,调入生猪胆汁一枚,以极苦为度。(《叶天士晚年方案真本》)

十二、薛雪案

案1 脉微小而迟,久食物不进,形色枯悴畏寒。此为无阳,延久成胀。

人参,熟附子,生益智仁,茯苓,炒干姜。

案2 左脉独弦,脐突筋青,肝胀显然,脾愈虚,肝愈实,又不合实脾治肝之法,先泄肝。

郁李仁,柏子仁,茯苓皮,炒乌梅,炒桃仁,赤芍药,薏米仁。

案3 由食冷脘胀溏泄,渐渐目眩神疲,筋纵脚弱,阴阳日衰。前进薛氏肾气丸相投,今夏月土衰木侮,必兼理阳宣通,不致浊阴结聚胀满矣。

人参,干姜,茯苓,椒目,淡附子。

水泛丸晚服,早上仍用薛氏肾气丸。

案4 腹右有形为聚,脉大,食入即胀,治在六腑。

香附生磨汁,草果,白术,茯苓,三棱,厚朴,南楂肉,广皮。

案5 脉微迟,左胁宿痞,渐腹胀,便溺少。明系浊阴上攻,当与通阳。

制附子,炒茴香,茯苓,椒目,泽泻,远志。(《扫叶庄一瓢老人医案》)

十三、李中梓案

案1 武林文学钱赏之,酒色无度,秋初腹胀,冬杪遍体肿急,脐突背平,在法不治,迎余治之。举家叩求救哀迫,余曰:我非有起死金丹,但当尽力而图之耳。即用《金匮》肾气丸料大剂煎服,兼进理中汤,服五日无效,余欲辞归矣。其家曰:自知必死,但活一日则求一日之药,即使不起,安敢归咎乎?勉用人参一两,生附子三钱,牛膝、茯苓各五钱。三日之间,小便解下约有四十余碗,腹有皱纹,举家拜曰,皆再造之恩也。约服人参四斤,附子一斤,姜、桂各一斤余,半载而瘥。此水肿之虚者。

案2 禁衣太傅徐担宁,禀界素壮,病余肥甘过度,腹胀气粗。余诊之,脉盛而滑,按之不甚虚,宜以利气之剂,少佐参、术。惑于多歧之说,旦暮更医,余复诊曰:即畏参不用,攻击之剂,决不可投也。后与他医商之,仍用理脾疏气之剂而安。此病胀之不实,亦不大虚者。(《医宗必读·水肿胀满》)

十四、李赞化、李用粹案

案1 参戎王丽堂大佞佛长斋,性躁多怒,腹胀累年,历用汤丸全无奏效。延予治时,腹大脐突,青筋环现,两胁更甚。喘满难卧。此系怒气伤肝,坤宫受制之证。前医但知平肝之法,未知补肝之用,所以甲胆气衰,冲和暗捐,清阳不升,浊气不降,壅滞中州,胀势更增。殊不知肝木自甚,则肝亦自伤,不但中土虚衰已也。法当调脾之中兼以疏肝之品,使肝木调达则土自发育耳。拟方用苍术、白术各钱半,白芍、广皮、香附、茯苓各一钱,肉桂、木香、生姜皮各五分,服后顿觉腹响胀宽,喘平卧安,后加人参调理而全瘥。

案2 皖城玉山王学师子舍,产后早服参芪,致恶露不尽,兼因过于恚怒,变为臌胀,青筋环腹,神阙穴出,延予商治。左手脉皆弦劲,重按则涩,右手洪滑。此下焦积瘀,怒气伤肝,以致是症。夫蓄血之候,小腹必硬而手按畏痛,且水道清长,脾虚之症。大腹柔软而重按之不痛,必水道涩滞。以此辨之则属虚属实判然明矣。王翁曰:是症为积瘀不行无疑矣。前治皆模糊脉理,涸投药石,所以益增胀痛。今聆详辨,洞如观火,请疏方为感。遂用归梢、赤芍、香附、青皮、泽兰、厚朴、枳实、肉桂、元胡等加生姜,间投花椒仁丸三服,数日后胀痛悉愈。(《旧得堂医案》)

十五、王式钰案

案 一妇人产后久病,身半以下肿胀脐突,小便不利,医以五苓散治之不效,求治于余。余曰:先经断,而后水胀,且病发于下,此血分也,当于血上求之。用调荣饮:官桂、细辛、甘草各五分,莪术、川芎、延胡、当归、槟榔、陈皮、赤芍、桑皮、大腹皮、赤茯苓、葶苈子各一钱,大黄一钱五分,姜一片,红枣二枚,煎服。服四剂,小便通而胀已,小腹有块如拳,知水虽去而瘀血尚结于胞门,非温无以化之也。急用夺命丹:附子末五钱,丹皮末一两,干漆一两,炒令烟尽,为末将大黄末一两,同好醋熬成膏,和前药末三味,丸如梧子大,温酒吞三十粒,后以温胃汤调理而愈。附子、厚朴、当归、白芍、人参、炙草、陈皮各一钱,干姜八分,川椒三分,加香附一钱。(《东皋草堂医案》)

十六、黄宫绣案

案1（治同族田西字四钦之子字能捷单腹鼓症案） 嘉庆戊午仲秋，时有同族字能捷者，云是单腹鼓症，召余诊治，云伊是因痢后而起。余按其腹甚坚有如鼓象，问其饮食如故，形色暗晦，头面及胸不肿。切其脉则右寸独微，脾命二脉略平，左手三部觉甚浮洪，重按有力。余知肺脉有损，故右寸独微，而下久伤阴，故左寸独洪。余用黄芪四钱，熟地二钱，漂术一钱，附子八分，牛膝一钱，车前一钱，嘱其服至十剂再诊，但此非服至数十余剂不能全愈。果尔服至十剂，其腹略软，复召余诊。余见左手略平，而右寸未起，因于原单除去地黄，改用白芍，并添黄芪二钱，共成六钱，外加砂仁、半夏各五分，又服二十余剂而鼓乃消。时有医谓余用药大非，盖鼓原是挟血、挟火、挟热、挟气所致，症皆有余，消之惟恐不及，何敢妄用黄芪之补，白术之滞，地黄之润，附子之燥，得非与病相左乎？余曰非也，凡人肾气不壮，肺气不升，则气得以下聚而鼓成，故必进用黄芪入肺以升清，牛膝、车前、附子以降浊，漂术微用以固中，清升浊降，而鼓乌有不顿消者乎？况此由于痢后过用伤肾伤气之药，气虚而右寸见微，肾伤而左三部见强，倘再进用攻伐，则鼓更不啻有铁石之坚。言讫，其人默默而退，但不知其人果服余言否？

鼓症不用《金匮》肾气汤引气下行，反用黄芪上补，具见识力超群。晁雯。

案2（治崇仁县三十三都会进义之子热气腹胀） 满者，满而不空之谓；胀者，胀而显出之形。盖言满即是胀之渐，言胀即是满之成也。但满与胀，多在胸膈胁腹，随其邪气深浅而亦不定。盖胸属肺属心，其位至高。膈与胁属肝，其位在于胸下。腹则是脾所主，又较胸膈而更下。至于少腹，又是厥阴肝主，故其位又最下矣。是以位有上下，症有表里，如病在于躯壳之胸者，是为表中之表；于躯壳膈胁者，是为表中之中；于躯壳大腹者，是为表中之里；在于躯壳少腹者，则为表中之至阴。若胀满更连心腹脾胃，则合表里上下脏腑俱备。凡病前言在表，多属风、寒、暑、湿、燥火六气所侵，其满其胀只宜升散，不宜清润。在中只宜温和，不宜苦降，斯得治满治胀之旨。若一见其胀满即用苦寒，未有不引邪入至阴，而为无穷之害。要着，惟于邪初在胸，或见有热，则当察其兼症，审其是风是寒，早用麻、桂、升、葛分其部位以为开发，最要。则胸之胀满自不致逾于膈于胁。既而入于膈胁，其满其胀必见有热，犹可进用辛苦而令表里俱解。惟有邪已入腹,而见由满而胀,由胀而鼓,外邪既已内陷,内之痰食水血与气,又乘邪气胜负而安凑之,势所必致,则满者愈满,胀者益胀,于是正气已阻,谷食不进,生气益削,分明。所谓病至腹胀莫治。盖此内外邪踞,将何所施?历观书载治方,有用麻、桂、柴、葛、苏、荷、防风、苍术,非是以散在表之举乎?有用苓、桂、姜、半,非是以消胸膈及肠湿乎?有用枳壳、槟、沉、吴萸、川朴、青、陈,非是以疏胸膈及肠上下之气乎?有用香、砂、楂、曲,非是以开胸膈谷食不消之滞乎?有用归尾、蒲黄、元胡、乳、没、香附、桂心、川芎,非是以导胸膈血分之郁乎?有用芩、连杂于姜、半同投,非是以泄胸膈之热乎?有用甘、术加于苓、桂之中,非是以壮胸膈气短不接之胀乎?有用大黄、巴霜、朴硝、桃仁、䗪虫,非是以除大腹硬满之结乎?有用栀子、胆草、泽泻、木通,非是以泻肝气之结乎?有用使君、南星、槟榔,非是以杀虫结之胀乎?有用加味肾气、黑锡丹,非是以补肾气不足之意乎?有用严氏实脾及补中益气,非是以补脾肺不足之意乎?但其升散、消补、攻下皆有兼症兼脉可考,于此最要。及相邪气深浅部位以求,此尤要。总不宜见胀满即用苦寒。岁嘉庆盂秋,余治崇仁曾进义子,腹大如箕,年甫四岁,六脉弦数,肝脉尤甚,腹烧异常,大便久秘,按如铁石。先医用丸益甚,其父止此一子,哭救,幸腹有热,生气尚存,姑以槟榔、枳壳、川朴、全胡、大黄重进,是夜连服二剂而解,次早胀减,遂以轻松平药以施,而症与脉俱平。设使久病久胀,脉微身厥,则又在人随症随脉活泼,而非一语可尽如此。

举出诸般胀满,能使病无遁情,惟曾进义之于鼓胀,正是热聚于腹,故一开导即愈。晁雯。(《锦芳太史医案求真初编》)

十七、徐镛案

案1 南汇本城李孝思,单胀数月,诸药不效。余按脉象沉微,此属阳微,用塞因塞法,专服理中加附子而愈。

案2 得胜渡张永椿室,系气虚之体。秋月患腹胀,服消耗药太过,数日间腹大如臌。余即用济生肾气,立见奇效,后稍有胀意,即投前方而愈。(《医学举要》)

十八、程文囿案

案1(菜佣某单腹胀) 菜佣某,初患腹胀,二便不利,予用胃苓之属稍效。渠欲求速功,更医目为脏寒生满病,猛进桂、附、姜、萸,胀甚。腹如抱瓮,脐突口干,溲滴如墨,揣无生理,其兄同来,代为恳治,予谓某曰:尔病由湿热内蕴,致成单胀,复被狠药吃坏,似非草木可疗。吾有妙药,汝勿嫌秽可乎?某泣曰:我今只图愈疾,焉敢嫌秽。令取干鸡矢一升,炒研为末,分作数次,每次加大黄一钱,五更清酒煎服,有效再商。某归依法制就。初服肠鸣便泻数行,腹胀稍舒,再服腹软胀宽。又服数日,十愈六七,更用理脾末药而瘳。众以为奇,不知此本《内经》方法,何奇之有?予治此证,每服此法,效者颇多,视禹功、神佑诸方,其功相去远矣。

案2(次儿光墀单腹胀奇验) 墀儿年逾弱冠,向无疾病。夏间偶患腹胀,以为湿滞,无关紧要,虽服药饵,然饮食起居,失于谨慎。纠缠两月,腹形渐大,肌瘦食减,时作呕吐。自疗不愈,就同道曹肖岩、余朗亭二公诊治,药如和渗温清消补,遍尝无验。其时尚能勉力出户,犹不介意。予思既诸药无功,谚云:不药得中医。遂令停药。迨至冬初,因事触怒,病益增剧,食入旋呕,卧即气冲,二便欠利。予忆《经》云:肝主怒,怒则气上。得无肝气横逆,阻胃之降,是以为呕为胀。与自拟越鞠、逍遥,及安胃制肝方法,亦不应。渐至腹大如鼓,坚硬如石,筋绽脐突,骨立形羸,行步气促。予技已穷,复邀同道诸公视之,皆称证成中满,消补两难,有进专治臌胀丸药者,言其音如响,一下其腹即消。予料彼药乃巴、黄霸劫之品,今恙久胃虚,如何能受。即古治单胀,有用鸡屎醴一方,顾斯畏食呕吐,气味亦不相投。昼夕踌蹰,无策可画。俄延至腊,忽睹梅梢蕊放,见景生情,旋摘数十枝,令以汤泡代茶,日啜数次。机关勘破,触类旁通,家有藏酿,用木瓜、橘饼各三钱,另以村醪煎熟,与藏酿对冲,晚饮两杯,以前腹胀否塞,绝不响动。如此啜饮三日,腹中微鸣,不时矢气,坚硬稍软。迨至旬余,胀势减半,二便觉爽,食入不呕,夜能安卧。匝月后,腹胀全消。当时胀甚,腹如抱瓮,疑谓何物,邪气若此之盛,及其胀消,大便并无秽恶遗出,可知即此身之元气,与此身为难首耳。儿病愈后,咸以为奇。友人问予,所用梅花治胀,出于何书?予曰:运用之妙,存乎一心。此予之会心偶中,无古可师。大概梅占先春,花发最早,其气芳香,故能舒肝醒脾。橘皮调和诸气。肝以敛为泻,木瓜酸柔,能于土中泻木,更藉酒力,是以得效。友人喟然曰:子良工也。公郎之疾,固虽有术起之于后,尚且无法疗之于前。此医之难也。然使此证患于不明医理之家,当其迫切之际,未有不随下药而毙

者，此又医之不可不知也。予聆斯语，不觉悚然。（《杏轩医案》）

十九、陈念祖案

案1 诊得脉形弦细，舌苔白腻而厚，经络酸痛，四肢困疲乏力，脘腹膨胀，大小便失调，系湿邪内郁所致，用苦辛宣泄之法。

茅术二钱，赤茯苓三钱，大腹皮三钱，川芎一钱，黑山栀三钱，瓜蒌皮三钱，川朴一钱五分，香附一钱五分，神曲一钱，泽泻一钱。

水同煎服。

案2 自述早上腹宽，临晚气促微硬，右胁痛，呕吐酸浊，大便不爽，胃阳久伤，浊阴得以上干，苦寒之剂，岂宜多行妄投，延久防成单腹胀之患，急以辛甘温中，冀有转机。

人参一钱，当归身二钱，生白术三钱，白茯苓三钱，煨姜八分，陈皮八分，肉桂五分，益智仁二钱。

案3 邪癖僭凌中宫，脐虽未突，青筋渐露，势将散而为臌，大便时溏时结，脾气久已虚损，理之非易，拟用攻补兼施之法，方列后。

枳实二钱（麸炒），黄连二钱（姜汁炒），川朴一钱五分（姜汁炒），半夏曲一钱五分，炒麦芽二钱，人参一钱，炒白术二钱，白茯苓二钱，干姜八分，炙甘草八分，鸡内金二钱，当归身二钱，龟甲一钱五分，炒白芍一钱五分，左牡蛎三钱。

案4 自述去年曾下血痢，痞结于中，久而不愈，大腹胀满，溺赤舌黄，脉形弦细而数，湿热内聚，脾气久已虚损，易成臌症，宜慎。

人参二钱，炒白术三钱，白茯苓三钱，当归身二钱，炒白芍二钱，川连一钱五分（炒），川朴一钱五分，广木香八分，炙甘草八分，生姜二片，大枣二枚。

案5 始苦痞满，继复腹胀，脐突筋露，足跗浮肿，大便溏泄，此湿热内壅，中虚不主运化，势必从下而走，治法颇难，兹姑从口苦舌红，小便短赤，依症酌立一方。

桂心五分，白术三钱，茯苓三钱，泽泻一钱五分，猪苓一钱五分，石膏二钱，寒水石二钱，滑石三钱。

案6 太阴脾阳受伤，湿聚中焦，单单腹胀，二便不爽，是浊阴阻结，不克宣通，法以扶阳化湿为主。

茅术三钱,川朴一钱五分,白茯苓三钱,猪苓二钱,草果一钱,附子五分,荜茇一钱,陈皮一钱。

案7 气郁于胸则为膈,气滞于腹则为臌,今饮食不纳,肌肉日形瘦削,阴气凝痼,阳气泪没,脉细小如丝,病已造乎其极,将以何法施治之,兹勉拟一方,以扶正培元通阳化气为主,倘有转机,尚可勉图。

熟附子八分,肉桂八分,人参二钱,白茯苓三钱,焦白术三钱,大腹皮二钱,泽泻一钱。

上药七味,同煎八分服,另吞来复丹一钱。

案8 大腹暴胀,两足亦肿,食入而胀愈甚,系湿热挟气,填塞太阴,是乃臌胀重证,非消导不为功。

川朴一钱五分(炒),黑牵牛八分(炒),枳壳八分(炒),赤茯苓三钱,大腹皮二钱,山楂肉一钱五分(炒),通草一钱五分,青皮一钱,泽泻一钱,甘遂八分(炒),生姜皮一钱。

案9 阴亏火旺之体,脾气又复虚弱,土被木克,是以所进饮食不化,津液聚而为痰为湿。其始在胃,尚可呕吐而出,得以相安无事,久则渗入膜外,气道不清,乃发为胀满,脾为生痰之源,胃为贮痰之器。若不健运中土,并透达膜外,则病安有转机,势将成为臌症,惟久病必虚,宜以和养之品佐之,庶为妥全,方拟于后。

炒白术三钱,白茯苓三钱,陈皮八分,制半夏二钱,当归身二钱,炒白芍二钱,白芥子一钱五分,莱菔子一钱五分,川朴一钱,车前子一钱,大腹皮二钱,竹油二匙,苏子八分。

水同煎服。(《南雅堂医案》)

二十、吴鞠通案

案1 陈,三十二岁。甲寅二月初四日:太阴所至,发为膜胀者,脾主散津液,脾病不能散津,土曰敦阜,斯膜胀矣。厥阴所至,发为膜胀者,肝主疏泄,肝病不能疏泄,木穿土位,亦膜胀矣。此症起于肝经郁勃,从头面肿起,腹固胀大,的系蛊胀,而非水肿,何以知之?满腹青筋暴起如虫纹,并非本身筋骨之筋,故知之。治法行太阳之阳,泄厥阴之阴为要。医用八味丸误治,反摄少阴之阴,又加牡蛎涩阴恋阳,使阳不得行,而阴凝日甚,六脉沉弦而细,耳无所闻,目无所见,口中血块累累续出,《经》所谓血脉凝泣者是也。势太危急,不敢骤然用药,思至阳而极灵者,莫如龙,非龙不足以行水,而开介属之禽,惟鲤鱼三十六鳞能化龙,孙真人曾用之矣。但孙真人《千金》原方去鳞甲用醋煮,兹改用活鲤鱼大者一尾,得六斤,不去鳞甲,不破肚,加葱一斤,姜一斤,水煮熟透,加醋一斤,任服之。服鲤鱼汤一昼夜,耳闻如旧,目视如旧,口中血块全无,神气清爽,但肿胀未除。

初五日:《经》谓病始于下而盛于上者,先治其下,后治其上;病始于上而盛于下者,先治其上,后治其下。此病始于上肿,当发其汗,与《金匮》麻黄附子甘草汤。

麻黄二两(去节),熟附子一两六钱,炙甘草一两二钱。

煮成五饭碗,先服半碗,得汗,止后服,不汗再服,以得汗为度。

此方甫立,未书分量,陈颂帚先生一见,云:断然无效。予问曰:何以不效?陈先生云:吾曾用来。予曰:此方在先生用,诚然不效,予用或可效耳。王先生名谟,忘其字,云:吾甚不解,同一方也,药止三味,并无增减,何以为吴用则利,陈用则否,岂无知之草木,独听吾兄使令哉?予曰:盖有故也。陈先生性情忠厚,其胆最小,伊恐麻黄发阳,必用八分,附子护阳,用至一钱以监麻黄。又恐麻黄、附子皆剽悍药也,甘草平缓,遂用一钱二分,又监制麻黄、附子。服一帖无汗,改用八味丸矣。八味阴柔药多,乃敢大用,如何能效?陈荫山先生入内室,取二十八日陈颂帚所用原方,分量一毫不差。在座者六七人皆哗然,笑曰:何先生之神也。予曰:余常与颂帚先生一同医病,故知之深矣。于是麻黄去净节用二两;附子大者一枚,得一两六钱,少麻黄四钱,让麻黄出头;甘草一两二钱,又少附子四钱,让麻黄、附子出头,甘草但镇中州而已。众见分量,又大哗,曰:麻黄可如是用乎。颂帚先生云:不妨,如有过差,吾敢保。众云:君用八分,未敢足钱,反敢保二两之多乎?颂帚云:吾在菊溪先生处治产后郁冒,用当归二钱,吴君痛责,谓当归血中气药,最能窜阳,产后阴虚阳越,例在禁条,岂可用乎?夫麻黄之去当归,奚啻十百,吾用当归,伊芳责之甚,岂伊用麻黄又如是之多,竟无定见乎?予曰:人之畏麻黄如虎者,为其能大汗亡阳,未有汗不出而阳亡于内者。汤虽多,但服一杯或半杯,得汗即止,不汗再服,不可使汗淋漓,何畏其亡阳哉?但此症闭锢已久,阴霾太重,虽尽剂未必有汗,予明日再来发汗。病家始敢买药,而仙芝堂药铺竟不卖,谓想是"钱"字,先生误写两字。主人亲自去买,方得药。服尽剂,竟无汗。

初六日:众人见汗不出,佥谓汗不出者死,此症不可为矣。予曰:不然,若竟死症,鲤鱼汤不见效矣。予化裁仲景先师桂枝汤,用粥发胃家汗法,竟用原方分量一帖,再备用一帖,又用活鲤鱼一尾,得重四斤,煮如前法。服麻黄汤一饭碗,即接服鲤鱼汤一碗,汗至眉上;又一次,汗出上眼皮;又一次,汗至下眼皮;又一次,汗至鼻;又一次,汗至上唇。大约每一次,汗出三寸许。二帖俱服完,鲤鱼汤一锅,喝一昼夜,亦服尽。汗至伏兔而已,未过膝也。脐以上肿俱消,腹仍大。

初七日:《经》谓汗出不止足者死,此症尚未全活。虽腰以上肿消,而腹仍大,腰以下其肿如故。因用腰以下肿当利小便例,与五苓散,服至二十一日,共十五天,不效,病亦不增不减。陈荫山先生云:前用麻黄,其效如神,兹小便涓滴不下,奈何?祈转方。予曰:病之所以不效者,药不精良耳。今日先生去求好肉桂,若仍系前所用之桂,明日予不能立方,固无可转也。

二十二日:陈荫山购得新鲜紫油边青花桂一枝,重八钱,乞予视之。予曰:得此桂必有小便,但恐脱耳。膀胱为州都之官,气化则能出焉,气虚亦不能化。于是用五苓散二两,加桂四钱,顶高辽参三钱。服之尽剂,病者所睡系棕床,予嘱备大盆二三枚,置之床下,溺完被湿不可动,俟明日予亲视挪床。其溺自子正始通,至卯正方完,共得溺三大盆有半。予辰正至其家,视其周身如空布袋,又如腐皮,于是用调理脾胃,百日痊愈。

案2 郭氏,六十二岁。先是郭氏丧夫于二百里外其祖墓之侧,郭携子奔丧,饥不欲食,寒不欲衣,悲痛太过,葬后庐墓百日,席地而卧,哭泣不休,食少衣薄,回家后致成单腹胀。六脉弦,无胃气,气喘不能食,唇舌刮白,面色淡黄,身体羸瘦。余思无情之草木不能治有情之病,必得开其愚蒙,使情志畅遂,方可冀见效于万一。因问曰:汝之痛心疾首十倍于常人者,何故?伊答曰:夫死不可复生,所遗二子,恐难立耳。余曰:汝何不明之甚也。大凡妇人夫死,曰未亡人,言将待死也。汝如思夫愈切,即死墓侧,得遂同穴之情,则亦已矣。虽有病何必医?医者求其更苏也。其所以不死者,以有子在也。夫未死,以夫为重;夫既死,以教子为重者,仍系相夫之事业也。汝子之父已死,汝子已失其荫,汝再死,汝子岂不更无所赖乎?汝之死,汝之病,不惟无益于夫,而反重害其子。害其子,不惟无益于子,而且大失夫心。汝此刻欲尽妇人之道,必体亡夫之心,尽教子之职,汝必不可死也。不可死,且不可病,不可病,必得开怀畅遂,而后可愈。单腹胀,死症也;脉无胃气,死脉也。以死症而见死脉,必得心火旺,折泄肝郁之阴气,而后血脉通,血脉通,脏气遂,死证亦有可生之道。诗云:见晛曰消者是也。伊闻余言,大笑。余曰:笑则生矣。伊云:自此以后,吾不惟不哭,并不敢忧思,一味以喜乐从事,但求其得生,以育吾儿而已。余曰:汝自欲生则生矣。于是为之立开郁方,十数剂而收全功。

旋覆花三钱(新绛纱包),香附三钱,郁金三钱,姜半夏四钱,青橘皮二钱,苏子霜三钱,降香末三钱,广皮三钱,归须二钱,川厚朴三钱。

煮三杯,分三次服。(《吴鞠通医案·肿胀》)

二十一、顾金寿案

案1 彭步蟾,上海,四十二岁。脉沉软细数,阴亏湿热之体,又兼气恼伤肝,肝脾两亏,发为腹胀,脚肿便溏,溲赤,周身抽痛,症非浅小,先与肝脾两和,分利二便为治。

竖劈党参八钱,陈皮八分,小青皮四分,茯苓皮三钱,大腹皮绒二钱(酒洗),当归须一钱五分,生薏米三钱,桑枝三钱(酒炒),川草薢一钱五分,鲜荷梗三尺。

又:照前方加竖劈党参四钱,陈皮四分,薏米二钱,小麦柴一两,煎汤代水。

又,脉数稍解,终嫌细软,服益气疏肝之剂,病机颇合,但湿热伤脾已久,正气大伤,未可便用攻击,务须耐心调治,万勿急躁忧,再伤肝脾。照前方去青皮、归须、薏米,加桑枝三钱,党参二钱,陈皮二分,苏梗一钱五分,条苓一钱五分,地骷髅一钱,沉香三分(磨)。

又,照前方加:党参二钱,陈皮二分,陈香橼皮五分,冬瓜皮五钱,台乌药一钱。

又,脉象病症渐有转机,但湿热伤脾,又缘肝郁克土,胁痛腹胀,不能侧卧,周身酸痛,脚肿难行,中病颇深,难期速效,惟有扶正调气,佐以宣疏,照前方加:

党参二钱,陈皮二分,炒白术一钱五分,枳实七分(冲入分六厘散一服)。

又,照前方加:党参二钱,陈皮二分,蔻仁五分(盐水炒),丁香五分(盐水炒),去分六厘散。

又,连朝泄泻,垢腻颇多,胀痛稍缓,惟经络俱觉抽痛,脉平而软,大是佳兆,昔人有两补一攻之法,令行之。

党参二两二钱(竖劈),陈皮二钱二分,苏梗三钱,炒白术二钱,茯苓皮四钱,大腹皮一钱,当归须二钱,桑枝三钱(酒炒),鸡内金四钱,蔻仁五分(盐水炒),丁香五分(盐水炒),台乌药一钱,陈香橼皮五分,小麦柴一两(煎汤代水)。

又,照前方加:党参四钱,陈皮四分。

又,照前方加:党参二钱,陈皮二分,鲜荷梗五钱,冲分六厘散一服。

又,脉象精神胃口俱渐入佳境,惟腹胀左松右紧,究属肺脾久伤之故,再照前方加减。

竖劈党参三两,陈皮三钱,茯苓皮二钱,炒白术三钱,老苏梗一钱五分,大腹绒三钱,枳实一钱,桑枝三钱(酒炒),鸡内金五钱,陈香橼皮五分,蔻仁五分(盐水炒),车前子三钱,百合一两。

煎汤代水。

又,脉象渐有流利之状,腹胀已减去一半,惟咳呛痰多,吐出不易。再照前法,加清肺滑痰之品。

竖劈党参三两,陈皮三钱,瓜蒌皮三钱,北沙参一两,桑白皮一钱五分,老苏梗一钱五分,大腹绒三钱,鸡内金五钱,茯苓皮三钱,百合一两,炒熟西瓜子壳三钱。

又,脉象渐次向安,诸症已减去十分之六,从此小心调理,可获全功。仍照前方加减。

竖劈党参三两,陈皮三钱,北沙参一两五钱,桑白皮二钱,大腹绒二钱,瓜蒌皮四钱,川贝母一钱五分,茯苓皮三钱,鸡内金五钱,蔻仁五分(盐水炒),小青皮五分(炒),川萆薢二钱,老苏梗一钱,白花百合一两。

又,脉症俱渐入佳境,惟大便虽通,小便尚少,仍属水道不能分清之故。胃纳不健,自应用分清法。

竖劈党参三两,陈皮三钱,川萆薢三钱,蒸冬术一钱五分,茯苓皮三钱,猪苓一钱五分,泽泻一钱,瓜蒌皮三钱,鸡内金三钱,小麦柴一两。

又,右关渐觉有神,舌亦稍润,秋凉一转,便可冀其收功,再照前方加减:

竖劈党参三两,陈皮三钱,北沙参一两五钱,麦冬三钱,蒸冬术一钱五分,茯苓皮三钱,泽泻一钱,瓜蒌皮三钱,生南楂一钱五分,鸡内金三钱,广木香五分,柿饼一个。

饭后服橘半积术丸三钱。

又,照前方去橘半积术丸加:炒黑大麦仁三钱,甜沉香三分(磨)。

又,脉象平静,但嫌少力,此症本由太阴生病,已成单胀,幸扶正疏通,得除其六七,若非秋热太过,肺得清肃,早可成功。今天时现有转机,自应从手太阴调治,勿急勿懈,佳音不远矣。

竖劈党参三两,陈皮三钱,北沙参一两五钱,麦冬三钱,桑白皮二钱,茯苓皮三钱,瓜蒌皮三钱,鸡内金三钱,大麦仁三钱(炒),川贝母二钱,百合一两。

饭后服资生丸三钱。

又,空心服济生肾丸二钱。

又,停煎剂,丸药照服。

丸方:以缪仲淳脾肾双补丸加减。

案2 黄振邦,海门。脉沉而郁,肝脾两伤,加以饥饱劳役,忍寒冒暑,湿热久积而不能散,以致脘胀旧疾举发,重按则肠鸣,气顺稍适,交阴膨胀加急,显见气虚而郁,总宜缓调,切勿急攻为要。

竖劈党参八钱,陈皮八分,茯苓皮三钱,川郁金一钱,鸡内金三钱,大腹皮二钱,砂仁五分,蔻仁五分,川通草四分,炒香大麦三钱。

又,照前方加:党参二钱,陈皮二分,地骷髅一钱。

又,照前方加:原生地五钱,细木通五分。

又,左脉颇平,右脉仍嫌虚滑,腿肿腹胀俱松,面色舌苔亦转,从此耐心调治,自可就痊,再照前方加减。

竖劈党参一两二钱,陈皮一钱二分,茯苓皮三钱,四制香附一钱五分,黑山栀三钱,归身一钱五分(酒炒),原生地五钱(酒炒),地骷髅一钱五分,大腹绒一钱五分(酒洗),麻骨一两,金橘叶五片。

又,照前方加:合乌药三分(磨),甜沉香三分(磨)。

又,照前方加:党参三钱,陈皮三分,生地三钱,生于术一钱,炙鸡内金三钱。

又,脉象神情俱渐向安,惟稍劳仍不免微胀,此病后气血未和之故。总以静心安养为是,再照方加减。

竖劈党参一两二钱,陈皮一钱二分,焦术炭一钱,原生地六钱(酒炒),白芍一钱五分(酒炒),茯苓皮三钱,炙鸡内金三钱,大腹绒一钱五分,广木香五分,合欢皮一两,麻骨一两,金橘叶五片。煎汤代水。

又,照前方减生地二钱,加:熟地二钱,饭后服积术丸三钱。

又,脉象渐觉有神,左手稍软,脘腹膨胀渐消,上有稠痰吐出,身有微汗,下气颇通,皆系湿痰气滞出路也。从此加意调摄,就痊不远矣。再照前方加减。

竖劈党参一两二钱,陈皮一钱二分,土炒于术三钱,熟地八钱(砂仁炒),茯苓皮三钱,白芍一钱五分(酒炒),大腹绒一钱五分,炙鸡内金三钱,蔻仁五分(盐水炒),甜沉香三分(磨),合欢皮一两。

饭后服橘半枳术丸二钱。

又,右脉颇觉有神,左手仍软,痰去极多,腹胀或有触仍至,惟盗汗气急,下焦虚寒,自应用温纳下焦一法。

竖劈党参一两,土炒于术二钱,茯苓皮三钱,炒白芍一钱五分,熟地一两(砂仁炒),十三制附子一钱,橘白一钱,牛膝一钱五分(酒炒),炙鸡内金三钱,甜沉香三分(磨),浮小麦五钱。

又,照前方加:熟地五钱,党参二钱,蒸五味二分。

又,照前方加:熟地三钱,党参三钱。

丸方:照前方加十倍,用神曲、山药各四两,打糊为丸、桐子大,每空心,服四钱。

问:鼓胀为医家所忌,往往治之无功,今观彭、黄二症,俱得平复如初,何也? 曰:鼓胀疑似者多,故为难治。《内经》所论实胀有三,虚胀有二,寒胀有四,热胀有四,五脏六腑各有见症,而无不本于肺脾肾三脏。肺金主气,脾土主运化,肾水主五液,故五气所化之液,咸本于肾,五液所行之气,咸本于肺,转输于金水二家,以制水而生金者,咸本于脾,是以肿胀之症,无不由此三者,但阴阳虚实治法各殊。原其所起,不论男妇,未有不因情欲过度,脾肾俱伤,兼忧思之气,郁而不行所致。其症心之下后之上膨膨有声,喘息不容坐卧,因而痞结于中,上气不得下,下气不得上,血涩气浊而不清,枢机窒塞而不转,至有朝食而不能暮食者,久则朝暮俱不食矣。其为积饮停痰而成虚鼓者,甚于谷胀之难疗也。盖浸渍久而血气衰,脾失所养,痞结于中故耳。苟不知病起于脾肾之渐衰,妄行攻泻,取快一时,复发定无生理,即如膨症起于脾虚肝郁,故起手即调肝脾,佐以分利,既用两补一攻之法、去其痞积,迨痰多饮溃,又复清调肺胃,党参渐加至三两,数十剂,竟收全功。黄症亦由气虚而郁,究系旧疾举发,尚无痞积,饮伏等症,故但为缓调气血,逐渐加增,稍佐宣疏,亦得全愈。幸二公自知症重,信药耐心调治,故能如此。然余十数年中,治此等症多矣,大抵皆欲速不耐缓调,卒以攻泻而毙,即有信药者,病甫退即不守戒忌,竟至复发不救,即如分六厘散。余治蔡葵轩夫人鼓胀时,嘱其照古方亲制者,夫人服之已愈,讵不戒口食,又加气恼,其胀复至,再服无效,遂成不起,膨症大象相同,分其余沥而愈。呜呼!何其一幸一不幸也?扁鹊有言,能使之病起,不能使其命全,诚哉言乎!(《吴门治验录》)

二十二、林珮琴案

案1 陈。伤酒病单腹胀,诊其脉知脾阳虚。用葛花解醒汤加牛膝、枳子,腹宽展,能进食矣。后用参术健脾丸去炙草、大枣,加益智仁(煨)、砂仁壳。服愈。

案2 陈。五旬以上病单腹胀,食后作饱,得气泄略宽。明系胃病,服谬药,浸至胁满跗冷,脉来沉濡,左关微弦。症由腑气久衰,疏泄失职,气分延虚,渐干水分,致嗌干口燥,小水不清,化源乏力矣。通阳佐以益肾,通阳则传送速,益肾则气化行,腹胀自宽。沙苑子、韭子、怀牛膝(酒蒸)各钱半,益智仁(煨)、橘白、砂仁壳各一钱,茯苓三钱,杞子、大腹皮(洗)各二钱,枳壳(麸炒)一钱二分。十服胀宽口润,便爽跗温,右脉渐起,惟两尺虚不受按。加补骨脂、核桃肉,去腹皮、枳壳。食宜淡,戒腥腻难化及一切壅气食物。再以猪肚纳卵蒜其中,扎定,淡者食之。腑气通则纳食不壅,服之甚通畅,胀去七八矣。又加沉香、牡蛎十数服,小腹之硬者亦软焉。

案3 赵。童年色萎腹蛊,脉疾寒热,无汗溺涩。以肾气汤治。牛膝、益智仁、车前子、茯苓、薏米、熟地、牡蛎。数服病减,加参、桂、砂仁壳服,愈。

案4 张。小腹乃肝肾部分、胀满溺涩,已属下焦气化失司。今通大腹肿硬如石,脉右弦大,左虚涩,症属单胀。治宜通阳,勿用守补。党参、茯苓、牛膝炭、沙苑子、益智仁(煨)、杞子炭、沉香(磨汁)。数服溺爽胀宽。

案5 张。黄疸积年不愈，近成单胀，腹坚满，食减便泻，乃气不化水。然神脉颓弱，难挽之。姑用牡蛎、薏仁、茯苓、车前子、茵陈、砂仁壳、益智仁、牛膝、桂心，腹软溺利。伊芳兄复请，终以沉辞之。

案6 张。胁痛胀，少腹肿硬，误服攻荡劫剂，胀剧，气注睾丸，脉沉小，右弦涩，乃肝失疏泄，气郁留浊。治先理肝以泄浊：厚朴七分，小茴香、青皮各钱二分，枳壳钱半，茯苓、橘核各二钱，大腹皮三钱，延胡八分，椒目二十粒，车前子三分。四服胁痛疝坠俱止。但腹右硬痛不任偏卧，食不加胀，二便如常，按脉论症，单胀何疑。然病因脏损，治在通摄兼施。厚朴五分，枳壳钱半，牡蛎、茯苓各三钱，归须、橘核各二钱，牛膝一钱，桂心三分，四服症平。后仿肾气丸，用牛膝、车前、桂心、茯苓、山药、当归、牡蛎、白芍、萸肉，蜜丸。愈。

（《类证治裁·肿胀论治》）

二十三、何书田案

案1 脾虚积湿，兼以内热阴亏，神倦面黄，脉来七至。终恐延为臌胀，难愈也。

生白术、炒黄连、生苡仁、法半夏、建泽泻、制附子、炒黄柏、汉防己、白茯苓、冬瓜皮。

复诊：照前方去附子、泽泻、半夏，加生鳖甲、秦艽肉、川萆薢、木通。

案2 气郁成臌，兼以积劳肢倦，舍燥土温阳，别无计也。

制附子、焦茅术、生苡仁、广陈皮、大腹绒、炒白术、法半夏、五加皮、带皮茯苓、建泽泻。

案3 久痢脾虚，肝木又从而乘之，以致作胀。晨泄，每日如是。脉弦细，而腹微膨。将有臌胀之虞，不易治。

炒川连、焦于术、生苡仁、焦神曲、陈皮、炮姜炭、焦白芍、白茯苓、煨木香、砂仁。

案4 肝郁伤土，又兼湿郁为患，腹臌肢肿，气喘脉沉，不易治也。

制附子、法半夏、汉防己、陈皮、大腹绒、生白术、炒黄柏、五加皮、苓皮、冬瓜皮。

案5 肺有热而脾不运，腹满之根也。

胡黄连、生茅术、焦建曲、大腹皮、陈皮、地骨皮、生苡仁、焦楂肉、茯苓皮。

案6 寒湿伤脾,先腹痛而后发胀,坚如覆釜。舍温中化湿,别无良策。

制附子,炮姜炭,苡仁,半夏,怀牛膝,泽泻,炒白芍,焦白术,茯苓,陈皮,大腹皮,冬瓜皮。

案7 平昔烦劳过度,脾土为肝木所乘,渐致腹膨如釜,脐突便缩,脉形弦细无力,殊难措手。姑与健脾抑木法。

炒黄连,生于术,焦白芍,带皮苓,神曲,泽泻,淡干姜,炒川朴,法半夏,新会皮,车前。

案8 泄痢脾伤,腹臌肢肿,六脉沉微。难治之候也。

制附子,炮姜,法半夏,宣木瓜,陈皮,苓皮,焦冬术,焦茅术,炒怀膝,川椒目,腹皮,车前。

二诊 投温通燥湿之剂,腹胀稍松,足肿渐退。然脉象仍带沉弦,湿邪犹未尽也。

炒黄连,炒枳实,生苡仁,川郁,赤茯苓,车前,生茅术,法半夏,炒怀膝,腹皮,冬瓜皮。

案9 时疾后,太阴蕴热未清,积久成臌,半由用药不合所致。现在喘咳鼻干,腹热如灼。舍清泻一法,其何以为计耶?

炒川连,炒黄芩,光杏仁,通草,新会皮,苓皮,地骨皮,牡丹皮,大腹皮,蒌皮,苡仁,泽泻。

案10 劳倦内伤,脾虚积湿,肢肿腹膨,殊非易治。

制附子,川桂枝,秦艽肉,炒怀膝,新会皮,炒冬术,法半夏,瓜蒌皮,五加皮,茯苓皮。

案11 宿痞根深,近因劳力伤脾,陡然腹满,势非轻浅。

炒川连,炒川朴,炒青皮,焦神曲,大腹皮,焦茅术,川郁金,广陈皮,茯苓皮,冬瓜皮。

案12 六郁内伤,兼之下血后肝失所养,脾土被克,腹胀不舒,纳少神倦,六脉沉细。延久即是单鼓之候,殊难理治。

炒川连,焦于术,焦神曲,法半夏,新会皮,炒白芍,炒中朴,制香附,赤茯苓。

二诊 腹胀不减,兼之溏泄,脾土伤矣,难治。

焦茅术,川郁金,焦神曲,炒青皮,茯苓皮,炒冬术,煨木香,大麦芽,广陈皮,大腹皮。

案 13 向有结瘕,复兼劳伤吐血,吐后腹胀,服舟车丸而得松。现在又有腹胀之象,脉形细数。劳伤与臌胀兼病,不易治。

炒川连,炙鳖甲,川郁金,砂仁,茯苓皮,车前,炒川朴,焦白芍,炒枳壳,苡仁,大腹皮。

案 14 每朝服资生丸、金匮肾气丸各钱半,合服十朝。

二诊 投温通疏滞法,腹胀大松,脉形稍觉有力。可投补剂。

焦于术,炒白芍,牡丹皮,带皮苓,陈皮,砂仁,安南桂,山萸肉,福泽泻,大腹皮,车前。

资生丸、肾气丸每朝仍各用一钱,合服。

案 15 劳力内伤,肝脾俱病,以致疟久不止,痞胀腹膨,神色萎顿,脉形弦细。鼓证之根不浅矣。舍温补,无策。

制附子,焦冬术,菟丝,法半夏,苓皮,泽泻,上肉桂,炒白芍,枸杞,广陈皮,煨姜,大枣。

案 16 劳伤,脾肾两亏而致腹满,六脉沉微,不易治之证也。

制附子,焦于术,菟丝子,茯苓皮,陈皮,赤肉桂,炒白芍,法半夏,大腹皮,泽泻。

二诊 单胀之根已深,前用温补小效,愈期终不敢许,仍依前法加减。

制附子,大熟地,甘枸杞,炒怀膝,泽泻,车前,赤肉桂,炒白芍,炒冬术,茯苓皮,腹皮。

案 17 久泻脾虚,致来鼓证,溲短脉微,难治之候。惟有温补下焦一法。

制附子,焦冬术,补骨脂,煨肉果,苓皮,陈皮,炮姜炭,菟丝子,炒苡仁,川椒目,腹皮,车前。

案 18 火衰脾困,而致腹胀成鼓,不易治也。姑与真武法加味。

制附子,炒白术,菟丝子,陈皮,大腹皮,焦白芍,炮姜,法半夏,苓皮。

案 19 年近七旬,气血两亏,先发黄而后腰瘘腹胀,六脉空虚,已成虚鼓矣,难许痊愈。

制附子,大熟地,半夏,带皮苓,怀牛膝,泽泻,生白术,枸杞子,陈皮,生苡仁,大腹皮。

案 20 始患湿癖,过服猛剂,渐致脾土内损,阴水失养,足肿不温,腹满口燥,已近虚鼓之门。殊难见效。

制附子,炒熟地,五味子,炒怀膝,福泽泻,制于术,炒白芍,炒山药,茯苓皮,大腹皮。

案 21 先患三消,而后腹满、脉细、舌滑,真阴大亏矣,不易治。

制附子,萸肉,怀膝,陈皮,茯苓皮,大腹皮,炒熟地,五味,山药,泽泻,车前子。

案 22 痫厥之证久愈,近患纳食胀满,气机窒滞,得运动始安。左关尺沉细无力,精神疲困。此由精泄阴亏,下元火衰,不能生土所致,延久防其腹满。治以温补中下二焦为主。

制于术,炮姜炭,菟丝子,法半夏,陈皮,制附子,炒白芍,补骨脂,白茯苓,砂仁。

案 23 积瘀吐泻后,宿痞顿消,而营阴大困,腹胀所由致也。舍温补无以为计,然臌根难脱。

制附子,大熟地,萸肉,广陈皮,苓皮,建泽泻,赤肉桂,炒白芍,山药,炒怀膝,车前。

案 24 积劳内伤,吐瘀腹胀,两尺沉微,虚鼓之候也。舍补无策。

制附子,焦白术,炒白芍,炒怀膝,泽泻,车前,炮姜炭,炒熟地,五味子,茯苓皮,腹皮。

二诊 证本营虚腹胀,用温补而胀势渐松,舍此又奚策耶?

制附子,炒熟地,萸肉,枸杞,炒怀膝,苓皮,炒白术,炒白芍,菟丝,炒山药,车前子,陈皮。

丸方:制附子,炒白芍,枸杞子,白茯苓,建泽泻,炮姜炭,山萸肉,炒怀膝,炒白术,大腹皮,炒熟地,五味子,广陈皮,菟丝子。

案 25 痞满作胀,肝脾气滞所致,将成单臌矣。不易治。

炒川连,焦茅术,赤茯苓,制香附,陈皮,炒中朴,法半夏,炒青皮,大麦芽,川郁金。

案 26 气郁食郁,腹作胀,而胸结不舒,脉弦劲不和。此木来乘土之候,延久防成鼓。暂拟疏肝化滞,以觇进退。

炒白芍,炒枳实,半夏,川郁金,赤苓,冬瓜皮,炒归须,瓜蒌仁,陈皮,黑山栀,泽泻。

二诊 服前方,胸次结滞渐舒,脉弦亦和。拟从肝脾和理,勿过劳多食为嘱。

炒白芍,炒川连,炒枳实,黑山栀,泽泻,炒归须,焦茅术,广陈皮,赤茯苓。

案27 疟后结痞,滋蔓成形,腹中作胀,延久必成臌证。惟有疏消一法而已,然恐未必速效也。

炙鳖甲,炒白术,制香附,青皮,茯苓,淡海蜇,焦茅术,法半夏,炒枳壳,陈皮,地栗。

案28 肝阴伏热,类疟久缠,以致腹痞微胀,久防成臌。此为七情郁结使然,诸宜开怀调理为要。

生于术,炒白芍,制香附,川芎,法半夏,淡干姜,黑山栀,焦神曲,新会皮。

(《辥山草堂医案》)

二十四、杨云峰案

案(武林孙氏室女鼓症治验) 武林孙氏室女,年十九。病鼓症,先自头面肿起,渐次手足浮肿,又次肚腹肿胀,小水不利,杭医杂用枳实、厚朴、陈皮、苍术、三棱、莪术、黄芩、半夏等,并利水药,肿胀益甚,更加痰喘,乃延予治。予细询其起病之由,知是寒水侮土,因治不如法,以致水势冲中而土崩防溃也。以大剂补中益气汤,加木瓜、干姜,煎送金匮肾气丸服至月余而愈。(《潜邨医案》)

二十五、蒋宝素案

案1(痎疟) 疟鼓见于《东医宝鉴》,主以金甲散,参入《医话》夜光丸,然难奏效。

透明雄黄,穿山甲,九肋鳖甲,夜明砂,大块朱砂,醋炒常山,乌梅肉,生姜,大枣。

案2(肿胀) 《经》以心腹满,旦食不能暮食,为鼓胀。脐平筋露不治。《医话》法制鸡矢醴主之。

雄鸡矢白四两(无灰酒四两,炒干),陈仓米二两,巴豆不去油十枚,老丝瓜络一两(无灰酒二两,同炒焦),去巴豆、瓜络,蟾蜍一个(约重四两,打烂),砂仁末二两(无灰酒二两,同炒焦,去砂仁末)。

上三味,无灰酒一斤,长流水三斤,煮数千滚,约减半,布袋绞汁,澄清,分三五次温服。

案3(肿胀) 腹大如鼓,按之不坚,色不变为肤胀,宜发汗。

麻黄,制附子,桂枝,防风,苦杏仁,炙甘草,黄芪,冬白术,生姜,大枣。

案4(肿胀) 《经》以诸胀腹大,皆属于热。又言脏寒生满病。盖热者,湿热也;寒者,脾虚也。《易传》离为大腹中空之象,故名曰鼓。鼓亦作蛊,蛊以三虫为首,虫亦能胀也。故仓公治临菑泛里女子病胀满,用芫花下虫数升而愈。《旧唐书》甄立言治尼姑明律患心腹鼓胀,用雄黄散,吐出虫大如人指。《明皇杂录》:太医令周顾,治黄门奉使交广回腹中坚痞,用硝石雄黄散,涌吐有虫生鳞甲者,此皆鼓胀有虫之明验也。脉来弦数少神,症由郁怒操劳而起,驯致水火不济,升降失司,否而不泰,更为湿热所乘,肝风内扰,风动湿盦虫生,以故腹胀如鼓,虚阳上越,面赤如妆。肝燥善怒,肺燥善哭。气虚则自汗,湿甚则便溏。所服诸方,都是法程。寡效者,病势深远也。爰以扶二气、扫虫氛、息肝风、渗脾湿、逐停瘀,观其进退。

大生地,人参,当归身,冬白术,明雄黄,元明粉,制苍术,使君子,桃仁泥,川厚朴,雄鸡矢白。

二诊 服煎四剂,鼻衄无多,经通色紫,停瘀融化,有机症本血凝气阻,湿盦虫生。肿胀唇色多白,而反鲜红,虫气也。脉仍弦数少神,依方进步。更益以荡涤之品,补中寓泻,两协其平。不逐停瘀,气无以通,不固其气,血何由化。血非气不行,气非血不附。血瘀则气阻,气滞则血凝,血行气亦通,气通血亦运。此攻补兼施,所以并行不悖。《书》不云乎,药不瞑眩,厥疾不瘳,此之谓也。

大熟地八钱,人参八钱,明雄黄一钱(为细末,和服),元明粉二钱(和服),制苍术钱半,川厚朴一钱,雄鸡矢中白二两(阴阳瓦酒炒香),蟾蜍皮一具,砂仁一钱(煎水炒黄),大枣肉十枚,葶苈二钱,芫花二钱(煎水炒焦,去葶苈、芫花),陈仓米一两,巴豆七粒(打碎,不去油),丝瓜络三钱(切细,同炒黄,不可焦),去巴豆、丝瓜络。

三诊 前方共服十有五剂,鼓胀全消,眠食俱安。行健如故。安不忘危,戒之在怒,再拟《医话》向荣丸,专治肝木久失条舒,杜其反复之患。

大生地,人参,制半夏,当归身,大白芍,黄郁金,佩兰叶,云茯苓,冬白术,炙甘草,陈橘皮,银柴胡。

水叠丸。早晚各服二钱。

案5(肿胀) 腹满,筋露,脐平,遍身悉肿,下部尤甚,面戴阳色,气促不得卧,喉间水鸡声。显是火亏于下,土困于中,肺虚于上,气不行水,脾不制水,肾不约水,乃水鼓危疴。勉拟金匮肾气,然桂无佳品,终属不济。

案6(肿胀) 产后血化为水,肿胀,出于《金匮要略》,肾气汤主之。然桂无佳品,以鹿代之。

大熟地,怀山药,山萸肉,云茯苓,粉丹皮,建泽泻,制附子,鹿茸。

案7(肿胀) 久客鱼盐之地,海滨傍水,湿热由生。腹大渐至脐平,竟似河鱼腹疾,虑难收效。

制苍术,川厚朴,赤茯苓,猪苓,福泽泻,车前子,木通,白丑末,赤小豆。

雄鸡矢白,酒、水各半煎。

案8(肿胀) 疟作数次忽止,腹胀渐至脐平,四肢先肿,肿消而更瘦削,如蜘蛛之状,乃疟鼓危疴。拟《东医宝鉴》金甲散加味,尽其心力。

鸡冠雄黄,穿山甲,常山,草豆蔻,川厚朴,海南槟榔,人参,冬白术,制半夏,陈橘皮,生姜,大枣。

案9(肿胀) 素饮涧水沉寒,水流湿就下,肾气先伤,传之于脾,注之于肺,遂成单腹危疴。勉拟附子理中,冀其或免。

制附子,人参,冬白术,炮姜。

案10(肿胀) 土为木克,幻生虫鼓。鼓与蛊通。虫蛊始于孙一奎,张景岳以独得之奇。盖未考《扁鹊仓公列传》及《旧唐书》,与《明皇杂录》,具言虫蛊之症。服药以来,下虫三次,鼓胀全消,饮食亦进,脉神形色俱起,安不忘危,一切小心要紧。

东洋参,冬白术,云茯苓,炙甘草,薏仁米,广木香,蟾蜍皮,大砂仁,使君子,透明雄黄。

水叠丸。早晚服三钱。

案11(肿胀) 曾经抑郁伤肝,近乃脾虚气馁,饮食迟于运化,二便带血频仍。现在腹满脐平,胸胁俱胀,呕吐,恶闻食臭,大便十日不行,脉来弦数无神。鼓胀危疴已著。至于或轻或重,乃剥复之象。所服诸方都是法程,病势良深,殊难奏效。勉拟附子理中加味,从乎中治。是否质诸明哲。

第七章 历代医案

人参,制附子,冬白术,炙甘草,炮姜炭,当归身,陈橘红,小青皮。

二诊 病原已载前方,第五进附子理中加味,不见燥热之象,阴霾不散可知。中满退而复进,剥极则复,复而又剥故也。小便如淋不痛,阳虚气化不及州都。大解瞀溏,火力不足,失其常度。人身清阳无时不升,浊阴无刻不降,升降循其常度,不觉其升降也。清阳当升不升,则气坠;浊阴当降不降,则气哽。总是命门真火。

阳和之气不足以腐熟胃中水谷之精微,驯致糟粕壅塞于中而不化,是以上为饮食难进,下为二便不爽,大腹如鼓,胁肋胀痛,时有太息、呻吟之状。弦数之脉如前,诚为剥极之候。考前贤证治诸方,惟附子理中、《金匮》肾气最为合法。然三焦痞塞不开,《金匮》肾气难于过中达下,服附子理中又如水投石。深思釜底加薪,氤氲彻顶,槁禾经雨,生意归巅,孰非根蒂阳和之气使然也。谨拟二方合治,观其进退。

大熟地,怀山药,山萸肉,粉丹皮,建泽泻,赤茯苓,制附子,油肉桂,车前子,怀牛膝,人参,冬白术,炙甘草,炮姜炭。

三诊 昨拟《金匮》肾气、附子理中二方合治,取其过中达下,益火之本,釜底添薪,冀有效机。而事乃有大谬不然,时值飘风,溽暑流行,邪乘虚入,遂至身热,汗出发背,沾衣,正气由此更虚。乃见痰嗽气急,喉间水鸡声,痰中间带粉红之色,继有鲜红之血,肺胃络伤所致。暑善归心,言乃心声,以故多言间有谬误之语。

《经》言因于暑,汗,烦则喘喝,静则多言。气虚身热,得之伤暑是矣。大法微者,逆之;盛者,从之。火亏,本症不受清暑寒凉之品,宜乎从治。仍非理中不可,且理中汤能治伤胃吐血,不可见血畏而不服。张景岳以理中汤去参、术,加归、地,用理真阴。即以二方合一,燮理阴阳,冀其命火内生,阳淫外散。谬蒙藻鉴,敢不尽心,是否有当,质诸明哲。

人参,冬白术,炙甘草,炮姜炭,大熟地,当归身。

案 12(肿胀) 素有巅疼,瘕疾,呕吐宿疾。近由少腹满硬,驯致腹大脐平,青筋暴露,鼓胀已著。本无药治,面谕谆谆,勉拟一方,冀其百一。

人参,冬白术,炙甘草,炮姜炭,蟾蜍皮,广木香,大砂仁,油多肉桂,大腹皮,鸡屎白,无灰酒。(《问斋医案·肿胀》)

二十六、王旭高案

案1(臌胀水肿) 陆。经停一载有余,肝气不时横逆,胸脘胁肋疼痛,呕吐酸水,大腹日满,青筋绽露。此属血臌,盖由肝气错乱于中,脾土受困,血海凝瘀,日积月大,状如怀子,而实非也。今病已极深,药力恐难见效。

川楝子,丹参,归尾,香附(盐水炒),延胡索,五灵脂(醋炒),陈皮,砂仁,红花,淡吴萸。

案2(臌胀水肿) 朱。肿胀已退,脉象较前稍大,汗出至膝而止。阳气有流通之象,阴湿有消化之机。今以温理中州,中州得运,庶几决渎流通,寒转为温,否转为泰矣。然须调养百日,庶无反复之虞。

熟附子,冬术,茯苓,通草,桂枝,焦六曲,牛膝,陈皮,泽泻,姜皮。

二诊 肿胀由乎脾肾,阳虚水湿偏淫。通阳化湿水邪平,方法原为对证。面目四肢俱瘦,单单大腹膨脬,更兼遗泄再伤阴,久病恐难胜任。

桂枝,陈皮,冬瓜皮,益智仁,姜皮。

另六味丸三钱,药汁送下。

案3(臌胀水肿) 秦。腹胀足肿,纳食则胀益甚。湿热挟气,填塞太阴,膨胀重症。

川朴,赤苓,大腹皮,青皮,泽泻,枳壳,黑丑,山楂炭,甘遂面包煨,通草,生姜。

二诊 腹胀稍宽,足仍浮肿。运脾化湿,冀其渐平。

川朴,赤苓,大腹皮,川椒目,苍术,泽泻,陈皮,焦六曲,黑丑,通草,枳壳,生姜。

渊按:二方乃湿热实胀治法。

三诊 腹满月余,得食则胀甚。两进攻消运脾之法,胃脘之胀已松,大腹之满未化,再议疏通消导。

旋覆花,五加皮,赤苓,泽泻,槟榔,黑丑,鸡内金,木香,通草,砂仁。

案4(臌胀水肿) 某,痞块由大疟日久而结,多因水饮痰涎与气相搏而成。久则块散腹满,变为臌胀,所谓癖散成臌也。脉细如丝,重按至骨乃见弦象,是肝木乘脾也。口干,小便短少,是湿热不运也。匝月腹日加大。急宜疏通水道,泄木和中。

第七章 历代医案

五苓散,川朴,姜汁炒川连,青皮,陈皮,大腹皮,木香,车前子,通草。

附:厚朴散。

川朴(姜汁炒)三钱,枳壳三钱,巴豆七粒(合炒黄,去巴豆),木香(晒干研)三钱,青皮(醋炒)三钱,陈皮(盐水炒)三钱,甘遂(面包煨)三钱,大戟(水浸晒干炒)三钱,干姜(炒黄)三钱。

共为末,每服一钱,用砂仁、车前子泡汤调下。是治痞块散大成臌之妙剂。

渊按:此方诚妙,但可施正气不虚者。若久病及老年气血衰弱之人,恐目前稍松,转瞬而胀益甚,将不可治,用者宜审慎之。

案5(臌胀水肿) 张。木旺乘脾,腹胀如鼓,形瘦脉细,症属瘅胀。法当温通。

淡干姜,茯苓,川朴,砂仁,怀山药,吴茱萸,陈皮,泽泻,大腹皮。

《金匮》肾气丸五钱,开水送。

渊按:虚胀治法,川朴易党参则善。

案6(臌胀水肿) 陶,年甫十三。断无忧郁之理,而腹满如臌,微微内热,将及两月,其义何居?良以童心太甚,饥饱不调,冷热不节,向有胃寒呕酸之疾。今反不呕,腹渐胀大,饮食不纳,内热时生。是非劳碌伤脾而失运,乃寒饮停聚而腹胀也。脾虚故内热生,单单腹胀,名之单胀,然治法不同也。今以温利中州,稍佐苦泄,取柔中之刚,能平胃而和脾。

党参,茯苓,半夏,陈皮,白芍,川连,吴萸(炒),炮姜,泽泻,川朴,冬瓜皮。

渊按:饮食不节伤脾,胀宜佐消导,如鸡金、谷虫之类。

案7(臌胀水肿) 孙。疮疥平面浮起,渐至腹满,胸闷气塞,小便不利,肿势日甚。水湿之气,一无出路,证成疮臌,防加气急,发汗而利小便,是两大法门。

麻黄,杏仁,白术,泽泻,茯苓,猪苓,葶苈子,川朴,通草,车前子,姜皮。

二诊 肿势已平,小便通利,前方加减。

防风,白术,半夏,茯苓,陈皮,泽泻,杏仁,川朴,通草,葶苈子,车前子,葱白头,姜皮。

案8(臌胀水肿) 沈。先泄泻而后目盲。服单方,目明而渐腹满,是脾虚木横。又服草药,寒性伤中,病成臌胀。其根已久,恐难骤效。

焦白术,冬瓜皮,川朴,茯苓,陈皮,焦六曲,大腹皮,泽泻,砂仁,苡仁,陈香橼皮。

案9(臌胀水肿) 廉。脾有湿热积气,渐渐腹满足肿,纳食则胀,证成气臌。

白茯苓,川朴,白术,苡仁,苏梗,五加皮,泽泻,陈皮,砂仁,通草。(《王旭高临证医案·臌胀水肿门》)

二十七、费伯雄案

案(肿胀) 脾湿成胀,脐突筋青,背平腰满,腹大如鼓,症极沉重。姑拟温运脾阳,和中化浊。

全当归,广木香,云茯苓,降香片,炮附子,佛手片,小厚朴,怀牛膝,新会皮,大丹参,车前子,细青皮,苡仁,冬瓜子,冬瓜皮,川通草。(《费伯雄医案》)

二十八、郑钦安案

案 予尝治一男子,腹大如鼓,按之中空,精神困倦,少气懒言,半载有余。予知为元气散漫也,即以大剂吴萸四逆汤治之,一二剂而胀鼓顿失矣。又治一男子,腹大如鼓,按之中实,坚如石块,大小累累,服破气行血之药,已经数月,予知为阴积于中,无阳以化之也,即以附子理中汤加桂、蔻、砂、半、丁香,一二剂而腹实顿消。二证虽不足以蛊论,然而治蛊之法,未始不可以二证概也。另有虫蛊一证,又不可不知也。(《医法圆通·胀满》)

二十九、凌晓五案

案1 刑云窑。湿热侵脾,脾虚作胀,土不生金,肺失清肃,单腹臌胀,青筋外露(或腹筒臌胀,青筋外露,势成单臌之候),脉双弦而濡,治之非易易耳。

生于术,大腹绒,陈香橼,鸡内金,小温中丸,炒枳实,新会皮,沉香曲,楂炭(便结易莱菔子),制香附,法半夏,赤苓,车前子。

案2 李。单腹臌胀希冀万一。

生仙居术一钱,陈新会皮一钱五分,二味煎汤,送丹溪小温中丸三钱。(《凌临灵方》)

三十、赵海仙案

案1(水肿) 肝郁脾湿,脘腹膨大,面浮肢肿,脐突囊肿,小便短少,脉象弦涩,有气臌之渐。

川桂枝五分,川厚朴一钱,香苏茎一钱五分,大腹皮一钱五分(水洗),法半夏一钱五分,建泽泻一钱,冬瓜子三钱,汉防己一钱五分,淡干姜五分,云茯苓三钱,熟附片八分,福橘皮一钱,砂仁五分,香橼皮一钱五分。

案2(水肿) 气体素虚,肚腹臌胀,辘辘有声,间有喘咳,四肢酸软。脉细濡,舌色淡白。此系肾中阳气不足,拟用真武汤加味。

茯苓三钱,熟附片一钱五分,川朴一钱(炒),粉甘草五分,野于术一钱五分,淡干姜五分(五味子七粒同杵),半夏粉一钱,煅紫石英三钱,杭白芍二钱,北细辛一分,化橘红五分,胡桃肉二钱。

案3(臌胀中满) 肝木乘脾,水湿困中,少腹时痛,腹大如鼓。脉象沉弦。拟方应手,庶免孩臌之虞。

四制于术,熟附片八分,茯苓皮四钱,广橘皮络各八分,开口吴萸三分,干蟾蜍皮七分,腹皮绒一钱五分(水洗),五加皮一钱五分,鸡内金三具(盐炒),川朴头七分(姜汁炒),香苏茎七分,制半夏二钱,香橼皮五分,冬瓜皮一两。

案4(臌胀中满) 命火不足,肝木侮土,脾胃交伤,水湿停中。于是面色萎黄,脘腹膨大坚硬,按之有形,哕吐并见,大便后血,时形泄泻,食少神疲,脉象弦细而涩。再延有土败之渐。

干蟾蜍皮五分,鸡内金三具,制半夏二钱五分,四制于术二分五厘,汉防己一钱,广橘皮络各七分(盐炒),熟附片一钱五分,川朴花八分,开口吴萸五分,茯苓皮四钱,伏龙肝一两五钱。

煎汤代水。

案5(臌胀中满) 脾伤气胀,食不运行,夜不能寐,木郁乘土。谨防单腹之患。

云茯苓三钱,酸枣仁三钱,煨木香八分,冬白术三钱,潞党参三钱,炙鸡金二具,新会皮一钱,制半夏二钱,远志肉八分,砂仁一钱,干蟾蜍皮一具,冬瓜子五钱。

案6(臌胀中满) 肝木侮土,湿痰困中,脘腹膨胀而大,食入不运,久延防成胀病。

天仙藤一钱五分,鸡内金三具,赤茯苓三钱,砂仁壳一钱五分,老苏茎七分,制半夏二钱,汉防己八分,川朴花八分,通络散二分,黄玉金一钱五分,福橘皮络各八分,淡姜渣五分(炒),省头草 钱五分。

二诊 加白蔻衣一钱五分,橘半枳术丸一钱五分,琥珀外台丸二分五厘。合付开水下。

案7(臌胀中满) 阳络伤,血外溢;阴吐伤,血内溢。吐血、便血、阴阳两亏,由是肚腹胀大,阴霾四布,食入难运,大便不实,小便短少,面目萎黄,脉象弦细且滑。虑其水溢高原,致生歧变。法当通阳佐以逐阴浊之剂治之。

茯苓皮三钱,砂仁壳五分,制半夏二钱,香苏梗一钱,天仙藤一钱五分,熟附片二钱,汉防己七分,福橘皮六分,防风根一钱五分,白蒺藜三钱,白蔻衣七分,肉桂子五分,荷叶筋三钱,涤饮散五分。

案8(臌胀中满) 土为万物之母,众污所归。运机一滞塞,则中焦窒塞,瘀浊内停,以致腹胀满,疏泄失司;而转输之力失权,遂令腹胁胀及至高之分。胸中宗气被浊壅可知。久则土不制水,水溢高原,必有喘逆脐凸之忧。然进辛燥,徒耗正气,是以脉现弦长,自觉阳越口燥。初进理肺脾,佐通阳治中土,加以达木。症虽未化,而舌根之苔已化,浊阴已有流通之机。惟翼运化得常,则阴霾自退。拟以通阳屏虑,复图以丸调之,所谓欲速则不达也。

太子参二两,川楝子一两五钱,怀山药一两五钱,白茯苓二两,瓜蒌霜八钱(去油),远志肉一两,柏子仁二两,苦杏仁一两,宣木瓜一两,鸡内金八钱(焙),当归身一两,杭白芍一两,青皮八钱,香橼皮八钱。

上药共为细末,用鲜薤白头、生姜捣汁各两酒杯,小红枣二十枚,煎汤和汁泛丸。每日三钱,开水送下。

案9(臌胀中满) 肝郁乘脾,水湿内伏,下注膀胱,脘腹膨胀,小溲曾经淋痛。刻下吸受风邪。脉象弦滑。拟方次第图之。

乌扇一钱,云茯苓三钱,川朴花一钱(姜炒),信前胡一钱五分,木防己八分,腹皮绒二钱(水洗),金沸草七分(布包),逐饮散二分五厘,香苏茎七分,黄郁金一钱五分,杏仁泥一钱五分,鲜杷叶三片(去毛),香橼皮四分。

案10(臌胀中满) 外风已去,本证较平。拟方以图进步。

茯苓皮四钱,晚蚕沙一钱五分,川萆薢一钱五分(盐炒),涤饮散三分,福橘皮络各八分(盐炒),汉防己八分,半夏粉一钱五分,腹皮绒二钱(水洗),五加皮一钱五分,川朴花一钱(姜炒),香苏茎七分,白蔻花一钱五分,香橼皮五分,冬瓜皮四钱。

案 11(臌胀中满） 肝木侮土,土虚生湿,肚腹胀大,面色萎黄,气机不畅,加以客春受寒,遍身浮肿,遂令呛咳,脉弦滑。再延有土败木贼之虞。

赤茯苓四钱,汉防己一钱,五加皮一钱五分,苏叶二钱,杏仁泥二钱,鸡内金三具,冬瓜皮五钱,青防风二钱,制半夏二钱,橘皮五分,川羌活八分,白蔻衣一钱,草蔻霜一钱,川椒目三分。(《寿石轩医案》)

三十一、钱艺案

案 1 姚裕坤子。秋季伏暑化疟,疟止而邪尚未清,太阴受侮,先目胞浮肿,随增腹胀如鼓,青筋满绊,二便渐艰,身热少汗,白疹隐隐,左胁作痛,寒热复来。疏方以豆卷、藿香、大腹、杏、朴、枇、枳、蒿、蒌、冬瓜、苡米、姜衣、荷梗、旋覆、川楝、碧玉、忍冬、半夏、香附、谷芽等出入为方,十剂而瘳。

案 2 周致祥,年三十二岁。丙子十月十二日下河挖泥,十四日觉阴囊胀痛,十五日移至小腹,渐占至胸,并痛呃逆,二便不通,呕出痰食蛔虫、黄绿汁沫,切脉迟弦,舌苔黄厚,渴喜热饮,两足逆冷。连投温下,咸不能受,复加头汗气促,胀处辘辘有声,弹之繄空如鼓。危急之际,煎谢氏霹雳劫巢汤合蒋氏仓公火剂汤,与服不吐,少顷呕止,二便未通,汗呃渐止,切脉流利如平人。明日未刻,大便一通,小便亦解,泻下四次皆黄水,燥粪则豆大五六粒耳。鼓胀既释,食粥碗许而泄止,心中怔忡,是病去露虚,用六君子汤加香、砂、归、志,调理而康。

案 3 吴廷彩室,东张河泾。单腹胀已过心下,按之则痛,微寒微热,喘咳纳少,面黄便溏,述月事来而忽止,渐渐腹大高凸,此瘀血内蓄也,消之下之则愈。奈症累一月有余,病痼而元气已虚,峻药难投矣。拟方宗李士材消补互施意应之。

归尾一钱半,郁金一钱半,丹参三钱,潞党参一钱半,香附三钱,山楂三钱,新绛七分,旋覆花三钱,茯苓三钱,谷芽五钱。

服药后气攻作痛,瘀血如崩而下,腹胀大减,块亦去半。大积大聚,衰其大半而止,则斯时宜补养气血为主,化瘀佐之。

党参三钱,谷芽五钱,川石斛三钱,旋覆花三钱,茯苓三钱,苡仁三钱,制香附三钱,新绛五分,当归一钱半。

案4 单,左,通州。素有痞块,块散成臌。刻下又加便泻,饥而欲食,食则腹胀,脉来细软,舌光无苔,胃气惫矣。病浩极中之极,勉拟用和中,但年高烟体,际此终恐人工难挽。

生谷芽七钱,川楝子一钱半,生香附三钱,宋半夏七分,云茯神三钱,鲜佛手一钱半,橘络六分,鲜荷梗一尺半,川石斛四钱,西赤芍一钱半(土炒),生苡米三钱。

案5 周,左,八月廿一日,牛头泾。气机郁结,结成痞块,今又感邪,鼻渊咳嗽,寒热如疟,腹胀如臌,纳减运迟,小溲色赤,脉弦而硬,舌苔黄腻。症由有内外两因,最难调理,兼顾治之。自宜开怀静养,庶免加剧。

覆香二钱(鲫鱼胆炙),薄荷四分,半夏一钱半,制苡仁四钱(炒),前胡一钱半,苍耳二钱,青蒿三钱(酒炒),杏仁三钱,谷芽五钱(炒),香附六分(磨)。(《慎五堂治验录》)

三十二、雷丰案

案(里湿误补成膨得破则愈) 西乡郑某。水湿内侵于脾,神疲肢软,自疑为体亏而饵大枣,则腹皮日胀,纳食尤剧,来求丰诊。两手之脉,沉缓而钝,以手按其腹,紧胀如鼓,此属气阻湿留,将成臌胀之候。乘此体质尚实,正气未衰,当用消破之剂,以治其标。即以蓬术、槟榔、青皮、菔子、干姜、官桂、厚朴、苍术,鸡金为引,连服七剂而宽。(《时病论》)

三十三、张聿青案

案1(肿胀) 左。至暮不能纳食,食即胀满,至天明其满始退。脉象沉弦。此由脾阳不振,所以至暮则阳无以化,而胀满辄甚。鼓胀根源,未可忽视。

上川朴,连皮苓,建泽泻,大腹皮,炒于潜术,草果仁,炒枳实,熟附片,木猪苓,炙鸡内金,老姜衣。

案2(肿胀) 陈岳林。平人清气上升,浊气下降,气机施化,无一息之停者也。吸烟之体,湿痰必盛。况食百合,百合性寒黏腻,寒则伤脾,腻则助湿,脾土不运,湿滞不行,清浊升降,因而失司。浊气在上,则生䐜胀,以致大腹胀满,绷急如鼓,中脘尤甚,常觉火热,以湿郁则生热也。浊气不降,则清津不升,所以湿热甚而转生口渴。小溲红赤,且觉热痛,大便不克畅行,所以胀满更甚,噫气酸浊。良由土滞则木郁,土中有木,方能为胀,前人有肿属于脾,胀属于肝之说为此。脉象沉郁,而且带数。一派湿热闭郁情形,鼓胀之症也。为今之计,惟有泄化湿热,以舒脾困,兼泄府浊,以望气机流行。

川雅连四分(吴萸一分同炒),云茯苓三钱,炒杏仁三钱,大腹皮二钱,方通草一钱,绵茵陈二钱,上川朴一钱,生薏仁四钱,广皮一钱,炒神曲二钱,滑石三钱,鸡内金一钱(炙,研末调服),小温中丸三钱(开水先送下)。

案3(肿胀) 孙左。情志抑郁,气机不运,湿热从而闭阻,三焦升降失司,以致大腹胀满,腿股肿胀,肢体面目发黄。脉糊滑,苔白罩灰。鼓胀重症。勉拟辛开淡渗苦泄。

上川朴一钱,大腹皮三钱,炒杏仁三钱,海金砂三钱,绵茵陈二钱,上广皮一钱,范志曲二钱,炙内金二钱,焦麦芽三钱。

案4(肿胀) 储左。似疟之后,湿恋未清,而服血肉大补之剂,致令湿热壅滞,压坠腑气,少腹作胀。再服养血以助湿,甘寒以伐气,遂致湿热充斥三焦,大腹膨胀,延及胸脘,二便不利。脉数,舌红苔腻。鼓胀重症也。欲止其胀,当疏其气,欲疏其气,当运其脾,欲运其脾,当泄其湿,以脾为坤土,土恶湿也。特谋事在人,成事不在人耳。

上川朴,茵陈,光杏仁,广藿香,大腹皮,建泽泻,陈皮,赤猪苓,范志曲,焦麦芽,通草,小温中丸。

二诊 胀势轻退,而中脘仍然痞满,食入不舒,溲少便阻。肠中之流行稍畅,而胃中之气湿结滞,不能通降。虽略起色,尚难深恃。

川雅连,整砂仁,炙内金,广陈皮,上川朴,炒枳壳,制香附,淡干姜,连皮槟,越鞠丸。

案5(肿胀) 汤左。冬温之后,继以便血,旋即大腹胀大,二便涩少。此湿热内滞,流行不宣。鼓胀重症也,未可轻视。

上川朴二钱,木猪苓二钱,大腹皮二钱,西茵陈二钱,方通草一钱,陈皮一钱,杏仁三钱,范志曲二钱,桃仁三钱,建泽泻二钱,鸡内金四个(炙,研细末调服）。

二诊 胀势大减，溲亦稍利，然大腹仍然胀大。虽见转机，尚不足恃也。

杏仁，范志曲，茯苓皮，连皮槟，瞿麦，猪苓，桃仁，西茵陈，新会皮，川椒目，通草，小温中丸。

三诊 胀势大退，脐突稍收，按之亦渐觉软。既得叠见转机，当仿效方进退。

制川朴一钱，木香五分，广藿香一钱，大腹皮一钱五分，上广皮一钱，木猪苓一钱五分，泽泻二钱，杏桃仁各二钱，范志曲三钱，瞿麦三钱，白茯苓三钱，砂仁七分（后下），西茵陈一钱，小温中丸（开水送下）。

案6（肿胀） 某。大腹胀满，筋露脐突，小溲涩少。脾虚而湿热壅滞。鼓胀重症，鞭长莫及。

于术炭，广皮，制香附，木香，猪苓，茯苓皮，砂仁，建泽泻，舟车丸。

原注：服后溏三次，腹中自觉宽舒。

案7（肿胀） 童左。遍体浮肿，身半以上为甚。脾虚水湿泛溢，风与湿搏也。鼓胀重症，未可忽视。

蜜炙麻黄五分，防风一钱，大腹皮二钱，泽泻一钱五分，茯苓皮五钱，猪苓二钱，川芎一钱，陈皮一钱，羌活一钱，瞿麦三钱，姜衣三分，炒冬瓜皮一两，生薏仁七钱（二味煎汤代水）。

案8（肿胀） 龚左。面色目眦带黄，腹笥胀大，渐至便利色赤，半载有余，胀势并未以利见消，脉数带滑。良以湿热充斥三焦，鼓胀重症，不能许治也。

生熟薏仁，藿香，上广皮，木猪苓，建泽泻，赤茯苓，上川朴，茵陈，范志曲，杏仁，大腹皮，方通草。

案9（肿胀） 陈左。瘕块久而散漫，大腹胀大如鼓，二便不利。脉滞，苔白。此脾虚而湿热壅滞三焦。鼓腹重症，勉方图幸。

川朴，茵陈，连皮苓，连皮槟，杏仁，通草，木香，砂仁，炙蟾皮，上广皮，于术。

甘遂二分（煨透），黑丑四分，炙内金一具。以上三味研末，先调服。

原注：此方服后泻下，胀退十之三。呕吐，乃甘遂未煨透之故。

二诊 泻下甚畅，大腹亦觉宽畅，但小溲不畅。虽见转机，仍不足恃。

前方去甘遂、黑丑,加范志曲、姜汁,单用炙内金一钱五分,研末调服。

案 10(肿胀)　陆左。大腹胀大,按之坚硬,阴囊肿胀。脉形濡滞。此脾虚木旺,鼓胀重症,恐难以人力而与造化争功。勉仿《经》旨,工在疾泻之意。谋事在人,成事在天。

炙蟾皮五钱,大腹皮二钱,川朴一钱,缩砂仁七分,连皮苓三钱,野于术一钱五分,广皮一钱,炙内金一具,红芽大戟三分,甘遂三分,千金子三分(四味研细,开水先服)。

二诊　肿胀稍松,然仍膨大如鼓,小溲不利,阴囊肿胀。鼓胀重症,未可以暂时取效,而便为足恃。

大腹皮,广陈皮,川朴,泽泻,炙蟾皮,猪苓,舟车丸三钱。

案 11(肿胀)　马右。中空无物者曰鼓,实中有物者曰蛊。少腹有形,盘踞日久,兹则其形渐大,腹胀如箕,按之坚硬,此气血阻滞不行,致脾土不克旋运。蛊胀重症,不能许治。

酒炒当归须,延胡索,台乌药,南楂炭,沉香曲,蓬莪术,制香附,上广皮。

二诊　肿胀稍松。姑守前意,以觇动静。

金铃子,制香附,台乌药,延胡索,两头尖,当归须,炒蓬术,川桂木,南楂炭,葱白。

三诊　胀势较松。然蛊胀重症,仍难图治。

两头尖三钱,台乌药一钱五分,鹤虱二钱,单桃仁(去皮打)三钱,制香附二钱,使君子肉二钱,楂炭三钱,雷丸一线五分,槟榔一钱,耆婆万病丸三钱(先服)。(《张聿青医案·肿胀》)

三十四、傅松元案

案 1(酒臌)　朱应,乡农也。终日沉湎,年近四十,忽腹大坚满,按之急硬,食入则气喘,溲短,便溏,脉弦涩。余曰:酒臌也。先与以五苓散加茵陈、槟榔、枳壳、陈皮、香橼、车前为汤,送木香槟榔丸三钱。三帖不效,其腹益大,至脐突腰直,青筋绊腹,立则裤坠脱下。余曰:从此不可再饮酒。为之用葛根、腹皮、厚朴、枳实、茵陈、泽泻、木香、青陈皮为汤,再用葶苈、芫花、大戟、黑丑、甲片、䗪虫、沉香各三钱为散,每服一钱,日再服,以汤药调吞,终剂而愈。后戒酒二十余年,前症不发,他病而亡。

案2（疟臌） 浦南人马姓，船户也，邀余治，云：已三日不食。见其面色如垩土，目颜微肿。余问其腹胀否？马启衣相示，腹坚大而青筋绊绕。切其脉细弦，观其舌熟白连唇，闻其声又带哀嘶，知其不快。余曰：治太晚矣。马含泪云：我被小周先生误至于此。我始病，寒热日作，人皆曰疟子也，初以提疟法交间日疟，乃服单方，既而又服签方，皆不止。后致胸痞食减，而周先生云：易治也。服周方二剂，又不应，再请来诊，则云再服二剂可愈矣。服下仍不应，再请来诊，周云再服二剂，料必应手。岂知不然，而腹大且硬。前日又请伊来，示以腹，周云：今变臌胀矣。今为尔用泻胀法，谅必治。又三日，不但不泻，而反不能食，寒热仍未止。今先生来，为我决一生死。若果不救，我欲死于乡土，不识能到家否？余曰：且为用一方，服二剂，如不应，回家可也。五日内必不死。但服药须按时刻，为之定二剂，服四半碗，依钟点进之。方用龟血柴胡、乌梅肉各六分，附子、干姜、草果、厚朴各一钱，半夏、陈皮各钱半，尖槟三钱，甜茶八分，煎汤，送下控涎丹六分，分二次服。第三日复来邀，余至，马云：服先生方，寒热止矣，腹胀宽矣。但先生之药，不独泻而且吐，吐后必泻二次，今小便亦通，昨食粥二顿，今食饭一碗，但无可口之菜，望先生为我思之。余则先视其腹，青筋已退，腹中左下俱软，唇舌转淡红色，脉细而不弦。余曰：病已退，肝尚胀大，胃气虽开，食须忌生冷寒凝之物，荤菜切忌鸡、蟹，并水果、芋芳、粉条、鸡蛋皆不可食，余皆无妨，然宜香脆辛辣，使脾胃能受者为佳。立方用干姜、益智、厚朴、尖槟、焦潞党、生于术、茯苓、半夏、陈皮、砂仁等。嘱服三剂，痞块渐小，谷食渐增，神气亦渐旺。马云：微先生，则我在黄泉作客矣。由是再为之开六君子汤加益智、炮姜、厚朴，三剂而痞块渐除。

案3（水臌） 甘草司陈蕙亭，明于医，其子七岁，始由疟疾，而生痞满，变为水臌，囊胀如一升大，形如猪脬裹水浆也。自治，病日进，以手版使家丁邀余治。陈公告以小儿病延二月。行将不救，今请吾兄一决。余曰：凡臌有五恶，脐突、青筋绊腹、腰直、阳缩、缺盆平，五者俱见，不救也。今五恶见其四，独缺盆未平，虽嘴息气粗，尚能片刻仰卧。脉沉舌白，疟发未止，略可进食，然症已剧矣。请父台母姑息，不识治下能效力否？为之用草果、厚朴、葶苈、大戟、芫花、槟榔、车前、通草、大麦芒、陈香橼一方，嘱服二剂，陈公见此方药未免心寒，云：可改轻些否？余曰：父台是明理人也，药虽峻，有病挡之。《经》

不云乎，有故无殒，亦无殒也。治下故先言毋姑息，盖为此也。服二剂，肿虽略退，疟仍不止，以前方改去通草、香橼、葶苈，加附子、干姜、威灵仙。再二剂，而疟止囊缩，腰下至足，肿尚未退，以前方去草果、芫花、威灵仙、大麦芒，加白术、牛膝、防己、木瓜。又二剂，阅半月，其家丁率其子踵门叩谢云：第三方又服三剂而愈。今请为一诊，可不药否？余诊其脉已平和，饮食如常，病虽除去，惟鸡与蟹须忌食三月，可无后患。

案4（赤痢成臌）　汤俊臣者，新塘市之造酒司也。深秋腹痛，赤痢日必百数遍，少亦六十遍，至仲冬，其丈人徐炳者，与以鸦片烟少许吞之，痛痢大减，但烟力既过，痛痢如前，自冬入春，昼夜常四十遍不稍减，烟乃渐增，日须吞三分，延至三月初，邀余治。见其形如骷髅，声如鬼叫，言语不相续，肌肉俱脱，臂瘦如竹爿。脉弱如丝而紧，腹大如五斗匏，皮坚急如鼓革，且脐突、青筋绊腹，自云不食已三日，痢仍周四十下。余问是否不能食，抑不敢食耶？答云：食难下咽，故不食，非不敢也。问其烟炮存否？答云：日四五吞，须三分。余曰：来太晚矣。余未得吕祖之葫芦，尔欲求生，我无仙术，病者唏嘘欲绝而言曰：自知难生，请先生来，为我决一死，我生一日，痛苦万状，欲求速死耳，不望生也。余曰：若求生，不在今日，明日未申之际；不求死，亦难生矣。病者云：我上年本欲请君治，亲友皆言君常用重剂，故不敢，我屡言，彼等屡阻，直至今日，始不再阻，我亦自知无及矣。方亦不必开，开亦不肯与我服，其家人云：先生若能开方，岂有不与服之理！余曰：若开方与服，今夜即死如何？其家人不应。病者苦求书方，欲速死也。余书和中理气一方，且书且云：欲服是方，从此不得再吞烟炮，尔能否？病者云：诺。余曰：果能，明晨再商。第二日早，来请复诊，云昨夜不吞烟炮，竟未死，请往诊。余至，复书大承气汤，送下控涎丹一钱五分，嘱伊午刻服，须切记未申之际，勿再吞烟炮，病者点头应。第三日早，又来请云：先生今日再诊，谅可愈矣。余至其家，前昨两日，观方脉者不下五六十人，今何仅二三人而已？病者云：昨午服药一时许，腹中大动如雷，至未申时，连下四十遍，但不如往日之滞而难出，竟如倾盆之倒泻，时大痛大汗，竟至不闻、不见、不识、不知，其家人见此光景，扶卧床上，腹已瘪，气已绝，皆以为已死。至二鼓时，病者手动，如欲求食，遂与稀粥两碗，食后仍卧如尸，至四更又食两碗，天明又食两碗，刻始能言，又欲食。余即为之方脉，病者竟能作谢云：先生之手高矣，我之志亦坚矣。几为内人所误，烟炮到口者三,皆吐之,旋张目四顾云:今骂先生之人,皆不在此。余问其故,乃知昨晚转机之时,惨声竭叫,听者皆骂傅崧园之大刀杀人也。余曰:吁!病至危极待死,我未见小箒能救得人者。于是为之调养十余日,至两月后复原。余之傅大刀,于此轰传。(《医案摘奇》)

三十五、余听鸿案

案1(虚胀) 朱云卿,洞庭山人,年三十六七。在琴川老吴市典为业,有气从少腹直冲胸膈,腹胀如鼓,坚硬脐突。屡服槟榔、枳壳、五皮等消导克伐之品,愈服愈胀,匝月未得更衣,两足渐肿,小便不爽,而上色泽渐枯,胃气日惫,欲回籍袖手待毙矣。吾友松筠张君,偕至余寓就诊。余曰:脉迟涩而肌肤枯黯,腹硬而坚,不得更衣,此乃冲、任、足三阴、肝、脾、肾阳虚,阴气之所结也。冲脉起于气街,挟脐而上。任脉起于中极之下,循腹里,上关元。足三阴之脉,从足走腹。冲脉为病,气逆里急。任脉为病,男子内结七疝。肝脉为病,有少腹肿满。少腹气冲于上,此乃冲疝之类也。阳气虚不能运行,阴寒之气,蟠结于中,结聚不消。况下焦阴气上升,非温不纳。中宫虚馁,非补不行。投以东洋参、白术、鹿胶、附桂、茴香、巴戟、苁蓉、枸杞、菟丝、姜、枣等温补滑润之品。服一剂,胀更甚。余曰:此气虚不能运药也。若更他法,则非其治。强其再服一剂,胀益甚,且气阻不爽。余再强其服一剂,忽然气从下降,大解坚粪甚多,其腹已松,气归于少腹角,一块如杯。余曰:当将此方购二十剂,煎膏缓缓服之。服尽而愈。所以治胀病当分虚实脏腑为最要。此症若疑实胀,投以破气攻伐,断无生理矣。然不能辨之确,断之的,见投剂不效,即改弦易辙,有不致偾事者乎?故治病以识症为第一。

按:此脉属肝脾肾。

案2(虚胀) 常熟西门俞义庄俞濂洲先生之少君瑞舒世兄,年二十三四。时正酷暑,邀余诊之,腹胀如鼓,足肿卧床。余问其病由,素有便血症。按脉极细,小便短赤。余曰:此乃久痢便血,脾肾两虚,土败之症也。观前医之方,大约槟榔、枳、朴、五皮、香砂、苓、泻之类。余曰:此症非大用温补助火生土,断难有效。使其向虞山言子坟上取黄色泥土百斤,将河水搅浑澄清,煎药、炊茶、煮粥均用此水。若水尽再换泥一石,搅水两石,用尽再换,取土可补土之义。进参、术、附、桂、补骨脂、益智、黄芪、枸杞、巴戟、杜仲、熟地等大剂,腹上系绳紧束。服大补药三剂,以绳验之,约松三指许。后余恐其太补,方中稍加枳壳,所系之绳,仍紧如故。以此验之,破气之药一毫不能用也。专以温补大剂,服百余剂,其胀已消,约用去熟地四五斤,参、芪各四五斤,杞、仲、术等称是。起床后服《金匮》肾气丸并补剂而痊。至今六年,惟行路常有气喘耳。下焦之虚,不易填也。

按:此胀属脾肾。

案3(虚胀) 常熟青果巷吴铸庵先生,年五十余。平素有便溏,清晨泄泻,后腹胀脐突,腰平背满,囊茎腿足皆肿,两臂胁肉渐削。余曰:便泻伤及脾肾,非温补不可。后进参、术等补剂,服三剂,腹胀仍然。二次邀余诊,见其案头有《临证指南》《医方集解》等书。余曰:阁下知生,莫非更吾方乎? 彼曰:实不相瞒,将方中略加枳、朴、香、砂等味耳。余曰:既然同道,若不依余,断难取效。余存之方,切不可更动,约服四五十剂,即可痊愈。仍进参、术、芪、草、益智、巴戟、仙灵脾、补骨脂、姜、枣、桂、附等。服四五十剂,便溏已止,胀势全消。至今四年,强健如昔。所以辨虚胀实胀,大约在便溏便坚之间,亦可稍有把握,庶不致见胀即攻伐克消乱投也。

按:此胀属脾肾。

案4(虚胀) 常熟西弄少府魏葆钦先生之媳。因丧失悒郁,腹大如鼓,腰平背满脐突,四肢瘦削,卧则不易转侧。余于壬午秋抵琴川,季君梅太史介绍余至魏府诊之,面色青而脉弦涩。余曰:弦属木强,涩为气滞,面色青黯,肢瘦腹大,此乃木乘土位,中阳不运,故腹胀硬而肢不胀也,中虚单腹胀症。虽诸医束手,症尚可挽。以枳、朴、槟榔等味,治木强脾弱中虚之症,如诛罚无罪,岂不偾事。恐正气难支,急宜理气疏肝,温中扶土抑木,进以香砂六君汤,加干姜、附子、刺蒺藜、桂枝、白芍、红枣、檀香等。服五六剂,仍然。然终以此方为主加减出入,加杜仲、益智、陈皮等。服四五十剂,腹胀渐松,肢肉渐复,服药百余剂而愈。再服禹余粮丸十余两,《金匮》肾气丸三四十两,腹中坚硬俱消,其病乃痊。今已十五年,其健如昔。吾师曰:胀病当先分脏胀腑胀、虚胀实胀、有水无水等因,寒凉温热、攻补、消利有把握。若一见胀症,专用枳、朴、楂、曲、五皮等味,无故攻伐,反伤正气,每致误事耳。

按:此胀属肝脾。

案5(虚胀) 常熟东门外颜港桥老虎灶内小童,年十岁。先因肾囊作胀,常熟俗名鸡肫臌,觅单方服之。延四十日后,肢瘦腹胀,脐突而高,作喘,肾囊胀亮,茎肿转累,如螺如索,小便六七日未通,奄奄一息。余诊之,思如此危症,难于下手。急进济生肾气汤大剂,附、桂各一钱,倍车前、苓、泻。服两剂,小便渐通,一日数滴而已。后服之五六剂,小便渐畅,茎亦直而不转矣。再以原方减轻,服二十剂,腹胀亦消,惟形瘦不堪,后以参苓白术散调理而痊。将近十龄之童,前后服桂、附各两余,所谓小儿纯阳一语,亦不可拘执也。

按:此胀属肾。(《余听鸿医案》)

三十六、曹沧洲案

案1 左。疟臌,因风湿交阻而起,延防作喘。

桂枝四分,沉香片四分,车前子三钱(包),两头尖三钱,白杏仁五钱,莱菔子四钱(炒),泽泻三钱,胡芦巴三钱五分,苏叶三钱五分,炙鸡金四钱,猪苓三钱五分,五加皮三钱五分,陈麦柴四钱,白麻骨西(生)。煎汤代水。

案2 左。疟臌因而松,肝脾交困,反复可虑。

川桂木四分,猪苓三钱五分,大腹皮三钱,楂炭三钱五分,漂白术三钱五分(熟枣仁一钱,同炒),泽泻三钱,炙鸡金三钱,川椒目七分,茯苓四钱,五加皮三钱,陈香橼一钱,陈走柴四钱,白麻骨一两。

案3 左。跌伤,血上下溢愈,气散腹大筋青,溲少,臌状已著,理之棘手。

桑白皮三钱五分,漂白术三钱五分,车前子四钱(包),炙鸡金四钱,大腹皮三钱,茯苓四钱,猪苓三钱五分,陈佛手三钱五分,五加皮三钱,怀山药三钱,泽泻三钱,牛膝炭三钱五分,炒谷芽五钱,陈麦柴四钱。

案4 杨左。伤血大脱之后,腹满撑入腰背。此臌胀,不易治。

旋覆花三钱五分(绢包),沉香曲四钱(包),冬瓜皮五钱,泽泻三钱,煅瓦楞粉一两(绢包),炙鸡金三钱,五加皮三钱,台乌药三钱五分,代赭石四钱(先煎),大腹皮三钱(洗),车前子四钱(包),两头尖三钱五分,陈麦柴三钱,白麻骨一两。

案5 左。腹满膜胀,已五旬,脉濡。行将成臌,弗忽。

制香附三钱五分,炙鸡金四钱,车前子四钱(包),胡芦巴三钱五分,橘红一钱,大腹皮三钱,猪苓三钱五分,陈香橼三钱五分,法半夏三钱五分,五加皮三钱,泽泻三钱,两头尖三钱,陈麦柴四钱,白麻骨一两。

案6 左。咳嗽,曾失血,迄来腹大瘕逆。宜泄肺运脾,分利水道。

旋覆花三钱五分(包),五加皮三钱,车前子四钱(包),陈佛手三钱五分,煅瓦楞粉一两(包),炙鸡金四钱,泽泻三钱(小茴香五分同炒),白杏仁四钱,淡吴萸二分(盐水炒),冬瓜皮五钱,两头尖三钱,款冬花三钱,陈麦柴四钱,白麻骨一两。

案7 左。湿郁气阻中州,转运失司,满腹胀大,大肠鸣不已,大便溏。气化不及州都,小溲为之不利,膨状显著,延恐作喘。

桂枝五分,猪苓三钱五分,五加皮三钱,范志曲三钱,生穿术三钱五分,泽泻三钱(小茴香二分同炒),胡芦巴三钱五分,炙鸡金三钱(去垢),茯苓四钱,水姜皮四分,冬瓜皮五钱,车前子四钱(绢包),陈麦柴四钱,白麻骨一两。

案8 右。胸闷,乍寒热,口腻不引饮,腹大形瘦,便少。气滞血瘀。延防作喘,殊不可忽。

苏梗三钱,大腹皮三钱(洗),春砂末一钱(冲),泽泻三钱,四制香附三钱五分,炙鸡金三钱(去垢),胡芦巴一钱,车前子四钱(绢包),延胡索三钱五分,沉香曲四钱,广木香三钱五分。(《曹沧洲医案》)

三十七、费绳甫案

案1 如皋马仲良之室。腿足浮肿,胸腹胀大如鼓,面浮手肿,小溲不利。延余诊治,脉来细弦。此湿热充塞,气失流行。仲圣谓治湿不利小便,非其治也,若得小便畅行,湿热可从下泄。方用:

车前草六钱,瞿麦草六钱,连皮苓四钱,冬瓜子皮各四钱,桑白皮三钱,陈皮一钱,大腹皮钱半,汉防己钱半,川厚朴一钱,苍术一钱,苡仁四钱,杏仁三钱。

连服十剂,小便即利。续服十剂,面浮手肿皆退。再服十剂,胸腹胀大、腿足浮肿全消。惟经停三月,腹内结块。湿热已清,而积瘀未化。照前方,去车前、瞿麦、汉防己、桑皮、大腹皮,加当归尾钱半、红花五分、桃仁一钱、丹参二钱、香附钱半、茺蔚子三钱、䗪虫三枚。进六剂,经通块消而愈。

案2 淮安陈君柏堂之室。患肚腹胀大,脐凸偏左,气觉下坠,头眩溲数。诊脉细弱而弦。肝阳挟痰,耗气灼阴,气虚不摄,横逆作胀。非补气健脾、清肝化痰不为功。方用：

人参须一钱，炙黄芪五钱，甘草八分，当归二钱，白芍钱半，苁蓉三钱，枸杞三钱，钩藤钱半，橘红一钱，制半夏钱半，竹茹钱半，红枣五枚。

进二剂，气坠头眩已止。照前方加白术一钱，连服三十剂而愈。（《孟河费绳甫先生医案》）

三十八、沈奉江案

案 伍麟趾妇。产后病咳嗽，身软无力，医用肃肺去瘀等药，月余不效。先生诊之，脉细苔浊，按少腹膨胀而急。曰：此湿热成臌。用疏通分化之法，略见小效。仍觉腹痛，再用黑丑、沉香、木香、香橼皮、乌药、蔻仁等，四剂腹软而不得便，又用川朴、大黄畅下燥粪，少腹大软。逾数日因暑热内蕴，变为红痢。仍用大黄、黄芩、炙五谷虫、木香、银花炭等，两剂而痢止矣。此病变幻莫测，若专凭脉象，恐不足恃也。（《医验随笔》）

三十九、张士骧案

案1 李某（北人）。躯体伟壮，患单腹胀，坚形如鼓，脉来沉坚，是脾滞不主运动。阅前方皆主补土，失之愈远，虽东垣疏补兼行妙法，于此时亦用不着，消导一法足矣。

炒山楂一两，炒麦芽一两，炒六曲一两，广槟榔六钱，青木香五钱。

共为末，黄酒冲服。

案2 李宅夫人。脉沉郁滞，肝脾两伤，脘胀肠鸣，入暮鼓胀更甚，显见气虚肝郁，治宜缓调。

防党参一两，郁金子一钱，益智仁一钱，旧陈皮一钱，鸡内金六钱，白蔻仁八分，茯苓皮三钱，大腹皮二钱，制香附一钱，真针砂三钱，炒大麦仁三钱。

饭后服枳术丸三钱。

后以沉香、乌药、香橼、青皮、苏梗、术、芍、归、地出入，十余剂而痊。（《雪雅堂医案》）

四十、姚龙光案

案 范自信三令郎患单腹胀，服药二十余剂，愈医愈剧，迎予为治。诊其脉沉弱而迟,面黑而黄,身体黑瘦,四肢尤削,惟腹大而坚硬,精神疲惫,饮食不进,大便溏,小便清利,夜间尤多。纯是脾阳大虚之候,前所服药又皆五皮、五苓之类,致脾虚气散,腹日坚硬也。为用理中汤,加厚朴、砂仁、益智仁、肉豆蔻,驱阴益阳。服三剂腹软食进,八剂全安。(《崇实堂医案》)

四十一、郭敬三案

案(经闭血蛊治验) 堂嫂邓氏,孀居经闭,遂成血蛊之证,腹大如鼓,周身上下皆肿,面色灰白,不思饮食,见者咸谓莫无生理矣。求余医治,诊其脉,沉细而数,按之涩指。见其虚弱至此,不敢峻攻,与逍遥散加桃仁、香附、泽兰,服后不应。勉拟大黄、水蛭、虻虫、桃仁、干漆、郁金、三棱、莪术,蜜丸,令早晚服二十粒,渐加至四十粒,微作溏泄,其黑如漆,肿胀渐消,即思纳谷。服十余日,便转本色,周身肿胀消尽而愈。始知极虚之中,亦有实症,倘畏其虚,而以归脾八珍之类补之,尚有生理耶?甚矣医道之难也!

尚按:血蛊一证,肚大筋青,兼现赤缕,肝脏变硬,回血管障碍不通,经水闭塞,最为难治。仲景抵当丸加味真乃活人之方,鄙意再加土鳖虫、生三七、山甲珠、南麝香以峻通其血络,而用木耳桃胶煎汤吞送,以濡润其血液之枯燥,而柔和肝脏,庶病易去而正又不伤,为血蛊重证完成一极可靠之特效方法,又供医者病家之采择。(《萧评郭敬三医案》)

四十二、龙砂八家案

案1 门村张。大风胀满,脉多沉迟,然按之有神,方为有胃气也。今诊得沉细如丝,寸关歇止,知谋虑伤肝,积久延及心脾。心病血不流,脾病食不化,胶滞凝结中脘,先成痞块,从微至著,暴腹胀大如蛊。医家不明肝喜疏达,脾升胃降,治法非苦降即温补,致脏腑气血日钝,胃阳困厄,无怪乎愈治愈剧也。但经百日以来,精神日以告匮,即进药饵,亦如杯水沃燎原矣。姑进参附理中,冀谷食渐进,再商。

人参,附子,于术,炙草。(《戚云门先生方案》)

案2 江阴三官殿马。腹臌症。腹胀甚于少腹,按之坚急,大便泄,小便少,脉虚细,皆阴寒凝结,厥气在下而单腹膨满,当用温通之法。

淡干姜、熟附子、乌药、益智、车前子各二钱,吴萸三分,煨木香五分。
(《王钟岳先生方案》)

第二节　近现代医案

一、陈良夫案

案1　朱,男。

初诊　脐以上为大腹,是脾土所辖,四肢亦脾所主也。脾属太阴,为积湿之脏,湿盛则生痰,痰多则滞气。据述大腹胀满,经久未舒,胸脘痞室,咯痰稀少,或缓或泛,肢末带浮。杳不思纳,脉细缓滑,舌苔薄腻。拙见是痰湿素盛,中气之运行失其常度,遂致湿从内积,郁久为痰,升降表里之气,均被阻滞。或凝聚而失达,则为胀满;或攻冲而上逆,则为泛恶。甚至中宫阳气不能敷布于四肢,则为水肿。考脾为阴土,得阳则运,为升降之枢纽,出入之主司。今中气既滞,痰湿之邪,不能走化。计维辛以开之,温以通之,参以芳香醒中之品,务使气机流行,蕴邪松达,庶无喘呃之虑。爰仿正气散合二陈汤主治,应手则佳。

广藿梗,炒陈皮,炒青皮,浙贝母,炒枳壳,带皮茯苓,川厚朴,焦六曲,法半夏,紫苏子,佛手片,佩兰叶。

二诊　脾属太阴,得阳则运。痰生于脾,湿亦聚于脾。当其痰湿内滞,脾运不健,不得不暂用温运,以冀缠邪之走化。故东垣扶中之剂,不外乎升阳泄浊。前宗此意立方,肢末之水肿虽退,而脘腹仍未舒畅,时或气逆,咯痰不多,谷纳依然不旺。头胀肢酸,漫色赤而便通未畅,脉来两手缓滑,舌苔中脱,边部黄腻,口干思饮。拙见脾经痰湿,虽有松达之机,未克遽行走化,而胃液脾阴,已有暗伤之势。目前证象,凉润纵非所宜,温燥亦难适当。爰以运中为主,养胃为佐,务使痰湿之邪渐从外出,胃纳日见充旺,庶儿正胜邪却而少变态。未识能取效否,录方候正。

广藿梗,光杏仁,川贝母,焦六曲,生薏苡仁,粉猪苓,炒陈皮,霍石斛,炒枳壳,香谷芽,川牛膝,佛手片。

三诊　连进和中,以化痰湿,参以启胃之法,脘腹痞满,渐移脐下,咯痰不多,纳食尚呆,口干且燥,苔薄黄,内蕴之痰虽得走化,而胃液已经损耗。当易养胃化邪为治,觇其动静。

旋覆花,杏仁,新会皮,霍石斛,制女贞,川贝母,生白芍,泽泻,煅石决,茯神。

案2 李,右。

肝脉挟胃而贯膈,少腹为厥阴部位,肝气侮脾,脾运钝而湿热内袭,胸腹胀疼,肢体俱肿,脉沉苔腻,治宜理气渗湿,以和土木。

焦白术,广陈皮,台乌药,大腹皮,川芎,郁金,青皮,茯苓皮,香附,泽泻,佛手。(《陈良夫专辑》)

二、金子久案

案 三春木旺用事,木气激伤阳络,始患失血,继而腹胀,延绵以来,气血失畅,清浊欠分,浊气在上,腹大如鼓,脐亦凸,腰亦圆,满腹青筋突露,两足跗面俱肿,脉象左右沉滞而弦,舌苔薄白,口渴引饮,病属脏阴受耗,腑阳痹阻,经络肌肉壅滞,种种病源,根蒂牢固,草木功微,诚恐难图。录方宣通气血之凝结,开导六腑之窒阻。

贡沉香,香橼皮,茯苓皮,猪苓,牛膝,车前子,软柴胡,升麻,当归,冬瓜皮,瑶桂炒白芍,青皮。

【按】臌胀之为病,多由湿热黄疸,痞结癥瘕,或酒食不当,或虫蛊侵蚀,以致气血壅滞,络脉瘀阻,水道不行,清浊相混,病始肝脾两损,久必渐次累肾,迁延日久,每多难愈。根据该患证情,当知素有肝郁痞结,时逢春木行令,则木火肆逆伤络,失血伤气,以使气血失和,脉络不畅,清浊难分而臌胀病作。病证肝脾损伤,血气凝结,金氏治法柔肝理气可畅行气血,运脾利湿以疏通三焦。然此等病症,根深蒂固,图治殊非易易。(《金子久专辑》)

三、冉雪峰案

案1(水臌) 冯姓小孩,年12。

初诊 患水气病,住某医院治疗4个月,曾放腹水2次,病机日趋严重,延予商诊。近察腹大如鼓,腹和腿、脚肿带光亮,若有大量水汁流出者然。阴囊似水球,阴茎变形,小便点滴傍流,脉位遮蔽,隐晦难察,两鼻孔赤,时涕中

和唾中微杂血液,因水道阻碍气道,气道阻碍血道故也。拟方:

薏苡仁四钱,茯苓六钱,猪苓三钱,蒜条桂四分(冲服),大腹皮三钱,厚朴一钱五分,蒲黄三钱,白茅根四钱,莱菔子八钱(研)。

3剂平平。

二诊 又3剂,小便略利,肿不为衰,前方或加葶苈、椒目,或加海藻、昆布。10日,且进且却,效力不大。因思仲景疗水,不稍姑息,胸满惊骇不得卧,不卒死,一百日或一岁仍主十枣汤。可见有是病用是药,用是药方能治是病。因于原方(无复加葶苈、椒目、昆布、海藻)加黑白牵牛(头末)七分至一钱,腹泻减去,不泻续服,或改加《千金》水道散(甘遂、葶苈、白芷三药),服如前法。二加药前后轮换,屈伸相成而利之,往来相摩而荡之,2周,肿胀消十之七八;以五苓散减桂加蒲黄、茅根、泽兰、青木香之属,又2周,全愈。愈后形态,前后若两人。此病得愈,经验在于治疗之部署,前后之瞻顾,主药之轮换出入。

案2(肿胀) 重庆崔某之子,年八岁。

初诊 病水气,一身尽肿,腹大如鼓,腿部光泽明亮,面肿色夭,眼似半闭,已不止目下如卧蚕形而已,喘逆不食,病已严重,其母引至我处诊治。问前是服中药抑服西药,答服中药多,似效不效,住某医院月余,曾放水一次,乍松快,续仍肿胀如旧。寸口脉部为肿胀所掩,隐约沉晦,不大明显,殊费周折。拟五苓散加减,方用:

薏苡仁四钱,泽泻、猪苓各三钱,云苓六钱,官桂五分(细末冲服),厚朴一钱五分,大腹皮、木防己、青木香各三钱。

1周平平。

二诊 略显热形,虽诸有水者当以温药化之,而郁久化热,温化清化,所当审度权衡。

前方去官桂、大腹皮,加陈皮一钱五分,厚朴加为二钱,6剂,小便渐利,肿胀略消。

三诊 前方去防己、木香,加莱菔子六钱,葶苈子三钱(研),二丑米一钱(头末去壳吞服)。

3剂,未泻,复进3剂,大小便均畅,肿胀消半,前方去二丑,再进2剂,肿胀消十之八,病已向愈。前方并去葶苈、莱菔,嘱守服4剂,再商调摄。讵病孩之母,因事渡江,该孩在家思母,啼哭半日,自是病复发,肿胀突作,几与前埒。越月来诊,深为诧异,询知前情,于前方中仍加莱菔子四钱,再加郁李仁一钱五分、酸枣仁三钱,3剂,肿胀大消,6剂,消尽。后以香砂六君子加减调摄收功。治水气病,不可姑息,亦不可鲁莽轻忽。(《舟雪峰医案》)

四、张菊人案

案 董某,女。

初诊(1954年8月) 气水不化,肢面微水肿,两胁作胀,腹作膨,小水短少,近日点滴而色红。宜五皮四苓加化气品。

五加皮三钱,冬瓜皮四钱,广皮一钱,半茯苓皮五钱,大腹皮四钱,苍术二钱,泽泻二钱,猪苓二钱,细木通一钱半,香橼皮二钱,车前子三钱(包)。

二诊 上方服2剂,小溲渐长,胁胀已松,因过劳咳嗽,痰色白,肢面水肿如前。再仿原议加减。

五加皮三钱,桑白皮二钱,大腹皮四钱,新会陈皮一钱半,茯苓皮四钱,法半夏一钱半,香橼皮二钱,泽泻二钱,猪苓二钱,苍术二钱,冬瓜皮三钱,滑石三钱(布包),车前子三钱(布包)。

三诊 服上方胁已不胀,咳嗽亦减,小便如常,肢面平复,诸恙皆痊。再以前法出入调理。

五加皮三钱,桑白皮二钱,茯苓皮四钱,法半夏一钱半,陈皮一钱半,香橼皮二钱,冬瓜皮三钱,泽泻二钱,猪苓二钱,滑石末三钱(包),车前子三钱(包)。

【注】 气即是水,水即是气。气水不化,乃成臌胀。既不下行为溺,反而上泛作咳。五皮四苓固能趋水下行,但亦全赖香橼皮顺利气机。水下行,病自愈。(《菊人医话》)

五、汪逢春案

案1 张右,68岁。

初诊(四月二十五日) 两脉弦滑有力,头晕且响,腰与少腹胀痛颇剧,攻动无定,小溲艰涩不畅。老年肾气已衰,肝阳上越,姑以厥少,二阴同治,防其足肿溲闭。

明天麻钱五(三角胡麻三钱同炒),全当归五钱,淡附片一钱(川连七分同炒),佛手花七分,西秦艽二钱,威灵仙三钱,连皮苓一两,延胡索二钱,苍耳子三钱,怀牛膝三钱,粉萆薢三钱,生草梢钱五,嫩桑枝一两,建泻片二钱。

二诊(四月二十八日) 进镇逆分渗之味,诸恙均减,舌苔黄厚而腻,左脉细弱,右细满,左以肝肾同治,以善其后。

明天麻钱五(二角胡麻三钱同炒),威灵仙三钱,连皮苓五钱,盐知母钱五,首乌藤一钱,淡附片一钱(盐水炒),台乌药钱五,鲜佛手三钱,全当归三钱(秦艽钱五同炒),粉萆薢三钱,建泻片三钱,真珠母一两(先煎),焦薏苡仁五钱,生草梢钱五。

案2 王少爷,五岁,十月十日,半截胡同。

初诊 身水肿,腹部胀大,时起时消,反复已非一次,舌苔白。两脉细弦滑数,咳嗽气促,痰声如锯。病在肺脾胃三经,势将涉及心肾,姑以肃降化痰,调达中焦,忌食咸味。

大豆卷三钱,苏子霜钱五,陈莱菔英三钱(布包),制半夏三钱,嫩前胡一钱,汉防己三钱,鲜枇杷叶三钱(布包),炙陈皮钱五,桑白皮三钱,大腹皮三钱(洗净),冬瓜子皮各一两,盘龙草一两(洗净,煎汤代水)。

二诊(十月十二日) 夜寐较安,水肿未消,左脉细弦,右脉滑,舌苔白,小溲尚未畅利,再以宣痹化水。

大豆卷三钱,浙贝母四钱(去心),鲜枇杷叶四钱,保和丸五钱,莱菔英五钱(三味同布包),花槟榔三钱(杵),赤苓四钱(猪苓四钱同炒),嫩前胡一钱,苍耳子三钱,冬瓜子一两,建泻三钱,桑白皮三钱,汉防己三钱,路路通三钱,佛手片三钱,制半夏三钱,冬瓜皮五钱,盘龙草一两(洗净)。

三诊(十月十三日) 小溲不畅,大便干结,卧则痰声如锯,其势已减,舌苔白,腹部胀满,两脉细弦而滑,面浮较甚,身肿渐消,再以宣痹化痰。

大豆卷三钱,汉防己三钱(同炒),浙贝母四钱(去心),苍耳子三钱,鲜枇杷叶三钱(布包),路路通三钱,嫩前胡一钱(麻黄汤煮透,去麻黄勿用),苦杏仁三钱(去皮尖),莱菔英五钱(布包),盘龙草一两,鲜荷梗一尺,桑白皮三钱,制厚朴钱五(川连七分同炒),莱菔子三钱,冬瓜子皮各五钱,赤苓皮五钱(建泻同炒)。

四诊(十月十四日) 药后大便先泄后调,左偏面部水肿不消,腹胀已软,舌苔白腻,两脉细弦滑数,小溲尚未畅利,拟再以宣痹分利。

大豆卷三钱,桑白皮三钱,制厚朴钱五(川连七分同炒),鲜枇杷叶三钱,冬瓜子皮各五钱,汉防己三钱,浙贝母四钱(去心),莱菔子三钱,保和丸五钱(布包),路路通三钱,嫩前胡一钱(麻黄汤煮透,去麻黄),苦杏仁三钱(去皮尖),莱菔英一两(布包),盘龙草一两(洗净),海金砂三钱(布包),赤苓皮四钱,建泻片三钱,大腹皮三钱(洗净)。

五诊(十月十六日)　肺气渐舒,已见喷嚏、鼻涕,面浮渐消,腹胀依然,按之亦软,再以宣痹通利。

大豆卷三钱,制厚朴钱五(川连七钱同炒),冬瓜子皮各五钱,鲜枇杷叶三钱(布包),土炒白术皮三钱,汉防己三钱,大腹皮三钱(洗净),莱菔子三钱,保和丸五钱(布包),桑白皮三钱(水炙),嫩前胡一钱(麻黄汤煮透,去麻黄勿用),香橼皮钱五,莱菔英五钱(布包),路路通三钱,海金砂三钱(布包),苦杏仁三钱(去皮尖)。

盘龙草二两,方通草一两。二味煎汤代水。

六诊(十月十七日)　屡投宣化分利,面浮渐消,腹部按之已软,胀满亦消,二便亦畅,舌苔白质绛,口味甚重,再以宣通中焦,分利足太阳经。

大豆卷三钱(防己三钱同炒),大腹皮三钱(布包),莱菔子三钱,鲜枇杷叶三钱,保和丸五钱,海金砂三钱(三味同布包),焦白术皮三钱,嫩前胡一钱(麻黄汤煮汤去麻黄勿用),香橼皮钱五,莱菔英五钱,路路通三钱,制厚朴钱五(川黄连七分同炒),小枳壳钱五(苦梗一钱同炒),桑白皮三钱(水炙),赤苓皮四钱,建泻三钱(同炒),冬瓜子一两,冬瓜皮一两。

盘龙草二两,方通草一两。二味同煎汤代水。

七诊(十月十九日)　感受新凉,昨宵身热颇壮,汗泄而解呕吐,少腹疼痛,旁支两肋,面浮足肿,亟以先治其标。

大豆卷三钱,大腹皮三钱,佛手片三钱,焦薏苡仁三钱,赤苓四钱,嫩前胡一钱,台乌药钱五,保和丸五钱(布包),延胡索钱五,猪苓四钱,制厚朴钱五(川连七分同炒),莱菔子三钱,苦杏仁三钱(去皮尖),方通草钱五,建泻三钱,冬瓜子皮各三钱,丝瓜络三钱,路路通三钱。

八诊(十月二十日)　身热虽退,腹部发热、胀痛,有形积聚,大便未通,一身水肿,两足不温,舌绛苔白,两脉细弦滑数,再以宣痹化水。

大豆卷三钱(郁李仁三钱同打),莱菔子三钱,桑白皮三钱(水煎),赤苓皮四钱,生草梢钱五,嫩前胡一钱,制厚朴钱五(川连七分同炒),苦杏仁三钱(去皮尖),猪苓四钱,海金砂三钱(布包),汉防己三钱,台乌药钱五,路路通三钱,建泻三钱,淡附片七分(盐水炒)。

盘龙草二两,方通草一两。二味同煎汤代水。

九诊(十月二十一日) 药后大便一次,酸臭而畅,身肿渐消,两足冷肿依然,少腹疼痛已止,腹部已软,其胀未消,舌苔白腻垢黄而厚,再以宣痹化水。

大豆卷三钱,制厚朴钱五(川连七公同炒),桑白皮三钱(水炙),生草梢钱五,赤苓四钱(建泻三钱同炒),嫩前胡一钱,郁李仁三钱(酒浸),路路通三钱,鲜姜皮七分,猪苓四钱,汉防己三钱,苦杏仁三钱(去皮尖),淡附片一钱(盐水炒),冬瓜皮五钱,莱菔子三钱,台乌药钱五。

盘龙草二两,方通草一两。二味同煎汤代水。

十诊(十月二十二日) 大便两次,通利甚畅,小溲亦爽,舌苔白腻有刺,腹部已软,两足冷肿未退,再以宣痹温化,佐以杀虫之味,饮食宜慎。

大豆卷三钱(汉防己三钱同炒),鲜枇杷叶三钱(布包),苦杏仁三钱(去皮尖),使君子三钱(炒),冬瓜子一两,嫩前胡一钱(桑白皮三钱同炒),保和丸五钱(布包),郁李仁三钱(酒浸),鲜姜皮七分,赤苓皮四钱(建泻三钱同炒),制厚朴钱五(川黄连七分同炒),淡附片二钱(盐水炒),花槟榔三钱(杵),莱菔子三钱,猪苓五钱,浙贝母四钱(去心),路路通三钱。

盘龙草二两,方通草一两。二味煎汤代水。

十一诊(十月二十三日) 大便通而甚畅,两腿足水肿渐消,少腹胀痛已止,腹部胀大亦消,两脉细弦微数,再以宣痹温化。

大豆卷三钱(防己三钱同炒),鲜枇杷叶三钱(布包),花槟榔三钱(杵),鲜姜皮七分,佛手片三钱,嫩前胡一钱,桑白皮三钱(同炒),加味保和丸五钱(布包),苦杏仁三钱(去皮尖),莱菔子三钱,赤苓皮四钱(猪苓四钱同炒),制厚朴钱五(川连七分同炒),淡附片一钱(盐水炒),郁李仁三钱(酒浸),冬瓜子皮各五钱,建泻三钱,路路通三钱,胡芦巴三钱,肥知母钱五(盐水炒)。

盘龙草二两,方通草一两。二味同煎汤代水。

十二诊(十月二十五日) 大便溏薄,屡通甚畅,两腿足水肿渐渐消退,腹部胀大未消,两脉细弦而漏,拟再以宣痹疏通。

大豆卷三钱(汉防己三钱同炒),鲜枇杷叶三钱(布包),淡附片一钱(盐水炒),大腹皮三钱(洗净),猪苓四钱,嫩前胡一钱(桑白皮三钱同炒),加味保和丸五钱(布包),鲜姜皮七分,冬瓜子皮各五钱,香橼皮钱五,制厚朴钱五(川连七分同炒),苦杏仁三钱(去皮、尖),莱菔子英各三钱,赤苓四钱(建泻三钱同炒),郁李仁三钱(酒浸),路路通三钱,胡芦巴三钱。

盘龙草二两,方通草一两。二味同煎汤代水。

十三诊(十月二十七日) 腹胀渐消,大便滞下甚多,干溏皆有,两脉细弦滑数,胃纳渐开,拟再以宣痹疏化。

大豆卷三钱(汉防己三钱同炒),鲜枇杷叶三钱(布包),淡附片一钱(盐水炒),莱菔子三钱(布包),猪苓四钱,桑白皮三钱(香橼皮钱五同炒),加味保和丸五钱(布包),鲜姜皮七分,冬瓜子皮各五钱,路路通二钱,制厚朴钱五(川连七分同炒),苦杏仁三钱(去皮、尖),大腹皮三钱(洗净),赤苓皮四钱(建泻三钱同炒),胡芦巴三钱,郁李仁三钱(酒浸透)。

盘龙草二两,方通草一两,二味同煎汤代水。

十四诊(十月二十九日) 一身水肿渐消,小溲甚畅,左脉细弦,右部弦滑,大便通而甚畅,腹部胀大已消,病已向愈,再以宣痹温化。

大豆卷三钱(汉防己三钱同炒),鲜枇杷叶三钱(布包),鲜姜皮七分,赤苓皮四钱(猪苓四钱同炒),苦杏仁二钱(去皮、尖),桑白皮三钱(香橼皮三钱同炒),加味保和丸五钱(布包),大腹皮三钱(洗净),路路通三钱,郁李仁二钱(酒浸),制厚朴钱五(川连七分同炒),淡附片一钱(盐水炒),冬瓜皮五钱,胡芦巴三钱,建泻三钱。

盘龙草二两,方通草一两。二味同煎汤代水。

十五诊(十月三十一日) 大便屡泄四次,一身水肿皆消,舌苔白腻,两脉细弱而缓。病已向愈,姑再以运脾化湿,分渗太阳经。

大豆卷三钱,厚朴花钱五(川连七分同炒),淡附片一钱(盐水炒),冬瓜皮五钱,路路通三钱,汉防己三钱,鲜枇杷叶三钱(布包),鲜姜皮七分,赤苓皮四钱(建泻三钱同炒),苦杏仁三钱(去皮、尖),桑白皮三钱(水炙),加味保和丸五钱(布包),大腹皮三钱(洗净),猪苓四钱,香橼皮钱五。

盘龙草二两,方通草一两。二味同煎汤代水。

十六诊(十一月三日) 一身水肿皆已消净,大便亦调,两脉细弦而滑,小溲甚畅,两腿足肿冷全退,拟再以运用中焦。

大豆卷三钱,香砂积术丸五钱(布包),生姜片七分,猪苓四钱,路路通三钱,汉防己三钱,范志曲四钱(布包),冬瓜皮五钱,建泻三钱,生熟谷芽各四钱,淡附片一钱(盐水炒),大腹皮三钱(洗净),赤苓四钱,香橼皮钱五,生熟麦芽各四钱。

盘龙草二两,方通草一两。二味同煎汤代水。

十七诊(十一月八日) 面日微现肿状,大便干结,舌苔白,左脉细濡右部弦滑而数,拟再以宣痹和胃。

大豆卷三钱,苦杏仁三钱(去皮、尖),鲜枇杷叶三钱,加味保和丸五钱,陈莱菔英三钱(三味同布包),生姜皮一钱,香橼皮钱五(大腹皮三钱同炒),桑白皮三钱(水炙),家苏子钱五,路路通三钱,淡附片一钱(盐水炒),冬瓜子皮各五钱,焦麦芽四钱,赤苓四钱(猪苓四钱同炒),建泻三钱。

盘龙草二两,方通草一两。二味同煎汤代水。(《泊庐医案》)

六、赵守真案

案1(臌胀) 张某,男,45岁,工人。

初诊 去秋曾患痢疾,辗转月余始愈。唯每感胁腹不适,劳动不能任重耐久,过劳辄更疲倦,以眠食如恒,未甚措意。今春腹呈胀大,多食更甚,乃自行调理,犹未医药。初夏腹益大,行急则气促,小便短少,始惊为病态。在当地卫生院服温脾利水宽胀药月余,病未减,腹部显著加大,乃转赴县医院经体征、血象各项检查,结果断为肝硬化。病在进行期间,遂即住院医治,注射服药2个月,中间曾抽水两次,只暂时轻快,但不数日腹更膨大,认为病情不易改善,希望甚微,遂出院就诊于余。审思鼓胀一证,原属难治,虽病在肝脏,而实与脾、肺、肾三脏有关。如患者肝功能未甚损坏,脾运犹未虚竭,肾火尚未升腾,肺气仍可宣降,则病理变化可望好转。然在古人文献中亦视此四脏为重,《沈氏尊生》有谓:"怒气伤肝,渐蚀其脾,脾虚至极,阴阳不交,清浊相混,隧道不通,郁而为热,湿热相蒸,故其腹胀大。"又《素问·经脉别论》云:"饮入于胃,游溢精气,上输于脾,脾气散精,上归于肺,通调水道,下输膀胱,水精四布,五经并行。"上节则谓肝旺脾虚致使湿热郁结而为病,次节则谓脾胃健运,水道通利,则水不复潴留成患,四脏生理相互作用,阐论至为明确。其关于病之虚实诊治亦有论及,徐灵胎云:"腹胀满,即使正虚,终属邪实,古人慎用补法,倘胀满或有有形之物,宜缓下之。"虞天民云:"臌胀起于脾虚气损,当以大补之剂培其本,少加顺气,以通其滞。"是虚者当补而实者宜攻,又应视证情如何以为断,庶免虚虚实实之弊。诊脉沉数有力,面色白泽,舌苔薄白而润,食纳佳,腹大如孕,时有鸣声,阴囊水肿如水晶,尿少微黄,大便干燥;全身检视无蜘蛛痣,眠睡尚佳,亦无盗汗、潮热现象。本病历时虽久,犹未大虚,正宜攻补兼行,故方药与丸并进。方用:

白术五钱,枳实、商陆、内金各三钱,茯苓四钱,牡蛎四钱,广香一钱。

丸用:

白术四两,甘遂一两,研细水为丸,用大枣十枚煎汤,每日送服一钱,7日为1个疗程。

二诊 服药及丸后,每日水泻二三次,小便加长,亦无呕恶、腹痛等不良反应。盖在第一疗程腹大减小三分之一,肾囊全消,仍再服丸药1个疗程,是时腹水已残存无几,人亦比前轻健。在第三疗程中,改方严氏实脾饮加减:

白术四钱,党参五钱,茯苓三钱,木瓜、腹皮、厚朴、当归各二钱,草蔻、木香各一钱,每日1剂。肾气丸五钱与前丸轮服。

半个月后腹水全消,可谓基本告愈。并疏归脾汤善后调理,且嘱戒盐及房事百日,则身体增强,病必不复。彼乃欣然归去,贻书感谢不置云。

案2(水臌) 朱成,男,25岁,住蔡家乡。

春间患风寒咳嗽,寝至全身水肿,医用开鬼门法,水肿全消,但咳嗽仍紧,腹感满胀,又用六君子汤加姜,温肺健脾,咳得减而腹更胀大,行动则气促。易医亦认为虚,疏实脾饮,服后胀不减,胸亦甚觉痞满。经治十余日无效,迁延半年,腹大如鼓。吾夏月治其邻人某之病,因来附诊,按脉沉实,面目水肿,口舌干燥,却不渴,腹大如瓮,有时鸣声胀满,延及膻中,小便黄短,大便燥结,数日一行,起居饮食尚好,殊无羸状。如果属虚服前药当效,而反增剧者,其为实也明甚。审病起源风寒,太阳之表邪未尽,水气留滞,不能由肺外散,反而逐渐深入中焦,与太阴之湿混合为一,并走肠间,辘辘有声,而三焦决渎无权,不从膀胱气化而外溢,积蓄胃肠而成水臌。当趁其体质未虚,乘时而攻去之。依《金匮》法,处防己椒目葶苈大黄丸(改汤),此以防己、椒目行水,葶苈泻肺,大黄清肠胃积热,可收快利之效。药后水泻数次,腹胀得减。再二剂,下利尤甚,腹又逐消,小便尚不长,用扶脾利水滋阴之法,改服茯苓导水汤配吞六味地黄丸,旬日而瘥。

案 3(气臌) 徐妇,年五旬余。

孀居 10 年,肝气郁滞,近以家庭变故,尤增隐忧。始则胸满喘促,继则腹大如箕。其犹子亦知医,认为单腹胀,大进温肾补脾药,扶持正气,企图缓解,相持数月,病仍不解。转而求邻医唐君,又认为腹水,先服五苓散、五皮饮不效,再进子龙丸、廓清饮等亦鲜效。自谓历时已久而病若昔,感觉前途渺茫,不欲再治。然其女若婿不忍坐视其母之待毙,商请余治,一舟相迎,薄暮始至。诊脉沉滑带涩,喘迫咳紧,夜不安枕,腹若鼓状,按之中空无物,又罕鸣声,似非积水,右胁下有硬块,触之作痛,舌苔薄黄不燥,饮食可少进,二便如常。是由气郁日久,积聚不散而成臌,治当解郁调气。前服逐水药而胀不减,即可证明是气而非水,故治而不效。兹拟以苏子降气汤治其喘胀,三剂胸舒喘平,腹仍大,胁下犹疼。再当行气和血开郁,改予变制心气饮(桂枝、半夏、茯苓、甘草、槟榔、吴茱萸、木通、苏子、枳实、桑白皮、鳖甲),加当归、郁金,续进半月,腹胀全消。但右胁肝脏尚肿大,手可触及,已无痛感,更方严氏鳖甲饮子(鳖甲、黄芪、白术、甘草、川芎、白芍、草果、槟榔、厚朴、生姜、大枣、乌梅),加丹参、郁金、青皮、土鳖等煎服,兑酒半杯。此方虽治脾脏疟母肿块,略为加减,转用以治肝脏之积,未尝不可,以消瘀攻积理气诸作用则一也。连服10 剂,肝脏逐步缩小,已著显效。再用前方研末蜜丸,早晚以甜水酒温送五钱,取缓以消积,使正气不伤,古人早有明言。半个月后块尽消,疏归芍六君子汤加鳖甲、黄芪,温补善后,服 1 个月而体健复原。(《治验回忆录》)

七、程门雪案

案 1(单腹胀) 孙某,女,成年。

初诊(1948 年 11 月 2 日) 腹胀如鼓,脐突腰平,转侧困难,卧床已久,大便不行,外疡久溃不敛,气阳大虚,湿浊凝聚不化,腑阳不通,单腹胀之重症也。拟温阳泄浊,调和肝胃。

黄厚附片一钱(先煎),焦白芍一钱半,淡干姜五分,云茯苓三钱,姜川连三分,青皮、陈皮各一钱,枳实炭一钱,炙内金一钱半,带壳砂仁八分(研),陈香橼皮一钱半。

二诊 大便已通,腹胀如鼓,四肢消瘦,脉象濡细,苔腻。久病阳伤,浊阴凝聚不化,乃单腹胀之重症。前进通阳化浊,尚觉合度,再从原方加减之。

黄厚附片二钱（先煎），焦白芍一钱半，淡干姜六分，姜川连三分，云茯苓三钱，枳实炭一钱，青皮、陈皮各一钱，带壳砂仁八分（研），炙鸡内金一钱半，焦六曲三钱，炒薏苡仁四钱，炒谷芽、麦芽各三钱，陈香橼皮一钱半。

三诊 腹鼓稍松，胸脘作痛，口苦，不思纳谷，舌苔厚腻，脉象细弦。由于寒凉太过，肝胃气机为之不和。拟和肝胃，理气机，以治其标。

紫苏梗一钱半，焦白芍一钱半，陈广皮一钱半，云茯苓三钱，春砂壳八分，左金九五分（吞），瓦楞子四钱，佛手柑一钱，沉香曲一钱半（包煎），淮小麦四钱，熟谷芽四钱。

四诊 经3次出诊治疗后，数月来断续服通阳化浊方未停，今已能起床行动，由老伴陪同前来门诊。单腹胀渐见轻减。食入腹胀，胸闷苔腻，夜寐不安。再拟运化和中治标。

制半夏一钱半，北秫米一钱半（包煎），辰茯神三钱，陈广皮一钱半，大腹皮一钱半，白蔻壳八分，炙鸡内金一钱半，炒木瓜一钱，绿萼梅八分，金橘饼三钱，带壳砂仁八分（研）。

【按】本例患者原系肝脾同病。由于中华人民共和国成立前生活贫困、情志悒郁所致。曾服寒凉之剂太过，阳气损伤，以致浊阴凝聚；又因外疡久溃，脓血常流，气血为之大亏，病势复杂，日趋严重，遂成虚中夹实的单腹胀重症。

风（中风）、劳（虚劳）、臌、膈（噎膈），古称为四大难治之症，臌胀为其中之一。其危候有腹胀如鼓、脐突、背平、腰平、青筋暴露等，而脐突的能消与否，尤为辨证之重点；背平与腰平，更是五脏失制，胀势蔓延之征。本例见到脐突、腰平，病势已很严重。由于患者体已大虚，用药不宜太峻，故程门雪在一诊、二诊中用温阳泄浊为主法，以附子、白芍、枳实为主药，以调和肝胃为佐。三诊、四诊时，单腹胀逐步见减，但肝胃不和，脘痛纳呆的症状比较突出，因此改用疏肝理气、芳香化浊、和胃安神等法，"舍本治标"，使饮食能进，生化之源不绝，亦属必要之举。此类重症，预后多不良。患者经再自服第二诊通阳化浊之剂数十剂后，竟能重新起床，初步的疗效是可喜的。

本病气阳大虚是其根本，而浊阴凝聚，肝胃气机不和，则是其标；欲求疗效之巩固，必须治本，下一步如何着手，程门雪曾有《臌胀篇》一文，分气、血、水、湿、蛊、虚六类叙述。兹节引与本例有关之片段于下，以供参考："在虚臌中有肾阳不足者，高年阳气本亏，命火式微；或病后伤其阳气，阴寒内胜。阳气既虚,不能蒸腾水谷,化生气血,而浊阴自然凝聚。若更脘腹膨大,脐突背平,青筋暴露,则脾肾两败,真元已竭,难乎为治矣。人参、鹿茸、巴戟、菟丝、覆盆、益智、胡芦巴诸药峻补之剂,聊备一格,间有一二得生者,而冀复元,不可得也。"

案2(单腹胀) 蔡某,男,成年。

初诊(1935年7月2日) 始由肠澼,继则腹膨胀不舒,宿滞留阳。肝脾气机失畅,单腹胀之根苗也。治以温运化积,和肝脾,而利气机为法。

炒白术二钱,连皮苓四钱,淡吴萸萸四分,炒白芍一钱半,陈广皮一钱,大腹皮一钱半,春砂壳八分,炒川楝子一钱半,煨木香八分,鸡金炭一钱半,煨肉豆蔻一钱,陈香橼皮八分。

【按】肠澼乃下痢之通称。痢久耗伤气血,影响于肝脾最大。肝脾不和,肝旺侮脾;气滞不消,宿积留阻。脾气日以亏弱,运化失职,则浊气膜塞,故腹部由胀满而致膨大。(《中国百年百名中医临床家·程门雪医案》)

八、姜春华案

案1 谢某,女,71岁。

初诊 腹大青筋暴露,两腿足并肿,饮食少,溲亦少,精神言语尚不差,舌淡,苔薄白(西医诊为肝硬化)。当开太阳泄三焦,唯年老体羸,法猪苓之用阿胶,师五苓之用桂枝,通阳与滋阴并进。

猪苓9g,赤苓9g,阿胶9g,桂枝9g,苍术9g,龙胆9g,陈葫芦6g(研粉),瞿麦9g。

3剂。

二诊 精神较好,有微汗,大、小便俱增,腹围有减。

赤苓、猪苓各9g,桂枝9g,苍术9g,阿胶9g,泽泻9g,冬瓜皮15g,陈葫芦9g(研粉)。

3剂。

三诊 胃纳增,大小便佳,精神好,脉细弱。

桂枝9g,附片6g,苍术9g,阿胶9g,猪苓、赤苓各9g,水红花子9g,熟地6g,生栀子9g,陈葫芦9g(研粉冲)。

【按】本例为臌胀,如《内经》所描述:"臌胀者,腹胀身皆大,大与肤胀等也。色苍黄,腹筋起,此其候也。"因患者高龄体弱,若单用五苓散通阳利水,又恐伤阴,故法猪苓用阿胶之滋阴,师五苓之用桂枝通阳,通阳滋阴并进,诸证有减。二诊方去龙胆加冬瓜皮、泽泻,加强利水作用,果有显著进步,因脉弱细,故三诊予补脾肾与利水同进,攻补兼施,均为随证应变之需要。

案2 曾某,男,46岁。

初诊(1978年12月30日) 患者有肝硬化史6年,1977年底觉腹胀,西医诊断为肝硬化腹水。两次住院,先用利尿药,继则放腹水。现症见腹大如箕,脐眼突出,青筋暴露,畏寒肢冷,头颈胸臂等处有蜘蛛痣,低热口渴欲饮,饮后更胀,便秘,尿少而赤,每日小便量500 mL左右。舌质淡胖,舌苔黄糙腻,脉沉弦。实验室检查:硫酸锌浊度试验(ZnTT)20 U,麝香草酚浊度试验(TTT)20.6 U,总蛋白63.00 g/L,白蛋白16.5 g/L,球蛋白46.50 g/L,γ球蛋白25%,腹围106 cm。此系脾阳虚衰,水湿困聚于中,隧络阻塞,瘀势与水互壅。欲攻其壅,恐元阳暴脱,峻补其虚,虑难缓标急。治唯温阳通泄一法,攻补兼施、标本同治。处方:

红参6 g(另煎代茶),黄芪60 g,白术30 g,炮附片9 g,干姜3 g,陈葫芦30 g,生大黄9 g,大腹皮子各9 g,枳实9 g,虫笋30 g,䗪虫9 g,泽泻15 g,赤芍12 g,茯苓皮15 g,白茅根30 g。

服药7剂,小便量从每日500 mL增至1 500 mL,大便日泻3次,腹胀顿松,腹水渐退,知饥能食,又服7剂,大便每日2次,小便正常,腹围减至80 cm,诸证好转,改用补中益气活血法调理。肝功能复查ZnTT 8 U,TTT 10 U,总蛋白6.3 g%,球蛋白2.3 g%,γ球蛋白20%,3年后随访,情况良好。

【按】晚期肝硬化腹水,是姜春华于中华人民共和国成立初最早开始钻研的课题。起初姜春华主用攻法,以巴漆丸为主,辅以各种汤药扶正或调理。以后,随着西医利尿药物的更新,中医治疗本病的侧重点转向从根本治疗此病,改善体质,而不在于短期消除腹水。姜春华摸索了以滋肝和营、健脾利水、软坚消积的基本治法,疗效进一步提高。20世纪70年代以后,姜春华钻研活血化瘀治则,对肝病的治疗原则有根本的改变。他认为肝血瘀滞是肝炎肝硬化的最主要的病机,其余均由此而产生。对于肝硬化腹水,瘀血郁肝是病原,气虚脾弱是病体,病实体虚,虚实互间,治疗时需病体兼顾,揆度邪正,化瘀扶正利水,肝脾肾同治,诚如沈金鳌所说:"唯有补益攻伐相间而进,方为正治。"(《中国百年百名中医临床家丛书·姜春华》)

九、潘澄濂案

案1 林某,男,41岁,干部。

初诊(1973年11月) 面色苍黄,肝肋下1.5 cm,质硬,脾肋下2 cm,肝区疼痛,掌心红缕赤痕,两腿酸软乏力,足跗微肿,腹胀不舒,但无移动性浊音,脉象濡细。肝功能化验:白蛋白3.0 g/L,球蛋白3.2 g/L,ZnTT 18 U,ALT 65 U/L。西医诊为肝炎肝硬化。发现肝炎病史已6年,纳食不香,大便多先硬后溏,舌质淡红、苔白腻。属肝气郁结,脾失健运,治宜健脾化湿,疏肝理气。处方:

党参、大腹皮、茯苓各12 g,焦白术15 g,厚朴4.5 g,柴胡、紫苏叶、枳壳各6 g,莪术、黄芩、木瓜各9 g,杜赤豆18 g。

二诊 上方加减服30余剂后,腹胀减轻,胃纳略增,肝功能化验:ZnTT 14 U,白球蛋白比例未改善。前方去紫苏叶、大腹皮,加当归、白芍、丹参,续服60余剂,肝区疼痛基本缓解,足跗水肿消失。复查肝功能:白蛋白3.5 g/L,球蛋白3.0 g/L,ZnTT 12 U,ALT 40 U/L。

再以上方去木瓜、杜赤豆,加鳖甲,续服40余剂后,肝质较前转软,脾肋下0.5 cm。观察至1975年4月,病情稳定。

案2 任某,女,35岁,工人。

初诊(1975年4月) 住某医院。素有肝肿,1个半月前,突觉腹胀,随即出现腹水,进行性增大,入某医院住院治疗。目微黄,腹胀绷急,腹壁青筋显露,纳减,便溏,溲短赤。月经延期半个月,妇科检查无异常。舌边质紫、苔淡黄而薄腻,脉象弦细。腹水液化验(-);甲胎球蛋白试验阴性;肝功能化验:ALT 287 U/L,白蛋白2.4 g/L,球蛋白3.5 g/L,曾用多种西药利尿剂及先后放腹水达3 000 mL,腹水退而发作,已反复多次,故加用中药治疗。按肝为藏血之脏,肝气久郁,瘀阻络脉,隧道壅塞,致成血臌重症,治宜活血化瘀,调气利尿。处方:

当归、茺蔚子、桃仁、焦白术、枳壳各9 g,丹参、失笑散(包)、泽泻、大腹皮、郁金各12 g,水蛭4.5 g,虻虫3 g,地枯萝30 g。

二诊 3剂后,尿量明显增多,日达1 900 mL,继服4剂,腹水消失,胀减,且欲食。

原方去地枯萝、大腹皮,加香附,再服 7 剂。

三诊 月经来潮,色紫带块,5 日后经净。但便仍溏,食后腹中不舒,原方去水蛭、虻虫,加党参、茯苓、鳖甲、黄芩健脾柔肝之药,调理 2 月余。复查肝功能,ALT 75 U/L,白蛋白 2.9 g/L,球蛋白 3.1 g/L,移动性浊音(-)。近已能自理生活,参加轻度家务劳动。(《潘澄濂医论集》)

十、关幼波案

案1 宁某,女,38 岁。

患者 7 年来,腹部胀大,经检查确诊为肝硬化腹水,初起时服中药,一度腹水消退,但不久腹水又起,月经断闭,体重 85 kg,腹围最大曾达 160 cm,腹胀难忍,每月需行腹腔穿刺放液 1 次,每次放水量不少于 7 000~8 000 mL,至 1956 年 12 月来诊时止,放腹水的次数已记不清,其后在门诊治疗中常服黄芪煎剂及紫河车粉,先后达 3 年半之久,尿量较前增多,腹胀减轻,穿刺放液延长至 4~6 个月进行 1 次,腹围保持在 100 cm 以内,月经复至,身体稍胖,行动自如,食睡二便正常,舌净,脉沉细缓,后患者要求进一步治疗而收住院。检查:发育中等,营养稍差,面色黄白不泽,心音正常,心尖向左上移位,肺听诊(-),腹部膨隆,腹围 96 cm,腹壁静脉曲张,腹水征明显,肝脾触不清,下肢不肿。化验检查初来门诊时,肝功能异常,至入院时已正常。舌象:舌净无苔。脉象:沉细缓。西医诊断:肝硬化腹水。中医辨证:气虚血滞,水湿停聚。治法:补气活血,利水消胀。处方:

生黄芪 60 g,党参 10 g,紫河车 12 g,当归 12 g,赤芍、白芍各 12 g,杏仁 6 g,鸡内金 10 g,香附 10 g,泽兰 15 g,红花 12 g,桃仁 10 g,牡丹皮 10 g,丝瓜络 12 g,茜草 15 g,通草 3 g,泽泻 12 g,车前子 15 g,抽葫芦 15 g,鲜水葱 30 g。

治疗经过:以上方为主,基本不变,黄芪用量逐步增加,每剂一般均在 30 g 以上。入院 3 周后,曾放腹水 1 次,放水后立即重用黄芪,最多一昼夜曾服黄芪 420 g,腹围缩小至 80 cm,腹水征仅见可疑,肝脾未触及,其后未再放水,治疗两个月,精神好转,面色润泽,体力增加,睡眠饮食二便均正常,出院继续观察。

另外,对于腹水采用穿刺放液疗法,我国古代医籍中也早有记载,如晋代葛洪《肘后备急方》中说:"若唯腹大,下之不去,便针脐下二寸,入数分,令水出孔合须腹减乃止。"然而因放腹水引起腹腔感染,或因蛋白质和电解质的丢失诱发肝昏迷等的不良后果,古人也有类似见解,如《千金方》中说:"凡水病忌腹上出水,水出者月死,大忌之。"从本例看,用中药大补气血以弥补因放腹水而出现的并发症,也是关幼波治水的体会之一,值得进一步研究。

案2 许某,男,27岁。

现病史:患者一年来腹渐胀大,下肢水肿,尿少,尿色茶红,经常鼻衄,肝脾肿大,因未同意行脾切除术而来诊治。症见气虚无力,食欲不振,左胁下时时疼痛,腹胀,小便黄少。检查:发育中等,营养差,面色黄,体瘦,语声低弱而缓慢,心独音界向左扩大,肺(一),腹部膨隆,腹围90 cm,腹壁静脉怒张明显,腹水征阳性,肝未触清,脾在肋下一掌,中等硬度,下肢有指凹性水肿。化验:黄疸指数5 U,胆红素6.84 μmol/L,TTT 5 U,脑絮(+),高田反应(+),血浆蛋白34.07 g/L,球蛋白18.98 g/L。舌象:舌质暗淡,苔白。脉象:沉细。西医诊断:肝硬化腹水。中医辨证:气血两虚,肝郁血瘀,水湿内停。治法:补气养血,理气活血佐以利水。处方:

黄芪30 g,丹参15 g,醋柴胡4.5 g,当归12 g,杭白芍15 g,杏仁10 g,橘红10 g,香附10 g,郁金7.5 g,牡丹皮10 g,红花6 g,泽兰15 g,牡蛎15 g,木瓜12 g,牛膝10 g,木香3 g,砂仁3 g,生姜皮3 g,腹皮子各12 g,通草3 g,薏苡仁12 g,抽葫芦15 g,冬瓜皮子各12 g,车前子12 g(包)。

治疗经过:以上方为主,后随证略有加减,共服药3个月,药后除偶有齿龈出血外,已无何不适,食睡二便均正常。查体:腹水征消失,腹围80 cm,脾大如前,肝未触及,下肢不肿。

化验:黄疸指数4 U,胆红素13.68 μmol/L,TTT 31 U,脑絮(一),高田(一),血浆蛋白35.36 g/L,球蛋白21.57 g/L。出院门诊观察,继续治疗。(《关幼波临床经验选》)

十一、邓铁涛案

案1 黎某,男,66岁,加拿大华侨。

初诊(1995年2月2日) 消瘦,倦怠乏力,腹部肿胀,足肿,20多日,体重减轻9 kg。患者于1994年冬,吃禾花雀后,腹泻三天二夜,身体突然消瘦,严重脱水,虚弱,疲倦,气喘,卧床 10 多日,入香港某医院留医,经输血、抗生素及白蛋白治疗,病无好转,反而加重,于 1995 年 1 月 30 日出院。出院之诊断:① 心动过速。② 慢性气道阻塞性疾病。③ 早期肝硬化及贫血。患者已失去求生之信心,经介绍来诊。诊查:形瘦骨立,面目黧黑,唇暗,腹胀足肿,时咳,心悸,气短而喘,口干缺津,舌嫩苔少,中有裂纹,脉细数涩。辨证:早期肝硬化,病属臌胀兼喘悸之证。此脾虚不运,肝肾俱虚兼血瘀所致。治法:拟健脾养肝肾治之。处方:

太子参 30 g,云苓 15 g,白术 15 g,鳖甲 30 g(先煎),䗪虫 6 g(打),川草薢 12 g,菟丝子 10 g,怀山药 24 g,楮实子 10 g,何首乌 12 g,紫苏子 10 g,白芥子 10 g,甘草 3 g,云苓皮 24 g。

二诊 服药 3 剂后,口舌生津,食欲渐佳,胃纳好转,精神、体力有所好转,增强了治病的信心。舌脉同前,治守前法。处方:

太子参 30 g,云苓 15 g,白术 15 g,鳖甲 30 g(先煎),䗪虫 6 g(打),川草薢 12 g,菟丝子 10 g,怀山药 45 g,楮实子 10 g,紫苏子 10 g,白芥子 10 g,薏苡仁 15 g,甘草 3 g。

服上药 20 余剂,体重增加 4.5 kg,上方继服。患者先后请加拿大之肝病专家诊查,均认为肝功能基本正常。

三诊(1995 年 5 月 18 日) 患者面色有所好转,额部及下颌部仍色黯。舌嫩苔白,脉虚大数。仍守前法治之。

处方一:太子参 30 g,鳖甲 30 g(先煎),云茯苓 15 g,白术 15 g,川草薢 12 g,楮实子 10 g,怀山药 30 g,紫苏子 10 g,白芥子 10 g,菟丝子 10 g,鸡内金 10 g,甘草 5 g。

针对其 10 多年之心悸,拟处方二如下:花旗参 12 g,麦冬 10 g,炙甘草 6 g,大枣 4 枚,云茯苓 12 g,白术 12 g,法半夏 10 g,竹茹 10 g。

处方一,每日 1 剂,连服 5 剂,接服处方二 1 剂,交替服。

四诊(1995 年 7 月 20 日) 患者已无任何症状,但面还有黯滞之色,舌嫩苔薄,脉虚。嘱其不可停药,治守前法。处方:

仍予前诊之处方一去鸡内金,改用麦芽 30 g,此方一直服至 9 月。对心脏病药,患者愿服其已服用多年之西药,故处方二不用。

五诊(1995 年 9 月 26 日) 无任何症状,已全天工作,舌嫩胖,苔薄,脉细缓。治守前法。处方：

太子参 30 g，云茯苓 15 g，白术 15 g，白芥子 10 g，紫苏子 10 g，菟丝子 10 g，麦芽 30 g，甘草 5 g，怀山药 24 g，大枣 4 枚，楮实子 12 g。

案 2 刘某，女，50 岁，外籍华人。

初诊（1983 年初） 自述患肝炎多年，由于失治，病情发展，遂成肝硬化，在广州某医院住院治疗，虽经西药护肝、静脉注射血清白蛋白时达 2 周之多，但病情未见明显好转，反而症情日渐加重，出现腹水。肝功能检查：TTT 6 U，TFT（＋＋＋），ZnTT 16 U。ALT 400 U/L。血清总蛋白 46 g/L，白蛋白 20 g/L，球蛋白 26 g/L。B 型超声波检查示：肝脾肿大，肝硬化图像。医院主治大夫告知其丈夫，病情有急转直下之势，乃邀邓铁涛会诊。

患者症见精神不振，神疲气短，说话有气无力，纳差，形体瘦弱，胁肋胀痛，肋下癥块，舌质淡，苔白，脉沉弦细无力。诊为脾虚，肝木克土，血瘀邪实。治以健脾为主，遂投四君子汤合黄芪，佐以理气活血、利水之法。医治 1 个月，精神日振，胃纳渐进，胁肋胀痛大减，腹水消退，临床诸症好转。后转来中医学院附院治疗。邓铁涛重用党参、白术、云茯苓、黄芪，加强实脾，继守前法，佐以补益肝肾，用楮实子、女贞子等，再进药 2 个月，面色红润且有光泽，体重增加，肝脾回缩至常态，肝功能复查：麝香草酚絮状试验（TTT）2 U，TFT（＋），ZnTT 9 U，谷丙转氨酶正常范围，血清总蛋白 60 g/L，白蛋白 36 g/L，球蛋白 24 g/L。B 型超声波复查显示：肝脾无肿大。出院后随访 1 年余，病情稳定，肝功能多次复查均属正常范围，能自理家务，参加工作。

（《中国百年百名中医临床家丛书·邓铁涛》）

十二、朱良春案

案 1 季某，男，48 岁，干部。

患乙型病毒性肝炎，肝功能长期损害持续 3 年，迭经中西药物治疗，效不显著。曾在某医院检查诊断为"早期肝硬化"。

顷诊：面色晦滞，胁痛纳差，便溏不实，精神委顿，脉弦细，苔白腻，舌衬紫。触诊腹膨而软，肝脾扪及不满意，两下肢轻压迹。肝功能：TTT 10 U，ZnTT 14 U，ALT 58 U/L，白蛋白 23 g/L，球蛋白 28 g/L，B 超：肝脾肿大，可疑腹水。湿毒久羁，气血瘀滞，肝脾损伤，肾阳虚衰。治宜温补脾肾，益气化

瘀,佐以利水。处方:

生黄芪 30 g,当归 10 g,制附片 6 g,茯苓 15 g,淡干姜 2 g,生白术 15 g,葶苈子 15 g,淫羊藿 10 g,紫丹参 15 g。

另用益母草 100 g,泽兰叶 30 g,煎汤代水煎药。

连服 10 剂,小便量多,腹部已松,足肿消退,纳眠俱佳,继用原方去益母草、泽兰叶,加炙鳖甲 30 g、怀山药 20 g,配合服用复肝丸 3 g,每日 2 次。连续治疗 3 个月后,自觉无不适,肝功能恢复正常,白蛋白 40 g/L,球蛋白 30 g/L,停服煎剂,续予复肝丸巩固疗效。随访 3 年,一切正常。

案2 张某,女,32 岁,农民。

初诊 臌症已久,面色晦滞,因妊娠而未发觉,顷分娩 6 日,腹仍臌大如箕,呼吸短促,胸闷纳呆,足肿漫肿,苔薄质红,边有瘀斑,脉弦细。血臌隐伏已久,因妊娠未能及时发觉与治疗,致羔势增剧,气阴两伤,血瘀癖积,水湿凝聚,正虚邪实。补正则壅中,攻邪则伤正。为今之计,攻补兼施,徐图效机。

(1) 怀山药 30 g,炒白术 15 g,楮实子 30 g,葶苈子 15 g,干蟾皮 3 g,茯苓 15 g,葫芦瓢 30 g,赤小豆 30 g。

5 剂。

(2) 鲤鱼一斤(去肠杂),赤小豆二两,煨食佐膳。

二诊 药后尿量增多,腹膨足肿,显著消退,胃纳亦增,精神较振,此佳象也。来人叙述病情如上,原法继进之。

上方加生黄芪、潞党参各 15 g。5 剂。

三诊 腹臌已消,自觉颇安,可予复肝丸巩固善后之。(《中国百年百名中医临床家丛书·朱良春》)

十三、颜德馨案

案 王某,男,65 岁。

初诊(1986 年 1 月 21 日) 1968 年患急性肝炎,1983 年发生腹水,诊断为肝硬化合并消渴症,以后每遇劳累即作,伴齿衄。体格检查:形体消瘦,面色黧黑,腹部膨隆,腹壁静脉怒张,腹水征(+),腹围 89 cm,肝肋下及,剑突下 2 cm,下肢水肿。实验室检查:肝功能、TTT(++++),TFT(++++),ZnTT 20 U,白蛋白 2.22 g/L,球蛋白 4.8 g/L,白球比例 0.52:1。血糖

13.8 mmol/L,尿糖(＋＋)。

大肉日削,少气懒言,齿衄时作,口干多饮,五心烦热,腹胀,小溲少,大便稍艰,脉沉细,舌红苔少见裂痕,虚中挟实。拟滋养肝肾,化瘀利水。

北沙参 12 g,麦冬 9 g,当归 9 g,枸杞子 9 g,葶苈子 12 g,川楝子 9 g(吞),小茴香 2.4 g,泽泻 30 g,猪苓、茯苓各 15 g,十枣丸 3 g(吞),牛鳖甲 30 g(先煎),生地 12 g,丹参 15 g,制大黄 6 g。

服药后二便通利,腹围缩小,五心烦热亦减,拟利水调气。

(1) 党参 15 g,黄芪 15 g,生鳖甲 30 g,天花粉 9 g,知母 9 g,生白术 15 g,带皮茯苓 30 g,枳壳 4.5 g,葶苈子 9 g(另包),麦冬 9 g,石斛 9 g,沉香粉 0.6 g(吞服),琥珀粉 1.5 g(吞)。

(2) 食疗方:红茶鲫鱼汤。1 个月后,症情大减,精神已振,口干除,齿衄未作,腹胀亦失,腹水消退,腹围 78 cm。实验室检查:肝功能好转,白球蛋白比例上升,血糖恢复正常,尿糖阴性,继以前方加丹参 15 g、桃仁 9 g 巩固。

(《中国百年百名中医临床家丛书·颜德馨》)

十四、方药中案

案 陈某,男,48 岁,农民。

初诊(1976 年 11 月 23 日) 患者 1 年多来腹胀尿少,近 1 个月来加重,来诊时腹胀尿少,检查面色灰暗,腹膨隆如鼓,腹壁静脉隐约可见,肝肋下 3 cm,质硬,脾肋下 7 cm,质硬,腹水征(＋＋＋＋),下肢可凹性水肿,脉弦细数,舌稍红苔薄白而润,食管静脉造影提示食管静脉曲张。诊断:肝硬化腹水,臌胀,病在肝脾肾,证属气虚,血瘀,水停。予健脾、疏肝、活血行水法。处方:

苍牛防己汤(苍术、白术各 30 g,川牛膝、怀牛膝各 30 g,汉防己 60 g)。

嘱服 6 剂,每日 1 剂,早晚空腹服,忌盐忌碱。

二诊(1976 年 11 月 30 日) 自述前方服 6 剂,药后腹胀明显减轻,小便增多,饮食增进,检查腹转平软,腹水征(＋＋),脉弦细,舌稍红,苔黄腻。根据《内经》"大积大聚,衰其大半而止"的治病求本原则,改予滋肾养肝合以健脾活血行水法,处方丹鸡黄精汤合苍牛防己汤。

丹参 30 g,鸡血藤 30 g,黄精 24 g,当归 12 g,细生地 24 g,夜交藤 30 g,苍

术、白术各 15 g,青皮、陈皮各 10 g,甘草 6 g,柴胡 12 g,姜黄 12 g,郁金 12 g,薄荷 3 g,川牛膝、怀牛膝各 15 g,汉防己 30 g。

三诊(1976 年 12 月 7 日)　自述前方服 6 剂,药后尿多,腹胀消失,精神饮食睡眠均好,已无明显自觉症状。检查腹平软。腹水征(＋),舌仍稍赤苔白腻,脉弦细。

拟方仍宗前旨酌加益气利水剂,前方加黄芪 30 g、大腹皮 30 g。

四诊(1976 年 12 月 14 日)　自述服前方 6 剂,情况好,饮食睡眠,大小便,精神均好,无任何自症状,检查腹水征(一),脉沉细稍弦,舌稍红,苔稍脉。

再服前方 12 剂。

1976 年 12 月 28 日复诊,患者自述服前方 12 剂,情况好,无任何自觉症状,检查脉沉细小弦,舌质正常苔薄白,腹水征(一),嘱停药观察。1977 年 8 月 15 日据其妹反映情况,停药之后一直良好,精神、饮食、睡眠、大小便调,无任何自觉症状,劳动如常。(《医学承启集》)

十五、张镜人案

案 1　薛某,男,24 岁。

初诊(1981 年 2 月 9 日)　主诉:脘腹胀满,黄疸进行性加深半个月。

病史:慢性肝炎、肝硬化病史多年,近半个月来出现腹水,黄疸进行性加深,腹部胀满,进一步出现肝昏迷而入院,经抢救,现神志虽清,面目全身发黄,脘腹胀满疼痛,小溲欠利,腹部膨隆,形体消瘦,口唇干燥。舌质红,苔黄,脉弦数。检查:巩膜肌肤黄染,腹部膨满,有移动性浊音。辨证:肝经湿热壅阻,气机失调,疏泄失司。西医诊断:肝硬化腹水,黄疸,脾亢;中医诊断:臌胀,黄疸。治法:清肝泄热,理气行水。处方:

茵陈 15 g,金钱草 30 g,鸡骨草 30 g,炒赤芍 15 g,炒牡丹皮 9 g,大腹皮 9 g,炒枳壳 9 g,赤苓、猪苓各 9 g,广郁金 9 g,炙远志 5 g,八月札 15 g,腹水草 15 g。

10 剂。

另:陈葫芦 30 g、陈麦柴 30 g、冬瓜皮 15 g 三味煎汤代水煎药。

二诊(1981 年 2 月 19 日)　黄疸未见加深,左胁疼痛,面色晦暗,腹胀溲

少,大便泄泻稀水,脉细滑数,苔薄黄腻。肝肾阴虚,三焦气化失调,仍拟清泄调肝,而化水湿。处方:

茵陈30 g,金钱草30 g,海金沙藤30 g,八月札15 g,生牡蛎30 g(先煎),广郁金9 g,平地木15 g,大腹皮9 g,广木香9 g,生白术9 g,赤苓、猪苓各9 g,泽泻15 g,炒楂曲各9 g,香谷芽12 g。

20剂。

另:陈葫芦30 g、陈麦柴30 g、萱草根30 g,三味煎汤代水煎药。

三诊(1981年3月12日)　神志尚清,鼻衄较少,但黄疸未见减退,萎靡无力,上肢震颤,腹胀膨满,两胁隐痛,溲便均少,脉弦滑数,苔黄腻,边红,湿热熏蒸,肝胆络脉瘀滞,三焦气化不利,正虚邪实,再拟清泄湿热,利水退黄,仍防昏迷之变。处方:

茵陈30 g,金钱草30 g,八月札15 g,炒赤芍15 g,炒牡丹皮9 g,赤苓、猪苓各9 g,葶苈子9 g(包),大腹皮子各9 g,广木香9 g,广郁金9 g,炒黄芩9 g,水炙远志3 g,泽泻15 g,干荷叶9 g,生蒲黄9 g(包),绛矾丸9 g(包),牛黄清心丸一粒(吞)。

7剂。

另:陈葫芦30 g、陈麦柴30 g、半枝莲15 g,三味煎汤代水煎药。

随访:住院治疗1月余,病情好转,神志清晰,黄疸、腹水有所改善,但尚未稳定,3月下旬自动出院。

【按】臌胀属中医内科"风、痨、臌、膈"四大难治痼疾之一。此时湿、热、毒、气、血、水胶结在一起,而肝、脾、肾俱损。本虚标实,症情错杂。治疗时宜参照病因,结合症情、病程以及体质之异而分别对待之。本案已是肝脏损害晚期,随时有生命之虞。从理气行水、化痰解毒着手,使病情暂时获得缓解。尚须修身养性,注意生活宜忌,或可带病延年。

案2　王某,女,36岁。

初诊(1982年4月20日)　主诉:腹胀,纳差,腹部渐大七八个月。

病史:素有慢性肝病史。近七八个月来,腹部渐渐膨隆,腹胀,纳食少馨,时有泛恶,头晕,口燥,胸闷,有时右胁少舒,小溲少利,下肢可见凹陷性水肿,腰酸。舌苔薄腻少润,脉细滑。

检查:超声波示,肝进波前见液平1.5 cm,肝区前较密微小波,腹侧见液

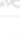

平波 3cm。肝功能：TTT 6.8 U，TFT（＋＋＋）。血白蛋白 3.7 g/L，球蛋白 2.0 g/L，血蛋白电泳：白蛋白 46.0％，γ球蛋白 28.9％。尿常规：蛋白（＋），红细胞（＋＋＋），白细胞 2～3 个。血小板计数 75×10^9/L，凝血酶原时间 71％。食管钡透：轻度食管静脉曲张。查体：腹部有移动性浊音，肝未及，脾胁下 2～3 cm。腹围 76 cm。辨证：肝脾失和，水湿滞留。诊断：西医诊断，肝硬化腹水，脾亢，血尿待查；中医诊断：臌胀。治法：健脾利水，养血柔肝，清热益肾。处方：

炒白术 9 g，茯苓皮 15 g，丹参 12 g，赤芍、白芍各 9 g，炒山药 9 g，薏苡仁根 30 g，石韦 15 g，大蓟、小蓟各 30 g，八月札 15 g，青皮、陈皮各 5 g，制半夏 5 g，陈葫芦 15 g，川椒目 5 g，墨旱莲 15 g。

14 剂。

二诊（1982 年 5 月 4 日）　小溲增加，腹胀肢肿减轻，低热，头晕，右胁胀满，脉细滑，苔薄腻，上法再进。处方：

上方加水炙银柴胡 5 g，炒蒿梗 9 g，仙鹤草 30 g，生蒲黄 9 g（包）。

14 剂。

随访：前后服药 2 月余，症情减轻。超声波检查未见显液平段。腹围缩至 70 cm。血蛋白电泳：白蛋白 54.9％，γ球蛋白 25.9％。血白蛋白 47 g/L，球蛋白 28 g/L，血小板计数 93×10^9/L，凝血酶原时间 100％。尿常规：蛋白（＋），红细胞（＋＋），以后转门诊治疗。（《中国百年百名中医临床家丛书·张镜人》）

十六、张云鹏案

案 1　柴某，男，70 岁。

初诊（1992 年 4 月 15 日）　主诉：右胁疼痛，腹胀，尿少加剧 1 月余。

现病史：患者有慢性乙型病毒性肝炎病史 30 年，肝硬化史 20 年，伴腹水 3 年。曾食管静脉破裂出血 1 次。近月来，肝区痒痛，腹胀，尿少加剧。B超示：肝硬化，脾增厚，少量腹水。用多种利尿剂，补充白蛋白等，腹水均未退净。舌质微红，舌苔薄白，脉象细弦。检查：面色晦滞，巩膜微黄，精神尚可，心肺（一），腹静脉轻度怒张，肝掌，两下肢压迹，腹围 79 cm。实验室检查：肝功能：ALT 正常；球白蛋白比 36/34；蛋白电泳：γ球蛋白 26.7％；HBV 表面抗原(HBsAg)(＋),HBV 核心抗原(HBcAb)(＋),HBV 的 e 抗原(HBeAb)(＋)。B 超:肝硬化,脾增厚,少量腹水。

西医诊断:肝硬化腹水,慢性乙型病毒性肝炎。中医辨证分析:疫毒内伏,肝络瘀阻,水气内停。治则治法:清解疫毒,化瘀通络,理气行水。处方:

丹参 30 g,郁金 20 g,白花蛇舌草 30 g,生黄芪 15 g,大腹皮 20 g,牵牛子 10 g,炙鳖甲 10 g,牡蛎 30 g,海藻 20 g,半枝莲 30 g,车前草 30 g,猪苓 30 g,沉香曲 9 g(包)。

另:解毒消痞散 1 包,敷于肝区,敷 2 日休 1 日。

二诊(1992 年 4 月 22 日)　药后矢气多,腹部略松,肝区仍胀,目黄,舌质微红,苔薄白,脉细弦。

4 月 15 日方加茵陈 30 g、䗪虫 10 g、水蛭 10 g。

7 剂。

加用化瘀逐水散,1 包敷于以脐为中心直径 6 cm,敷 2 日停 1 日,继用解毒消痞散。

三诊(1992 年 4 月 29 日)　腹胀大减,肝区疼痛减轻,胃纳增加,大便通,腰酸。舌质微红,苔薄白,脉细弦。

1992 年 4 月 22 日方加杜仲 10 g。14 剂。

外敷药继用。

四诊(1992 年 5 月 20 日)　少腹略胀,尿量增多,腹围 74 cm。5 月 14 日 B 超示:腹水消失。舌质微红,苔薄白,脉细弦。

丹参 30 g,郁金 20 g,白花蛇舌草 30 g,生黄芪 20 g,败酱草 30 g,半枝莲 30 g,沉香曲 9 g(包),马鞭草 30 g,大腹皮 10 g。

10 剂。

【按】 本案肝硬化腹水,经治 1 个月,腹水消退,腹围从 79 cm 缩小至 74 cm,逐水利水药物只用牵牛子、车前子、猪苓,但却可使腹水消退,原因在于辨证恰当,整体着眼,综合考虑,同时用了补气之黄芪,活血之丹参、水蛭、䗪虫,软坚之牡蛎、海藻,养阴之炙鳖甲,清热解毒之白花蛇舌草等,又顾护了脾胃,使祛邪不碍胃,加上外敷药的应用,使利水不伤正。总之,整体出发是要领。

案 2　周某,男,69 岁。

初诊(1996 年 9 月 28 日)　主诉:腹胀,右胁胀痛,纳呆尿少 2 个月。现病史：患者有乙型病毒性肝炎史及肝硬化史 2 年,反复腹水,近 2 个月感腹胀,右胁胀痛,纳呆,尿少,消瘦,大便日一次,头昏,双下肢不肿。舌质微红,有紫气,舌苔薄白,脉象弦细。面色晦滞,腹部膨胀,双下肢无压迹。实验室检查：1996 年 9 月 18 日 B 超示肝硬化,脾肿大,腹水。门静脉内径 13 mm,血脂正常,血糖 6.5 mmol/L。肝功能正常,白球蛋白比 42/30,γ 球蛋白 30 g/L。西医诊断：慢性乙型病毒性肝炎,肝硬化腹水。中医辨证分析：肝络瘀阻,水气内停。治则治法：化瘀通络,理气行水,兼以扶正。处方：

丹参 20 g,郁金 20 g,白花蛇舌草 30 g,生黄芪 10 g,水牛角粉 10 g(包),大腹皮 30 g,莪术 30 g,葶苈子 50 g,牵牛子 15 g,陈葫芦 30 g,玉米须 30 g,半枝莲 30 g,生大黄 15 g(后下),腹水草 30 g,沉香曲 18 g(包),八月札 30 g,槟榔 20 g,䗪虫 15 g,枸杞子 10 g。

14 剂。

乌鸡白凤丸 2 粒入药煎。

二诊(1996 年 10 月 2 日) 药后腹部明显缩小,头晕失眠,大便日行 3～4 次,尿量增多,胃纳一般。9 月 20 日查 HBsAg(＋),HBeAg(＋),抗 HBc(＋)。舌质微红苔薄白,脉弦细。

9 月 28 日方枸杞子改 15 g,加夜交藤 15 g。14 剂。

三诊(1996 年 11 月 16 日) 药后小便通畅量多,腹胀明显好转,唯上腹部作胀,头晕头痛心慌。11 月 1 日肝功能 ALT 及总胆红素正常,白球蛋白比 48/29,γ 球蛋白 22 g/L。舌质微红,苔薄白,脉细弦。

9 月 28 日方去腹水草,加天麻 10 g。14 剂。

四诊(1996 年 11 月 30 日) 病情稳定,腹部饱满明显改善,唯有午后腹部作胀,苔脉同上。11 月 23 日 B 超示：肝硬化,脾不大,门静脉内径 11 mm,腹水未见。

9 月 28 日方葶苈子改为 30 g,生黄芪改为 15 g,去玉米须,加炙鸡内金 20 g。14 剂。

其后随访：1997 年 1 月 30 日 B 超检查：肝硬化,未见腹水,白球蛋白比 48.9/27.6,γ 球蛋白 22 g/L。继服上方去牵牛子、陈葫芦,疗效满意。

【按】 肝硬化腹水是由于邪毒内伏,肝郁血瘀,肝络痹阻,气化失司,水湿内停,三焦壅塞,致肝、脾、肾三脏俱损,属本虚标实之重症。逐水攻下法为治标的重要手段之一,虽属权宜之计,但有积极的治疗作用。本案采用攻补兼施方法而获效。应该指出,腹水明显主于攻法,葶苈子用至 50 g,兼以牵牛子、陈葫芦等,腹水退,逐步减其量,如葶苈子减至 30 g,去腹水草等,转为加强扶正之品,以期正气之来复,关键在于掌握分寸耳。(《中国百年百名中医临床家丛书·张云鹏》)

参考书目

［1］佚名.黄帝内经素问［M］.北京：中医古籍出版社,1997.

［2］佚名.黄帝内经灵枢［M］.北京：中华书局,1991.

［3］杨上善.黄帝内经太素［M］.北京：中医古籍出版社,2016.

［4］赵佶.圣济总录校注［M］.王振国,杨金萍主校.上海：上海科学技术出版社,2016.

［5］李中梓.医宗必读［M］.北京：中国中医药出版社,1998.

［6］吴谦等.医宗金鉴［M］.北京：中国中医药出版社,1994.

［7］葛洪.肘后备急方［M］.北京：中国中医药出版社,2016.

［8］巢元方.诸病源候论［M］.北京：中国医药科技出版社,2011.

［9］孙思邈.备急千金要方［M］.北京：中医古籍出版社,1999.

［10］孙思邈.千金翼方校译［M］.李景荣等校释.北京：人民卫生出版社,1998.

［11］王焘.外台秘要方［M］.北京：中国医药科技出版社,2011.

［12］张锐.鸡峰普济方［M］.上海：上海科学技术出版社,1987.

［13］王怀隐,等.太平圣惠方［M］.北京：人民卫生出版社,2016.

［14］李东垣.兰室秘藏［M］.北京：中国中医药出版社,2007.

［15］危亦林.世医得效方［M］.北京：中国中医药出版社,1996.

［16］王惟一.新刊补注铜人腧穴针灸图经［M］.北京：人民卫生出版社,1955.

［17］杨士瀛.仁斋直指［M］.北京：中医古籍出版社,2016.

［18］许叔微.普济本事方［M］.北京：中国中医药出版社,2007.

［19］窦材.扁鹊心书［M］.北京：中医古籍出版社,1992.

［20］朱震亨.格致余论［M］.北京：中国医药科技出版社,2018.

［21］朱丹溪.丹溪心法［M］.北京：中国中医药出版社,2008.

［22］朱震亨.丹溪治法心要［M］.北京：人民卫生出版社,1983.

［23］张介宾.景岳全书［M］.北京：中国中医药出版社,1994.

［24］张景岳.类经［M］.北京：中国医药科技出版社,2011.

［25］张介宾.类经图翼［M］.北京：人民卫生出版社,1965.

［26］李梴.医学入门［M］.北京：中国中医药出版社,1995.

［27］孙文胤.丹台玉案［M］.北京：中国中医药出版社,2016.

［28］喻昌.医门法律［M］.北京：中国医药科技出版社,2017.

［29］程国彭.医学心悟［M］.北京：中国中医药出版社,2019.

［30］何梦瑶.医碥［M］.北京：中国中医药出版社,2009.

［31］无名氏,刘一仁.医学传心录［M］.北京：学苑出版社,2014.

［32］严用和.严氏济生方［M］.北京：中国医药科技出版社,2012.

［33］戴原礼.秘传证治要诀［M］.北京：人民卫生出版社,2006.

［34］陈士铎.石室秘录［M］.北京：中国中医药出版社,2019.

［35］傅山.《傅青主男科》注释［M］.沈宗国、唐肖洪注释.福州：福建科学技术出版社,1984.

［36］华佗.华佗神方［M］.北京：中医古籍出版社,2002.

［37］王旭高.王旭高医案［M］.上海：上海科学技术出版社,2010.

［38］张璐.张氏医通［M］.北京：中国中医药出版社,1995.

［39］马继兴.马王堆古医书考释［M］.长沙：湖南科学技术出版社,1992.

[40] 高大伦.张家山汉简《脉书》校释[M].成都：成都出版社,1992.

[41] 张仲景.金匮要略[M].北京：中医古籍出版社,1997.

[42] 华佗.中藏经[M].北京：人民卫生出版社,2007.

[43] 皇甫谧.针灸甲乙经[M].北京：中国医药科技出版社,2018.

[44] 刘完素.素问玄机原病式[M].北京：中国医药科技出版社,2011.

[45] 刘完素.素问病机气宜保命集[M].北京：中国中医药出版社,2007.

[46] 张子和.儒门事亲[M].北京：人民卫生出版社,2005.

[47] 虞抟.医学正传[M].北京：中医古籍出版社,2002.

[48] 徐春甫.古今医统大全[M].北京：人民卫生出版社,1991.

[49] 赵献可.医贯[M].北京：人民卫生出版社,1982.

[50] 孙一奎.赤水玄珠[M].北京：中国中医药出版社,1996.

[51] 怀抱奇.医彻[M].上海：上海科学技术出版社,1958.

[52] 凌德,路顺德,(民国)恽树玉.欬论经旨治虫新方风劳鼓病论合集[M].太原：山西科学技术出版社,2013.

[53] 陈无择.三因极一病证方论[M].北京：中国中医药出版社,2007.

[54] 刘完素.河间六书[M].太原：山西科学技术出版社,2010.

[55] 杨继洲.针灸大成[M].北京：中医古籍出版社,1998.

[56] 龚廷贤.万病回春[M].北京：中国中医药出版社,1998.

[57] 方谷.医林绳墨[M].北京：中国中医药出版社,2015.

[58] 叶天士.临证指南医案[M].北京：中国中医药出版社,2008.

[59] 沈金鳌.杂病源流犀烛[M].北京：中国中医药出版社,1994.

[60] 陈念祖.医学从众录[M].北京：中国中医药出版社,1996.

[61] 陈修园.时方妙用[M].北京：人民卫生出版社,2007.

[62] 喻昌撰.寓意草[M].北京：中国中医药出版社,2008.

[63] 张锡纯.医学衷中参西录[M].北京：中国医药科技出版社,2011.

[64] 丁甘仁.孟河丁甘仁医案[M].北京：学苑出版社,2012.

[65] 王清任.医林改错[M].北京：人民卫生出版社,1991.

[66] 费伯雄.医醇賸义[M].北京：人民卫生出版社,2006.

[67] 吴昆.医方考[M].北京：中国中医药出版社,2007.

[68] 顾锡.中国古医籍整理丛书·银海指南[M].北京：中国中医药出版社,2017.

[69] 唐容川.血证论[M].北京：中国中医药出版社,1996.

[70] 许半龙.内科概要[M].半龙医药书社,1920.

[71] 章楠.医门棒喝三集 灵素节注类编[M].杭州：浙江科学技术出版社,1986.

[72] 朱现民,刘淹清,陈煦.奇效良方[M].郑州：河南科学技术出版社,2010.

[73] 赵学敏.串雅全书[M].北京：中国中医药出版社,1998.

[74] 丹波元坚.杂病广要[M].北京：中医古籍出版社,2002.

[75] 皇甫中.明医指掌[M].北京：中国中医药出版社,1997.

[76] 杨时泰.本草述钩元[M].科技卫生出版社,1958.

[77] 周岩.本草思辨录[M].北京：中国中医药出版社,2013.

[78] 楼英.医学纲目[M].北京：中国中医药出版社,1996.

[79] 陈会.神应经[M].北京：中医古籍出版社,1990.

[80] 明陈言.杨敬斋针灸全书[M].上海：上海科学技术出版社,1959.

[81] 高武.针灸聚英[M].北京：中医古籍出版社,1999.

[82] 陈梦雷,等.古今图书集成医部全录[M].北京：人民卫生出版社,1991.

[83] 吴亦鼎.神灸经纶[M].北京：中医古籍出版社,2015.

[84] 叶茶山. 采艾编翼[M]. 北京：中医古籍出版社，1985.

[85] 周仲瑛. 灸法秘传[M]. 长沙：湖南科学技术出版社，2014.

[86] 唐宗海. 医易通说[M]. 北京：中医古籍出版社，1989.

[87] 庆云阁. 医学摘粹[M]. 上海：上海科学技术出版社，1983.

[88] 徐文弼. 寿世传真[M]. 北京：中医古籍出版社，1986.

[89] 陈士铎. 本草新编[M]. 北京：中国中医药出版社，1996.

[90] 严西亭，施澹宁，洪缉庵. 得配本草[M]. 上海：上海科学技术出版社，1958.

[91] 陈蕙亭. 本草撮要[M]. 上海：上海科学技术出版社，1985.

[92] 李时珍. 本草纲目[M]. 北京：中国中医药出版社，1998.

[93] 何廉臣. 重订广温热论[M]. 北京：人民卫生出版社，1960.

[94] 丁甘仁. 丁甘仁先生家传珍方[M]. 上海：上海科学技术出版社，2004.

[95] 陆拯. 近代中医珍本集[M]. 杭州：浙江科学技术出版社，2003.

[96] 丁福保. 中药浅说[M]. 福州：福建科学技术出版社，2008.

[97] 丁甘仁. 丁甘仁医书二种[M]. 福州：福建科学技术出版社，2007.

[98] 秦伯未. 秦伯未医文集[M]. 长沙：湖南科学技术出版社，1983.

[99] 卢祥之，冯德华，杜惠芳，等. 国医大师邓铁涛经验良方赏析[M]. 北京：人民军医出版社，2012.

[100] 李宝顺. 名医名方录[M]. 北京：中医古籍出版社，1990.

[101] 卢祥之. 国医大师周仲瑛经验良方赏析[M]. 北京：人民军医出版社，2012.

[102] 陈泽霖，宋祖慜. 名医特色经验精华[M]. 上海：上海中医学院出版社，1987.

[103] 秦伯未. 验方类编[M]. 北京：人民卫生出版社，2008.

[104] 沈全鱼，吴玉华. 鼓胀[M]. 太原：山西科学教育出版社，1987.

[105] 廖润鸿. 勉学堂针灸集成[M]. 北京：中国中医药出版社，1998.

[106] 中国药材公司. 中国民间单验方[M]. 北京：科学出版社，1994.

[107] 黄晖. 中国民间秘传奇法妙术[M]. 北京：中国中医药出版社，2012.

[108] 李春深. 民间祖传偏方[M]. 天津：天津科学技术出版社，2018.

[109] 谢普编. 验方新编[M]. 北京：中医古籍出版社，2017.

[110] 姜天叙. 风劳臌膈四大证治[M]. 南京：江苏人民出版社，1957.